WITHDRAWN

WITHDRAWN

ZETA

Título original: *Eat Right for Your Type*
Traducción: Federico Villegas
1.ª edición: febrero 2009
6.ª reimpresión: febrero 2011

© 1996 Peter D'Adamo
© Ediciones B, S.A., 2009
  para el sello Zeta Bolsillo
  Consell de Cent, 425-427 - 08009 Barcelona (España)
  www.edicionesb.com

Publicado por acuerdo con G.P. Putnam's Sons, un miembro de Penguin Group (USA) Inc.

Printed in Spain
ISBN: 978-84-9872-187-4
Depósito legal: B. 8.487-2011

Impreso por LIBERDÚPLEX, S.L.U
Ctra. BV 2249 Km 7,4 Polígono Torrentfondo
08791 - Sant Llorenç d'Hortons (Barcelona)

Todos los derechos reservados. Bajo las sanciones establecidas en el ordenamiento jurídico, queda rigurosamente prohibida, sin autorización escrita de los titulares del *copyright*, la reproducción total o parcial de esta obra por cualquier medio o procedimiento, comprendidos la reprografía y el tratamiento informático, así como la distribución de ejemplares mediante alquiler o préstamo públicos.

Los grupos sanguíneos y la alimentación

PETER J. D'ADAMO
con CATHERINE WHITNEY

A la memoria de mi gran amigo,
JOHN J. MOSKO (1919-1992)

«Este es el día de la fiesta de Crispian (sic):
El que sobreviva a este día, y llegue a salvo a su hogar,
Estará alerta cuando se nombre este día,
Y cobrará fuerza en el nombre de Crispian.»

Agradecimientos

A muchas personas debo agradecer, ya que ninguna indagación científica es solitaria. En el desarrollo de este trabajo he sido motivado, inspirado y apoyado por todas las personas que depositaron su confianza en mí. En particular, debo expresar mi profundo agradecimiento a mi mujer, Martha Mosko D'Adamo, por su amor y amistad; a mis padres, James D'Adamo y Christiana, por enseñarme a confiar en mi intuición; y a mi hermano James D'Adamo (hijo), por haber creído en mí.

Estoy más agradecido de lo que puedo expresar con:

Joseph Pizzorno, por haberme inspirado confianza en la ciencia de la medicina natural;

Catherine Whitney, mi redactora, que imprimió a la materia prima un estilo y organización propios de un verdadero escritor;

El editor Gail Winston, quien hace mucho tiempo, con clarividencia, me llamó y preguntó si deseaba escribir un libro acerca de la medicina natural;

Mi representante literario, Janis Vallely, quien me hizo concebir esperanzas con respecto a mi trabajo, y no permitió que languideciera en algún rincón de un polvoriento archivo;

Mi editor de Riverhead/Putnam, Amy Hertz, cuya visión convirtió el manuscrito en el documento importante y valioso que creo ha llegado a ser.

Agradezco también a:

Dorothy Mosko, por su invalorable asistencia en la preparación del manuscrito preliminar;

Mi antiguo asistente, Scott Carlson, quien jamás pasó por alto un error;

La enfermera diplomada, Carolyn Knight, mi ayudante indispensable y flebotomista experta;

Jane Dystel, la representante literaria de Catherine, cuyos consejos fueron siempre oportunos;

Paul Krafin, quien contribuyó con su destreza en la edición y escritura durante el proceso de corrección final;

La dietista diplomada Dina Khader, quien contribuyó con las recetas y el planeamiento de las comidas;

John Schuler, quien creó las ilustraciones.

Además, quisiera agradecer a los médicos residentes de la Bastyr University, quienes diestramente indagaron en la amplia bibliografía médica concerniente al grupo sanguíneo, contribuyendo a hacer la información contenida en este libro tan completa como fuera posible.

Finalmente, agradezco a todos los maravillosos pacientes que en su búsqueda de salud y bienestar me honraron depositando su confianza en mí.

UN COMENTARIO IMPORTANTE: Este libro no pretende ser un sustituto de las recomendaciones específicas de los médicos y otros profesionales de la salud. Más bien intenta ofrecer información que ayude al lector a cooperar con los médicos y los profesionales de la salud en procura de un bienestar óptimo.

Se han sustituido los nombres de las personas descritas en las historias clínicas para proteger la confidencialidad del paciente.

La editorial y el autor no son responsables de ninguno de los bienes y/o servicios ofrecidos o citados en este libro, y deslindan explícitamente toda responsabilidad en relación con el cumplimiento de los pedidos de cualquiera de los bienes y/o servicios y por cualquier perjuicio, pérdida o gasto para las personas o propiedades derivados o relacionados con ellos.

Introducción

La labor de dos vidas

Creía que no había dos personas semejantes sobre la faz de la Tierra; tampoco dos personas que tuvieran las mismas huellas digitales, ni las mismas impresiones labiales o vocales. No hay dos copos de nieve ni dos briznas de hierba semejantes. Como creía que todas las personas se diferenciaban las unas de las otras, no pensé que fuera lógico que todas debieran comer los mismos alimentos. Me pareció evidente que, dado que cada persona poseía un cuerpo especial con diferentes ventajas y desventajas y con distintos requerimientos alimenticios, la única manera de conservar la salud o curar una enfermedad era adaptarse a las necesidades específicas de ese paciente en particular.

James D'Adamo,
mi padre

El grupo sanguíneo es la llave que abre la puerta a los misterios de la salud, la enfermedad, la longevidad, la vitalidad física y la fuerza emocional. Su tipo de sangre determina su susceptibilidad a la enfermedad, los alimentos que usted debería comer, y cómo debería practicar ejercicio. Es un factor clave en sus niveles de energía, en la eficiencia con que usted «quema» las calorías, en su respuesta emocional al estrés y quizás incluso en su personalidad.

La conexión entre grupo sanguíneo y dieta puede parecer radical, pero no lo es. Hemos sabido desde hace tiempo que existe un eslabón perdido en nuestra comprensión del proceso que conduce por la senda del bienestar o por la funesta huella de la enfermedad. Tenía que haber una razón por la cual existían tantas paradojas en las investigaciones sobre la dieta y en la supervivencia a la enfermedad. También tenía que haber una explicación sobre por qué algunas personas eran capaces de perder peso con algunas dietas especiales, mientras otras no lo eran; por qué algunas personas conservaban la vitalidad en una etapa avanzada de la vida, mientras otras se deterioraban mental y físicamente. Los análisis del tipo de sangre nos han ofrecido una manera de explicar estas paradojas. Y cuanto más consideramos esta conexión más valedera resulta.

Los grupos sanguíneos son tan fundamentales como la creación misma. En la lógica magistral de la naturaleza, los tipos de sangre siguen pautas inviolables desde los primeros tiempos de la creación humana hasta el presente. Constituyen la rúbrica de nuestros antiguos antepasados sobre el pergamino indestructible de la historia.

Ahora hemos comenzado a descubrir la forma de usar el tipo de sangre como una huella digital celular que revela muchos de los principales misterios que rodean nuestra búsqueda de una buena salud. Este trabajo es una ampliación de los recientes hallazgos sobre el ADN (ácido desoxirribonucleico) humano. Nuestra idea sobre el grupo sanguíneo constituye un paso adelante en la ciencia de la genética al establecer de manera inequívoca que todo ser humano es completamente único. No hay una dieta o estilo de vida correcto o incorrecto; sólo hay opciones correctas o incorrectas que se deben basar en nuestros códigos genéticos individuales.

Cómo encontré el eslabón perdido
del grupo sanguíneo

Mi labor en el campo del análisis del tipo de sangre es la culminación de una indagación de toda una vida, no sólo la mía sino también la de mi padre. Soy un médico naturópata de segunda generación. El Dr. James D'Adamo, mi padre, se graduó en la carrera de naturópata (un programa de postgrado de cuatro años) en 1957 y más tarde estudió en Europa en varios de los principales centros naturistas. Observó que, aunque muchos pacientes respondían bien a las dietas vegetarianas de bajo contenido graso, que son el sello distintivo de la «cocina naturista», una cierta cantidad de pacientes no parecían mejorar, y otros apenas lo lograban o incluso empeoraban. Mi padre, como un hombre inteligente con una aguda capacidad de deducción y discernimiento, pensó que debería existir algún tipo de programa que pudiera utilizarse para determinar las diferencias en las necesidades alimenticias de sus pacientes. Pensó que como la sangre es la fuente principal de nutrición del organismo, quizás tuviera algún aspecto capaz de ayudar a identificar esas diferencias. Puso a prueba esta teoría analizando el tipo de sangre de sus pacientes y observando las reacciones individuales cuando se les prescribían dietas diferentes.

A través de los años y con numerosos pacientes comenzaron a aparecer pautas. Observó que los pacientes que pertenecían al grupo sanguíneo A parecían responder deficientemente a las dietas de altas proteínas que incluían porciones generosas de carne, pero respondían muy bien a las proteínas vegetales, como la soja y el tofú (queso de soja). Los productos lácteos solían producir abundantes cantidades de mucus en los senos nasales y las vías respiratorias de los individuos del grupo A. Cuando se les dijo que incrementaran sus niveles de ejercicio y actividad física, los del tipo A por lo general experimentaron fatiga y malestar; en cambio, cuando realizaban formas de ejercicio más leves, como el yoga, se sintieron animados y dinámicos.

Por otro lado, los pacientes del grupo O prosperaron con las dietas ricas en proteínas y las actividades físicas intensas, como el trote y el aerobismo, los fortalecieron. Cuanto más analizaba los diferentes grupos sanguíneos, más convencido estaba mi padre de que cada uno de ellos seguía una pauta diferente para el bienestar.

Inspirándose en el refrán «Lo que es alimento para un hombre, es veneno para otro», mi padre resumió sus observaciones y recomendaciones dietéticas en un libro que tituló *One Man's Food* (El alimento de un hombre). Cuando el libro se publicó en 1980, yo cursaba mi tercer año de estudios en el John Bastyr College de Seattle. En esa época se hicieron progresos revolucionarios en materia de naturopatía. La meta del Bastyr College era nada menos que producir un médico alternativo completo, el equivalente intelectual y científico de un médico internista, pero con un entrenamiento naturópata especializado. Por primera vez se podían evaluar científicamente las técnicas, procedimientos y sustancias naturópatas con las ventajas de la moderna tecnología. Aguardé una oportunidad para investigar la teoría de mi padre sobre el tipo de sangre. Quería asegurarme de que era un argumento científico válido. Mi oportunidad llegó en 1982, en mi último año de estudios, cuando debido a los requerimientos de un desarrollo clínico comencé a investigar la bibliografía médica para ver si podía encontrar alguna correlación entre los tipos de sangre y una tendencia hacia ciertas enfermedades, y si algo de esto respaldaba la teoría dietética de mi padre. Como el libro de mi padre se basaba en sus impresiones subjetivas de los tipos de sangre más que en un método objetivo de evaluación, no estaba seguro de si podía encontrar alguna base científica para sus teorías. Pero lo que aprendí me sorprendió.

Mi primer hallazgo vino con el descubrimiento de que dos de las principales afecciones del estómago estaban relacionadas con el tipo de sangre. La primera era la úlcera péptica, una enfermedad a menudo asociada con niveles de ácidos gástricos más altos que los normales. Esta enfermedad se consideraba más frecuente en personas pertenecientes al grupo sanguíneo O que en individuos de otros grupos sanguíneos. Esto me intrigó, ya que mi padre había observado que los pacientes del grupo O respondían bien a los productos animales y a las dietas-alimentos ricos en proteínas que requieren más ácido gástrico para una digestión apropiada.

La segunda correlación era una asociación entre el grupo A y el cáncer de estómago. Este cáncer a menudo estuvo asociado con bajos niveles de producción de ácido gástrico, como la anemia perniciosa, otra enfermedad más frecuente en los individuos del grupo A. La anemia perniciosa está relacionada con una carencia de vitamina B-12, que requiere suficiente ácido gástrico para su absorción.

A medida que analizaba estos hechos, comprendí que por un lado, el tipo de sangre O predisponía a las personas a una enfermedad asociada con una producción excesiva de ácido gástrico mientras que, por otro lado, el tipo de sangre A predisponía a las personas a dos enfermedades asociadas con una escasa producción de ácido gástrico.

Éste era el eslabón que estaba buscando. Efectivamente, existía una base científica para las observaciones de mi padre. Y así comencé mi progresivo compromiso con la ciencia y la antropología de los grupos sanguíneos. Más adelante, descubrí que la labor inicial de mi padre sobre la correlación entre grupo sanguíneo, dieta y salud era mucho más significativa de lo que había imaginado.

Cuatro claves simples para descifrar
los misterios de la vida

Me crié en una familia que pertenecía principalmente al grupo sanguíneo A, y, debido a la labor de mi padre, consumíamos básicamente una dieta vegetariana que consistía en alimentos como el tofú, los vegetales al vapor y las ensaladas. Cuando era niño a menudo me sentía avergonzado y un poco disgustado porque ninguno de mis amigos comía alimentos extraños como el tofú. Por el contrario, ellos estaban felizmente comprometidos en otro tipo de «revolución alimentaria» imperante en los años cincuenta: su dieta consistía en hamburguesas, salchichas, papas fritas grasientas, barras de chocolate, helados y abundantes gaseosas.

Hoy todavía me alimento de la manera en que lo hacía de niño, y me encanta. Cada día ingiero los alimentos que mi organismo del grupo A requiere, y es sumamente gratificante.

En este libro le informaré sobre la relación fundamental entre su tipo de sangre y las alternativas de dieta y estilo de vida que le ayudarán a vivir de la mejor manera. Los fundamentos de la asociación con el tipo de sangre estriban en los siguientes hechos:

- Su tipo de sangre —O, A, B o AB— es una «huella digital» genética que lo identifica tan claramente como su ADN.
- Si usted utiliza las características individualizadas de su tipo de sangre como orientación para comer y vivir, será más saludable, alcanzará naturalmente su peso ideal y detendrá el proceso de envejecimiento.
- Su tipo de sangre es una medida de su identidad más confiable que la raza, la cultura o la geografía. Es una característica genética que lo identifica, una guía sobre cómo vivir más saludablemente.

- La clave de la importancia del tipo de sangre se puede encontrar en la historia de la evolución humana: el tipo O es el más antiguo; el tipo A evolucionó con la sociedad agrícola; el tipo B surgió a medida que los humanos emigraron hacia climas más fríos y severos; el tipo AB fue una adaptación totalmente moderna, un resultado de la mezcla de los grupos dispares. Esta historia evolutiva se relaciona directamente con las necesidades alimenticias de cada grupo sanguíneo actual.

¿Qué representa este importante factor, el tipo de sangre?

El tipo de sangre es una de las numerosas variantes médicamente reconocidas, como el cabello y el color de los ojos. Muchas de estas variantes, como las huellas dactilares y el más reciente análisis del ADN, son utilizadas ampliamente por los criminalistas y médicos forenses, así como por los científicos que investigan las causas y tratamientos de las enfermedades. El tipo de sangre es tan importante como otras variantes; en muchos casos es una medida más útil. El análisis del tipo de sangre es un sistema lógico. La información es fácil de aprender y de seguir. He enseñado el sistema a numerosos médicos, quienes me comunicaron que obtuvieron buenos resultados con pacientes que siguieron sus indicaciones. Ahora se lo enseñaré a usted. Al aprender los principios del análisis del tipo de sangre, podrá adaptar la dieta óptima para usted y los miembros de su familia. Podrá identificar los alimentos que le hacen mal, que contribuyen al aumento de peso y que ocasionan enfermedades crónicas.

Enseguida comprendí que el análisis del tipo de sangre ofrecía un poderoso medio para interpretar las variaciones individuales en la salud y enfermedad. Dada la gran cantidad de información disponible sobre la materia, resulta extraño que los efectos del tipo de sangre sobre nuestra salud no hayan recibido la atención que merecen. Pero ahora estoy dispuesto a compartir esa información, no sólo con mis colegas científicos de la comunidad médica, sino también con usted.

A primera vista, el estudio de los grupos sanguíneos puede parecer intimidatorio, pero puedo asegurarle que es tan simple y básico como la vida misma. Me referiré a la historia de la evolución de los tipos de sangre (tan cautivante como el relato de la historia humana), y desmitificaré la ciencia de los grupos sanguíneos para proporcionarle un plan simple y claro que usted sea capaz de seguir.

Comprendo que quizás sea ésta una idea completamente nueva para usted. Pocas personas han pensado alguna vez acerca de las consecuencias de su tipo de sangre, aun cuando sea una fuerza genética poderosa. Usted puede resistirse a incursionar en un territorio tan poco conocido, aun cuando los argumentos científicos parezcan convincentes. Sólo le pido que haga dos cosas: hable con su médico antes de empezar, averigüe su tipo de sangre si todavía no lo conoce, y pruebe la *dieta para su grupo sanguíneo* durante por lo menos dos semanas. La mayoría de mis pacientes experimentan algunos resultados dentro de este período —aumento de la energía, pérdida de peso, alivio de los trastornos digestivos y mejora de las afecciones crónicas, como el asma, las jaquecas y la acidez. Dele a su *dieta del grupo sanguíneo* una oportunidad de brindarle los beneficios que he observado en más de cuatro mil pacientes sometidos a dicha dieta. Compruebe por usted mismo que la sangre no sólo proporciona el nutriente más vital para su organismo, sino que también ha demostrado ser un vehículo para su futuro bienestar.

PRIMERA PARTE

SU GRUPO SANGUÍNEO
IDENTIFICATORIO

1

Grupo sanguíneo:
La verdadera evolución-revolución

La sangre es la vida misma. Es la fuerza primordial que impulsa el poder y misterio del nacimiento, los horrores de la enfermedad, la guerra y la muerte violenta. Se han construido civilizaciones enteras sobre la base de los lazos de sangre. Las tribus, los clanes y las monarquías han dependido de ellos. No podríamos existir —literal ni figuradamente— sin la sangre.

La sangre es mágica. La sangre es mística. La sangre es alquímica. Aparece a lo largo de la historia humana como un profundo símbolo religioso y cultural. Los pueblos de la antigüedad la mezclaban y bebían para denotar unidad y fidelidad. Desde los tiempos más remotos, los cazadores efectuaban rituales para apaciguar a los espíritus de los animales que mataban, ofrendando la sangre del animal con la cual untaban sus rostros y cuerpos. La sangre del cordero se depositaba sobre las barracas de los judíos esclavizados de Egipto para que el Ángel de la Muerte no los tuviera en cuenta. Se dice que Moisés convirtió las aguas de Egipto en sangre para liberar a su pueblo. Durante casi dos mil años, la sangre simbólica de Jesucristo ha sido fundamental para el rito más sagrado de la Cristiandad.

La sangre evoca estas imágenes intensas y sagradas porque en realidad es extraordinaria. No sólo proporciona los complejos sistemas de aprovisionamiento y defensa necesarios para nuestra propia existencia: suministra una piedra angular para la humanidad, una lente a través de la cual podemos rastrear las huellas borrosas de nuestra historia.

En los últimos cuarenta años hemos estado en condiciones de utilizar indicadores biológicos, como el tipo de sangre, para rastrear los desplazamientos y agrupamientos de nuestros antecesores. Al conocer de qué manera estos pueblos primitivos se adaptaron a los desafíos planteados por las dietas, los gérmenes y los climas permanentemente cambiantes, estamos aprendiendo más sobre nosotros mismos. Los cambios en el clima y el alimento disponible produjeron nuevos tipos de sangre. El tipo de sangre es el nexo inquebrantable que nos une.

Finalmente, las diferencias en los tipos de sangre reflejan la capacidad humana para adaptarse a los diferentes desafíos ambientales. Por lo general, estos desafíos influyeron sobre los sistemas digestivo e inmune: un trozo de carne en mal estado podía matarnos; un tajo o rasguño podía convertirse en una infección mortal. Pero la raza humana sobrevivió. Y la historia de esta supervivencia está intrincadamente relacionada con nuestros sistemas digestivo e inmune. En estos dos aspectos se detecta la mayoría de las diferencias entre los tipos de sangre.

LA HISTORIA HUMANA

La historia de la humanidad es la historia de la supervivencia. Más específicamente, es la historia de dónde vivían los humanos y de qué se alimentaban. Concierne a la alimentación, cómo encontrar alimentos y desplazarse para dar con ellos. No se sabe con certeza cuándo comenzó la evolución humana. Los hombres de Neanderthal, los primeros humanos que podemos reconocer, se pueden haber desarrollado hace 500.000 años, o quizás más.

Sabemos que la prehistoria humana comenzó en África, donde evolucionamos a partir de homínidos o criaturas similares al hombre. La vida primitiva era breve, peligrosa y brutal. La gente moría de mil diferentes maneras —infecciones oportunistas, parásitos, ataques de animales, fracturas óseas, parto— y moría joven.

Los seres humanos primitivos deben haber pasado momentos horripilantes velando por sí mismos en este ambiente salvaje. Sus dientes eran cortos y romos, mal adaptados para el ataque. A diferencia de la mayoría de sus competidores de la cadena alimentaria, no tenían habilidades especiales con respecto a la velocidad, fuerza o agilidad. Inicialmente, la principal cualidad que poseían los humanos era una astucia innata, que más tarde evolucionó hacia un pensamiento racional.

Los hombres de Neanderthal probablemente consumían una dieta compuesta por gusanos, vegetales silvestres crudos y restos de animales muertos por los predadores. Eran más presas que predadores, especialmente en lo que concierne a infecciones y enfermedades parasitarias. (Muchos de los parásitos, lombrices, trematodos y microorganismos infecciosos que se encuentran en África no estimulan el sistema inmune para producir los anticuerpos específicos, probablemente porque los pueblos primitivos del Tipo O ya tenían una protección bajo la forma de anticuerpos que traían desde el nacimiento.)

A medida que la raza humana se desplazaba y se veía obligada a adaptar su dieta a las condiciones cambiantes, la nueva dieta provocaba adaptaciones en el tracto digestivo y el sistema inmune, necesarias en primer lugar para sobrevivir y luego para prosperar en cada nuevo hábitat. Estos cambios se reflejan en el desarrollo de los tipos de sangre (o grupos sanguíneos), que parecen haber surgido en momentos críticos del desarrollo humano:

1. El ascenso de los seres humanos a la cúspide de la cadena alimentaria (la evolución del tipo O hasta su máxima expresión).

2. El cambio de cazador-recolector a un estilo de vida agrícola más doméstica (aparición del tipo A).
3. La fusión y migración de las razas desde su tierra natal africana hacia Europa, Asia y las Américas (desarrollo del tipo B).
4. La mezcla moderna de los grupos disímiles (aparición del tipo AB).

Cada grupo sanguíneo contiene el mensaje genético de las dietas y conductas de nuestros antepasados y, aunque estamos a una gran distancia de la historia primitiva, muchos de sus rasgos y características todavía nos afectan. El hecho de conocer estas tendencias nos ayuda a comprender la lógica de las dietas para los grupos sanguíneos.

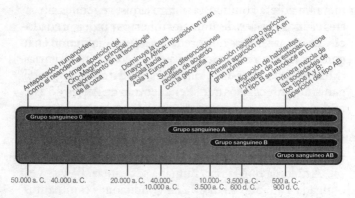

Cronología antropológica del tipo de sangre. A partir de los tiempos más remotos, el diagrama destaca los diferentes desarrollos humanos en relación con la introducción de los tipos de sangre. Curiosamente, los cambios evolutivos en el tipo de sangre siguen una cronología casi bíblica. Cuando todos pertenecían al grupo O (el período más prolongado), y ocupaban un espacio vital concentrado, comían la misma dieta y aspiraban los mismos organismos, todo cambio adicional era innecesario. Sin embargo, con el aumento de la población y las migraciones consecutivas, la variación se aceleró. Los tipos sanguíneos siguientes A y B no tienen más de 15.000 a 25.000 años de antigüedad, y el tipo AB es mucho más reciente.

EL GRUPO O ES EL MÁS ANTIGUO
(DE *OLD**)

La aparición de nuestros antepasados de Cro-Magnon, aproximadamente 40.000 años a. C., impulsó a la especie humana a la cúspide de la cadena alimentaria, haciendo de ellos los predadores más peligrosos de la Tierra. Comenzaron a cazar en grupos organizados; en un breve período, fueron capaces de fabricar armas y utilizar herramientas. Estos importantes progresos les confirieron fuerza y superioridad más allá de sus capacidades físicas naturales.

Cazadores diestros y formidables, los hombres de Cro-Magnon pronto perdieron el temor a sus rivales animales. Sin otros predadores naturales que ellos mismos, la población tuvo un incremento explosivo. La proteína —de la carne— era su combustible, y fue en ese momento que los atributos digestivos del grupo sanguíneo O alcanzaron su máxima expresión.

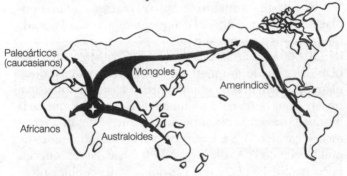

Desde su base en la ancestral tierra natal de África, los primitivos cazadores-recolectores del grupo sanguíneo O se diseminaron por todo África, Europa y Asia en busca de nuevas provisiones de caza mayor. A medida que encontraban condiciones ambientales cambiantes, comenzaron a desarrollar las características raciales modernas.

* En inglés *old* significa *antiguo, viejo.*

Los seres humanos se alimentaban con carne, y requería un tiempo notablemente breve cobrar las grandes presas dentro de su ámbito de caza. Había cada vez más gente que alimentar, por eso la competencia por la carne llegó a ser intensa. Los cazadores comenzaron a atacar y matar a otros que se habían inmiscuido en los que ellos consideraban sus territorios de caza exclusivos. Como siempre, los seres humanos encontraron a sus peores enemigos entre ellos mismos. Las buenas áreas de caza llegaron a ser escasas, y comenzó la migración de la raza humana.

Aproximadamente 30.000 años a. C., las bandas de cazadores se desplazaban cada vez más lejos en busca de carne. Cuando un cambio en los vientos alisios desecó lo que había sido un territorio de caza fértil en el Sahara africano, y cuando las regiones del norte, anteriormente heladas, comenzaron a calentarse, los cazadores se desplazaron de África hacia Europa y Asia.

Este desplazamiento sembró el planeta con una población básica que era del grupo sanguíneo O, el tipo de sangre predominante aún hoy.

20.000 años a. C. los hombres de Cro-Magnon se habían diseminado ampliamente en Europa y Asia, diezmando las manadas de grandes presas hasta tal punto que tuvieron que buscar otros alimentos. Es probable que en la búsqueda de algo comestible en cada nueva región los humanos carnívoros se hayan convertido rápidamente en omnívoros, con una dieta variada de bayas, larvas, nueces, raíces y animales pequeños. Las poblaciones también prosperaron a lo largo de las líneas costeras y de los prolíficos lagos y ríos, donde el pescado y otros alimentos eran abundantes. Hacia los años 10.000 a. C. los seres humanos ocupaban todas las tierras del planeta, excepto la Antártida.

El desplazamiento de los humanos primitivos hacia climas menos templados fue creando diferenciaciones raciales, pieles más claras, estructuras óseas más macizas y pelos más uniformes. A través del tiempo, la naturaleza los fue adaptando a las regiones de la tierra que habitaban. Los pueblos que se desplazaban hacia el norte desarrollaban una piel clara, mejor protegida contra la congelación que la piel oscura. La piel clara también era más apta para metabolizar la vitamina D en una región en la que los días eran más cortos y las noches más largas.

Los hombres de Cro-Magnon finalmente se extinguieron; su éxito fue un anatema. La superpoblación pronto agotó los territorios de caza disponibles. La población animal disminuyó abruptamente en lo que antes había parecido como una fuente inagotable de caza. Esto llevó a una creciente competencia por la carne restante. La competencia llevó a la guerra, y la guerra a nuevas migraciones.

EL GRUPO A (DE AGRARIO)

El grupo sanguíneo A apareció inicialmente en algún lugar de Asia o del Oriente Medio, entre los años 25000 y 15000 a. C., en respuesta a las nuevas condiciones ambientales. Surgió en el punto culminante del período neolítico o de la nueva Edad de Piedra, que siguió a la vieja Edad de Piedra o período paleolítico, de los cazadores de Cro-Magnon. Las características salientes de su cultura fueron la agricultura y la domesticación de animales.

El cultivo de granos y la ganadería modificaron todo. Posibilitados de vivir al día y capaces de sostenerse a sí mismos por primera vez, los seres humanos establecieron comunidades estables y estructuras de subsistencia permanentes. Esta forma de vida radicalmente diferente y un cambio importante en la dieta y el medio ambiente originaron una mutación completamente nueva en los sistemas inmune y digestivo de los pueblos neolíticos; una mutación que les permitió ingerir y tolerar mejor los granos cultivados y otros productos agrícolas. Había nacido el grupo A.

Pero el hecho de establecerse en comunidades agrícolas permanentes planteó nuevos desafíos al desarrollo. Las habilidades necesarias para la caza en grupo ahora cedían paso a un tipo diferente de sociedad cooperativa. Por primera vez, una habilidad específica dependía estrechamente de las habilidades de los otros para hacer algo más. Por ejemplo, el molendero dependía del labrador para que le entregara su cosecha; el labrador dependía del molendero para moler su grano. Ya no se pensaba en el alimento como una fuente inmediata de nutrición o como algo ocasional. Era necesario sembrar y cultivar las tierras previendo una futura recompensa. Planear y asociarse con otros llegó a ser la orden del día. Psicológicamente, éstos son rasgos en los cuales el tipo A sobresale; quizás otra adaptación ambiental.

El gen del tipo A comenzó a prosperar en las sociedades agrarias primitivas. La mutación genética que produjo el tipo A a partir del tipo O ocurrió rápidamente —tan rápidamente que el ritmo de mutación fue casi cuatro veces más veloz que el de la *Drosophila*, la mosca de la fruta— ¡poseedora del récord actual!

¿Cuál puede haber sido la razón de este extraordinario ritmo de mutación humana del tipo O al tipo A? Fue la supervivencia. La supervivencia del más apto en una sociedad superpoblada. Como el grupo sanguíneo A resultó más resistente a las infecciones comunes en las áreas densamente pobladas, las sociedades urbanas industrializadas pronto llegaron a ser del tipo A. Aún hoy, los sobrevivientes de la peste, el cólera y la viruela muestran un predominio del tipo A sobre el tipo O.

Finalmente, el gen del grupo sanguíneo A se extendió desde Asia y el Oriente Medio hacia Europa occidental, transportado por los indoeuropeos que penetraron profundamente en las poblaciones preneolíticas. Las hordas indoeuropeas aparecieron originariamente en el centro-sur de Rusia, y entre los años 3.500 y 2.000 a. C. penetraron en el sudoeste asiático, creando los pueblos y poblaciones de Irán y Afganistán. En su expansión se desplazaron más hacia el oeste hasta penetrar en Europa. En realidad, la invasión indoeuropea representó la revolución original en la dieta. Introdujo nuevos alimentos y hábitos de vida en los sistemas inmune y digestivo más simples de los primitivos cazadores-recolectores, y estos cambios fueron tan profundos que produjeron la tensión ambiental necesaria para diseminar el gen del tipo A. Con el tiempo, el sistema digestivo de los cazadores-recolectores perdió su capacidad para digerir su dieta carnívora pre-agrícola.

Hoy, la sangre del tipo A todavía se puede encontrar en más alta concentración entre los europeos occidentales. La frecuencia de este grupo sanguíneo disminuye a medida que nos dirigimos hacia el este desde Europa occidental, por la senda de las antiguas migraciones. Los individuos del grupo sanguíneo A están altamente concentrados a través de los mares Mediterráneo, Adriático y Egeo, particularmente en Córcega, Cerdeña, España, Turquía y los Balcanes. Los japoneses también tienen una de las más altas concentraciones del grupo A en el este asiático, junto con una cantidad moderadamente elevada de sangre del tipo B.

La sangre del tipo A había mutado a partir del tipo O en respuesta a un sinnúmero de infecciones provocadas por el incremento poblacional y los cambios en la dieta. Pero la sangre del tipo B era diferente.

EL GRUPO B (DE BALANZA)

La sangre del tipo B se desarrolló en algún momento entre los años 10.000 y 15.000 a. C., en la región montañosa del Himalaya, hoy perteneciente al Paquistán y la India.

Desplazada desde las exuberantes y cálidas sabanas del este africano hacia las frías regiones montañosas del Himalaya, la sangre del tipo B inicialmente puede haber experimentado una mutación en respuesta a los cambios climáticos. Apareció por primera vez en la India o la región de los Urales asiáticos entre las tribus caucásicas y mongoles. Este nuevo tipo de sangre pronto llegó a ser una característica de las grandes tribus de habitantes de las estepas, que por ese entonces predominaban en las planicies eurasiáticas.

A medida que los mongoles se trasladaban a través de Asia, el gen del tipo B se afianzaba firmemente. Los mongoles se desplazaron hacia el norte procurando una cultura dependiente de los rebaños y la domesticación de animales, como lo reflejaban su dieta cárnica y sus productos lácteos.

Dos grupos diferentes de individuos del tipo B se diseminaron a medida que los pastores nómades penetraban en Asia: un grupo agrario comparativamente sedentario en el sur y el este; y una sociedad nómade y guerrera que conquistió el norte y el oeste. Los nómades eran jinetes diestros que penetraron en el este europeo y diseminaron el gen de la sangre del tipo B, del cual todavía existe una gran proporción en muchas poblaciones de Europa oriental. En el ínterin, una cultura basada exclusivamente en la agricultura se había diseminado en toda China y el sudeste asiático. Debido a la naturaleza de la tierra que habían escogido cultivar y a los climas excepcionales para sus regiones, estos pueblos crearon y utilizaron técnicas sofisticadas de riego y cultivo, que mostraban una asombrosa mezcla de creatividad, inteligencia y planeamiento.

El cisma entre las tribus guerreras del norte y los agricultores pacíficos del sur era profundo, y ha dejado vestigios en la cocina del sur de Asia que utiliza muy pocos productos lácteos. Para los asiáticos, los productos lácteos

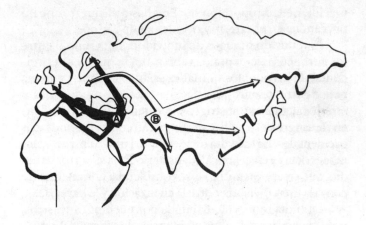

Orígenes y desplazamientos del tipo A y el tipo B. Desde sus orígenes en Asia y el Oriente Medio, el gen del tipo A fue introducido por los pueblos indoeuropeos en el norte y el oeste de Europa. Otras migraciones introdujeron el tipo A en el norte de África, desde donde se extendió hasta el Sahara africano. Desde sus orígenes en las montañas del Himalaya occidental, el tipo B fue introducido por los mongoles en el sudeste asiático y las planicies o estepas de Asia. Una migración adicional de los pueblos del tipo B ingresó en el este de Europa. Para ese entonces, los niveles de los mares de la Tierra habían subido, eliminando el puente de tierra que unía Asia con América del Norte. Esto impidió cualquier desplazamiento del tipo B hacia América, donde las poblaciones primitivas seguían siendo exclusivamente del tipo O.

son el alimento de los bárbaros, lo cual es lamentable porque la dieta que ellos han adoptado no es la más adecuada para el grupo sanguíneo B.

De todos los grupos sanguíneos, el tipo B muestra la distribución geográfica más claramente definida. Extendiéndose como una gran faja a través de las llanuras eurasiáticas y hacia el subcontinente indio, el tipo B se puede encontrar en gran número desde Japón, Mongolia, China e India hasta las Montañas Urales. Desde allí hacia el

Occidente la proporción declina hasta alcanzar un bajo porcentaje en el extremo occidental de Europa.

El reducido número de individuos del grupo B entre los europeos occidentales representa la migración occidental de los pueblos nómades asiáticos. Esto se aprecia mejor entre los europeos occidentales que residen más al este, los alemanes y austríacos, que tienen una alta incidencia de sangre del tipo B si se comparan con sus vecinos más occidentales. La más alta incidencia del tipo B entre los alemanes ocurre en el área aledaña al río Elba superior y medio, que en épocas antiguas se consideraba nominalmente como la línea divisoria entre la civilización y la barbarie.

La India moderna, habitada por pueblos caucásicos, tiene una de las más altas incidencias de sangre del tipo B en el mundo. Los coreanos y los chinos del norte tienen porcentajes muy altos del tipo B y muy bajos del tipo A.

Las características del grupo sanguíneo de las diferentes poblaciones judías ha sido de gran interés para los antropólogos. Como regla general, sin considerar su raza o nacionalidad, hay una tendencia hacia un más alto porcentaje de sangre del tipo B. Los askenazíes y sefardíes, los dos mayores grupos judíos, comparten altos niveles de sangre del tipo B, y parecen tener muy pocas diferencias. Los judíos babilonios anteriores a la Diáspora difieren considerablemente del tipo O arábigo, predominante en la población de Irak (donde estaba situada la Babilonia bíblica) en que son principalmente del tipo B, con alguna incidencia del tipo A.

EL GRUPO AB (MODERNO)

El grupo sanguíneo AB es raro. Surgido de la mezcla del tipo A de los caucasianos con el tipo B de los mongoles, se encuentra en menos del 5 por ciento de la población, y es el más reciente de los grupos sanguíneos.

Hasta hace diez o doce siglos, la sangre del tipo AB no existía. Después, las hordas bárbaras penetraron en la parte más débil y vulnerable de algunas civilizaciones declinantes, invadiendo del Imperio Romano a lo largo y a lo ancho. La sangre del tipo AB surgió como resultado de la mezcla de estos invasores del este con los últimos vestigios de civilización europea. Ningún indicio de la presencia de este tipo de sangre se extiende más allá de los novecientos a mil años atrás, cuando tuvo lugar una gran migración de los pueblos orientales hacia Occidente. El tipo de sangre AB raramente se encuentra en las sepulturas europeas anteriores al siglo X de nuestra era. Los estudios sobre las exhumaciones de tumbas prehistóricas en Hungría muestran una ausencia de este grupo sanguíneo en la época longobarda (siglos IV a VII de la era cristiana). Esto parecería indicar que hasta ese momento, las poblaciones europeas del tipo A y del tipo B no habían entrado en contacto y, si lo habían hecho, no se habían mezclado o unido.

Como el grupo sanguíneo AB ha heredado la tolerancia de ambos tipos, el A y el B, sus sistemas inmunes han mejorado su capacidad para elaborar más anticuerpos específicos contra las infecciones microbianas. Esta cualidad única de poseer anticuerpos A y B reduce sus posibilidades de padecer alergias y otras enfermedades autoinmunes como artritis, inflamación y lupus. Sin embargo, hay una predisposición a ciertos cánceres porque el tipo AB reacciona a todo lo semejante a A o B como «sí mismo», de modo que no elabora anticuerpos opuestos.

El tipo AB presenta una identidad sanguínea multifacética y a veces sorprendente. Es el primer grupo sanguíneo en adoptar una amalgama de características inmunes, algunas de las cuales lo hacen más resistente, mientras otras están en conflicto. Quizás el tipo AB plantea la metáfora perfecta de la vida moderna: compleja e inestable.

El grupo sanguíneo, la geografía y la raza se han entrelazado para formar nuestra identidad humana. Podemos tener diferencias culturales, pero cuando se considera el grupo sanguíneo, se puede apreciar hasta qué punto son superficiales. Su tipo de sangre es más antiguo que su raza y más fundamental que su origen étnico. Los grupos sanguíneos no son un hecho fortuito de actividad genética aleatoria. Cada nuevo tipo de sangre fue una respuesta evolutiva a una serie de reacciones cataclísmicas en cadena, desplegadas durante eras de trastornos y cambios ambientales.

Si bien los primeros cambios raciales parecen haber tenido lugar en un mundo que estaba compuesto casi exclusivamente por el grupo sanguíneo O, las diversificaciones raciales —junto con las adaptaciones alimentarias, ambientales y geográficas— fueron parte de la fuerza evolutiva que finalmente produjo los otros tipos de sangre.

Algunos antropólogos creen que clasificar a los seres humanos en razas constituye una simplificación exagerada. El grupo sanguíneo es un determinante de la individualidad y la similitud mucho más importante que la raza. Por ejemplo, un africano y un caucásico del grupo sanguíneo A pueden intercambiar sangre y órganos y tener muchas de las mismas aptitudes, funciones digestivas y estructuras inmunológicas, características que no compartirían con un miembro de su propia raza del tipo B.

Las distinciones raciales basadas en el color de la piel, las costumbres étnicas, los orígenes geográficos o las raíces culturales no son una manera válida de distinguir a los pueblos. Los miembros de la raza humana tienen mucho más en común entre sí de lo que podríamos suponer. Todos somos potencialmente hermanos y hermanas. De sangre.

Hoy, cuando recapacitamos sobre esta notable revolución evolutiva, resulta evidente que nuestros antepasados tenían características biológicas únicas que complementaban su medio ambiente. Esto nos ayuda a comprender la dinámica de los grupos sanguíneos, ya que las características genéticas de nuestros antepasados subsisten hoy en nuestra sangre.

- Tipo O: es el tipo de sangre más antiguo y más básico, superviviente en la cima de la cadena alimentaria, con un sistema inmune resistente e ingobernable, dispuesto y capaz de destruir a cualquiera, amigo o enemigo.
- Tipo A: es el de los primeros inmigrantes, forzados por la necesidad de la migración a adaptarse a dietas y estilos de vida más agrarios... con una personalidad más cooperativa para adaptarse a las comunidades multitudinarias.
- Tipo B: es el del asimilador, adaptado a los nuevos climas y a la mezcla de poblaciones; representa la búsqueda de la naturaleza de una fuerza más equilibrada entre las tensiones de la mente y las exigencias del sistema inmune.
- Tipo AB: es el resultado de una rara fusión entre el tolerante tipo A y el tipo B de origen bárbaro pero más equilibrado.

Nuestros antepasados nos dejaron a cada uno de nosotros un legado especial, impreso en nuestros tipos de sangre. Este legado existe permanentemente en el núcleo de cada célula. Es aquí donde convergen la antropología y la ciencia de nuestra sangre.

2

Código sanguíneo:
El programa del grupo sanguíneo

La sangre es una fuerza de la naturaleza, la fuerza vital que nos ha sustentado desde época inmemorial. Una sola gota de sangre, demasiado pequeña para apreciarla a simple vista, contiene todo el código genético de un ser humano. El programa del ADN se conserva intacto y se reproduce dentro de nosotros interminablemente, a través de la sangre.

Nuestra sangre también contiene eones de memoria genética, datos de programación específica, transmitidos por nuestros antepasados en códigos que todavía estamos tratando de descifrar. Uno de estos códigos reside dentro de nuestro tipo de sangre. Quizás es el código más importante que podemos descifrar en nuestro esfuerzo por revelar los misterios de la sangre y su papel fundamental en nuestra existencia. A simple vista, la sangre es un líquido rojo homogéneo. Pero bajo el microscopio parece estar compuesta por muchos elementos diferentes. Los abundantes glóbulos rojos contienen un tipo especial de hierro que nuestro organismo utiliza para transportar oxígeno y crear el característico color de la sangre. Los glóbulos blancos, mucho menos numerosos que los rojos, circulan por nuestra corriente sanguínea como tropas vigilantes, protegiéndonos contra la infección.

Este complejo flujo vital de vida también contiene proteínas que proporcionan nutrientes a los tejidos, plaquetas que favorecen la coagulación y plasma que contiene los guardianes de nuestro sistema inmune.

La importancia del tipo de sangre

Usted puede no conocer su grupo sanguíneo, a no ser que haya donado sangre o necesitado una transfusión. La mayoría de la gente cree que la sangre es un factor inerte, algo que entra en juego solamente cuando se presenta un caso de urgencia. Pero ahora que usted está al tanto de la dramática historia de la evolución de los grupos sanguíneos, comienza a comprender que el tipo de sangre siempre ha sido la fuerza impulsora detrás de la supervivencia humana, cambiando y adaptándose a los nuevos ambientes, condiciones y ofertas de alimento.

¿Por qué es tan importante el tipo de sangre? ¿Cuál es el papel fundamental que ha desempeñado en nuestra supervivencia, no sólo hace miles de años, sino en el presente?

Su tipo de sangre es la clave para todo el sistema inmune de su organismo. Controla la influencia de los virus, bacterias, infecciones, sustancias químicas, estrés y todo tipo de invasiones y condiciones capaces de comprometer su sistema inmune.

La palabra *inmune* proviene del término latino *immunis*, que a su vez deriva de una ciudad del Imperio Romano a la cual no se le exigía pagar impuestos. (¡Si tan sólo su tipo de sangre pudiera proporcionarle esa clase de inmunidad!) El sistema inmune contribuye a definir «lo propio» y destruir «lo extraño». Ésta es una función crítica, ya que sin su sistema inmune podría atacar sus propios tejidos por error o permitir que un organismo peligroso ingresara a las áreas vitales del organismo. A pesar de toda su complejidad, el sistema inmune se reduce a dos funciones básicas: reconocer lo «nuestro» y eliminar lo «ajeno». En este sentido, su organismo es como una fiesta a la cual se asiste únicamente por invitación. Si el extraño cuenta con la invitación correcta, los guardias de seguridad le permitirán ingresar y disfrutar. Si la invitación no existe o ha sido fraguada, el huésped es violentamente eliminado.

COMPOSICIÓN DEL GRUPO SANGUÍNEO

La naturaleza ha dotado a nuestro sistema inmune de métodos muy sofisticados para determinar si una sustancia en el organismo es o no extraña. Un método comprende a los indicadores químicos llamados *antígenos*, que se encuentran en las células de nuestros cuerpos. Toda forma de vida, desde el virus más simple hasta los seres humanos mismos, tiene antígenos únicos que forman parte de su identidad química. Uno de los antígenos más poderosos en el organismo humano es el que determina su tipo de sangre. Los antígenos de los diferentes tipos de sangre son tan sensibles que cuando actúan eficazmente constituyen el mejor guardián de seguridad del sistema inmune. Cuando su sistema inmune evalúa un elemento sospechoso (es decir, un antígeno extraño de las bacterias) una de las primeras cosas que considera es el antígeno de su tipo de sangre para establecer si el intruso es aliado o adversario.

Cada tipo de sangre posee un antígeno diferente, con su propia estructura química específica. Su tipo de sangre se califica por el tipo de antígeno que usted posee en sus glóbulos rojos.

Si usted es del	tiene este antígeno en sus células
Tipo de sangre A	A
Tipo de sangre B	B
Tipo de sangre AB	A y B
Tipo de sangre O	ningún antígeno

Imagine la estructura química de los tipos de sangre como una suerte de antenas que se proyectan hacia afuera de la superficie de sus células, dentro del espacio profundo.

Estas antenas están formadas por largas cadenas de moléculas de azúcar (fucosa), que por sí mismas forman el más simple de los grupos sanguíneos: el tipo O. Los primeros investigadores de los grupos sanguíneos lo denominaron «O» como una manera de hacernos pensar que el «cero» no contiene antígeno real. Estas antenas también sirven como la base para otros grupos sanguíneos: los tipos A, B y AB.

- El tipo de sangre A se forma cuando al antígeno O (fucosa) se suma un azúcar denominado N-acetil-galactosamina. De modo que el antígeno O más la N-acetil-galactosamina constituyen el grupo sanguíneo A.
- El tipo de sangre B también se basa en el antígeno O, o fucosa, pero tiene un azúcar diferente, sumado, denominado D-galactosamina. De modo que el antígeno O más la D-galactosamina constituyen el grupo sanguíneo B.
- El tipo de sangre AB se basa en el antígeno O, fucosa, más dos azúcares, la N-acetil-galactosamina y la D-galactosamina. De modo que el antígeno O más la N-acetil-galactosamina y la D-galactosamina constituyen el grupo sanguíneo AB.

A esta altura usted puede preguntarse acerca de los otros identificadores del tipo de sangre, como el factor Rhesus (Rh) positivo o negativo, o secretor/no secretor. Por lo general, cuando las personas se refieren a su tipo de sangre dicen, «soy A positivo». O «soy O negativo». Estas variantes o subgrupos, dentro de los grupos sanguíneos, desempeñan un papel relativamente insignificante. Más del 90 por ciento de todos los factores asociados con su tipo de sangre se relacionan con su grupo principal: O, A, B o AB. (Ver el Apéndice D para obtener más detalles sobre el significado de los subgrupos.) Nos concentraremos en nuestro tipo de sangre en sí mismo.

Los cuatros grupos sanguíneos y sus antígenos

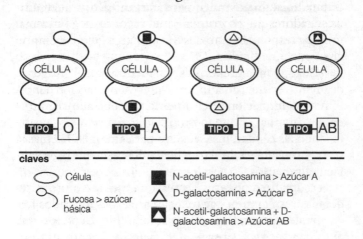

claves

- ⬭ Célula
- ⟋ Fucosa > azúcar básica
- ⬛ N-acetil-galactosamina > Azúcar A
- △ D-galactosamina > Azúcar B
- ▲ N-acetil-galactosamina + D-galactosamina > Azúcar AB

Los cuatro tipos de sangre y sus antígenos. El tipo O es el tronco (la fucosa); el tipo A es fucosa más N-acetil-galactosamina; el tipo B es fucosa más D-galactosamina; el tipo AB es fucosa más los azúcares del tipo A y del tipo B.

LOS ANTÍGENOS CREAN ANTICUERPOS (BOMBAS INTELIGENTES DEL SISTEMA INMUNE)

Cuando el antígeno de su tipo de sangre percibe que un antígeno extraño ha ingresado en el sistema, lo primero que hace es crear anticuerpos contra ese antígeno. Estos anticuerpos, sustancias químicas especializadas producidas por las células del sistema inmune, están destinados a perseguir y atacar al antígeno extraño para destruirlo.

Los anticuerpos son el equivalente celular de la bomba inteligente de los militares. Las células de nuestro sistema inmune elaboran incontables variedades de anticuerpos, y cada uno está específicamente destinado a identificar y atacar a un particular antígeno extraño. Una batalla continua se libra entre el sistema inmune y los intrusos que tratan de cambiar o transformar sus antígenos en alguna nueva forma que el organismo no reconozca. El sistema inmune responde a este desafío con un número siempre creciente de anticuerpos.

Cuando un anticuerpo se encuentra con el antígeno de un intruso microbiano, se produce una reacción denominada aglutinación (literalmente, un encolado). El anticuerpo ataca al antígeno viral y lo torna muy pegajoso. Cuando las células, los virus, los parásitos y las bacterias son aglutinados, se adhieren firmemente, lo que hace más fácil eliminarlos. Como los microbios deben confiar en sus escurridizos poderes de evasión, este mecanismo de defensa resulta muy eficaz. Es como esposar a todos los criminales juntos; llegan a ser mucho menos peligrosos que cuando se les permite merodear libremente. Al limpiar el sistema de células extrañas, virus, parásitos y bacterias, los anticuerpos agrupan a los elementos indeseables para facilitar su identificación y eliminación.

El sistema de antígenos y anticuerpos del tipo de sangre tiene otras funciones además de detectar a los microbios y otros invasores. Hace aproximadamente un siglo, el Dr. Karl Landsteiner, un brillante médico y científico austríaco, también descubrió que los tipos de sangre producían anticuerpos para otros grupos sanguíneos. Su descubrimiento revolucionario explicó por qué algunas personas podían donar o recibir sangre, mientras otras no podían hacerlo. Hasta la época del Dr. Landsteiner, las transfusiones de sangre eran un hecho fortuito. A veces surtían efecto y otras veces no, y nadie conocía la razón. Gracias al Dr. Landsteiner, ahora sabemos qué tipos de sangre se reconocen como aptos para otros tipos, y cuáles se consideran incompatibles.

El Dr. Landsteiner comprobó que:

- El tipo de sangre A contenía anticuerpos contra el tipo B. El tipo B sería rechazado por el tipo A.
- El tipo de sangre B contenía anticuerpos contra el tipo A. El tipo A sería rechazado por el tipo B.

Por lo tanto, el tipo A y el tipo B no podían intercambiar sangre.

- El tipo de sangre AB no contenía anticuerpos. ¡El receptor universal aceptaría sangre de cualquier otro grupo sanguíneo! Pero como poseía antígenos A y B, sería rechazado por todos los otros tipos de sangre.

Por lo tanto, el tipo AB podía recibir sangre de todos, pero no podía donar sangre a ninguno. Con la excepción, desde luego, de otro individuo del tipo AB.

- El tipo de sangre O contenía anticuerpos contra los tipos A y B. Los tipos A, B y AB serían rechazados. Por lo tanto, el tipo O no podía recibir sangre de nadie más que de otro tipo O. Pero al no poseer antígenos del tipo A ni del B, podía donar sangre a todos los demás ¡El tipo O es el donante universal!

Si usted es del	posee anticuerpos contra
tipo de sangre A	el tipo de sangre B
tipo de sangre B	el tipo de sangre A
tipo de sangre AB	no posee anticuerpos
tipo de sangre O	los tipos de sangre A y B

Los anticuerpos «contra-otro-tipo-de-sangre» son los más eficaces en nuestro sistema inmune y su capacidad para aglutinar las células sanguíneas de un tipo de sangre opuesta es tan poderosa que se puede observar directamente sobre una lámina de vidrio a simple vista. La mayor parte de los otros anticuerpos requieren algún tipo de estímulo (como una vacuna o una infección) para su producción. Pero los anticuerpos del tipo de sangre son diferentes: se producen automáticamente, aparecen a menudo al nacer y alcanzan niveles casi adultos a los cuatro meses de edad.

La aglutinación reveló muchas otras cosas más. También se descubrió que algunos alimentos aglutinan las células de ciertos tipos de sangre (de una manera similar al rechazo), pero no de otros, lo cual significa que un alimento que puede ser perjudicial para un tipo de sangre puede ser beneficioso para las células de otro tipo. Curiosamente, muchos de los antígenos de esos alimentos tenían características análogas a los tipos A o B. Este descubrimiento proporcionó el nexo científico entre tipo de sangre y la dieta. Sin embargo, sus consecuencias revolucionarias quedarían relegadas y olvidadas durante la mayor parte de este siglo, hasta que un grupo de científicos, médicos y nutricionistas comenzó a investigar la conexión.

LECTINAS: LA CONEXIÓN CON LA DIETA

Se produce una reacción química entre su sangre y los alimentos que usted come. Esta reacción es parte de su herencia genética. Es sorprendente pero cierto que hoy, en las postrimerías del siglo veinte, los sistemas inmune y digestivo todavía mantengan una preferencia por los alimentos que comían nuestros antepasados del tipo de sangre.

Sabemos que esto se debe a un factor conocido como lectinas. Las lectinas son proteínas abundantes y diversas que se encuentran en los alimentos, y tienen propiedades aglutinantes que afectan su sangre. Son un medio poderoso que utilizan los organismos de la naturaleza para atacarse entre sí. Muchos gérmenes, e incluso nuestro propio sistema inmune, utilizan este super aglutinante para su beneficio. Por ejemplo, las células de los conductos biliares de nuestro hígado tienen lectinas en sus superficies para ayudarles a capturar bacterias y parásitos. Las bacterias y otros microbios también tienen lectinas en sus superficies, que les permiten adherirse a las mucosas del cuerpo. A menudo, las lectinas utilizadas por los virus o bacterias pueden ser específicas para un tipo de sangre, haciendo que esa sangre se torne viscosa.

Lo mismo ocurre con las lectinas en los alimentos. Dicho en otras palabras, cuando usted ingiere un alimento que contiene proteínas lectinas incompatibles con su antígeno de la sangre, esas lectinas atacan un órgano o sistema orgánico (riñones, hígado, cerebro, estómago, etc.) y comienzan a aglutinar las células en esa zona.

Algunas lectinas de los alimentos tienen características muy análogas a ciertos antígenos de la sangre, lo cual las convierte en adversarios entre sí. Por ejemplo, la leche tiene propiedades parecidas al tipo B; si una persona del grupo sanguíneo A bebe leche, su sistema inmediatamente comenzará el proceso de aglutinación a fin de rechazarla.

He aquí un ejemplo de cómo una lectina aglutina en el organismo. Supongamos que una persona del tipo A come un plato de habas. Las habas se digieren en el estómago a través de un proceso de hidrólisis ácida. Sin embargo, la proteína lectina es resistente a la hidrólisis ácida. No llegan a ser digeridas, sino que permanecen intactas. Pueden interactuar directamente con las paredes del estómago o del tracto intestinal, o ser absorbidas en el torrente sanguíneo junto con los nutrientes de las habas digeridas. Las diferentes lectinas afectan a diferentes órganos y sistemas orgánicos.

Una vez que la proteína lectina intacta se instala en

algún lugar del organismo, literalmente tiene un efecto magnético sobre las células de esa área. Aglutina las células e intenta destruirlas, como si ellas también fueran cuerpos extraños. Esta aglutinación provoca el síndrome de intestino irritable o de cirrosis hepática, o bloquea la irrigación sanguínea renal por nombrar sólo algunos de los efectos.

LAS LECTINAS: UN AGLUTINANTE PELIGROSO

Quizás usted recuerde el extraño asesinato de Gyorgi Markov en 1978 en una calle de Londres. Markov fue asesinado por un desconocido agente soviético de la KGB mientras aguardaba un autobús. Inicialmente, la autopsia no pudo determinar cómo se llevó a cabo. Tras una investigación minuciosa, se encontró una diminuta bolita de oro incrustada en la pierna de Markov. Se comprobó que la bolita estaba impregnada con una sustancia química llamada ricina, que es una lectina tóxica extraída de la semilla del ricino. La ricina es un aglutinante tan potente que incluso una cantidad infinitesimal puede provocar la muerte al convertir rápidamente los glóbulos rojos en grandes coágulos que obstruyen las arterias. La ricina mata de forma instantánea.

Afortunadamente, la mayoría de las lectinas que se encuentran en la dieta humana no son tan peligrosas para la salud, si bien pueden causar una serie de trastornos, especialmente si son específicas para un tipo de sangre en particular. Por lo general, nuestros sistemas inmunes nos protegen de las lectinas. El 95 por ciento de las lectinas que absorbemos de nuestra dieta típica son desechadas por el organismo. Pero al menos un 5 por ciento de las que ingerimos se infiltran en el torrente sanguíneo, donde reaccionan y destruyen los glóbulos rojos y blancos. La acción de las lectinas en el tubo digestivo puede ser aún más poderosa. A menudo crean una aguda inflamación de la mucosa sensible de los intestinos, y su acción aglutinante puede parecer una alergia a los alimentos. Incluso una cantidad diminuta de lectina es capaz de aglutinar un gran número de células si ese particular tipo de sangre es opuesto o reactivo.

Esto no quiere decir que usted repentinamente tenga que ser cauteloso con todos los alimentos que come. Después de todo, las lectinas son muy abundantes en las legumbres, los frutos de mar, los granos y los vegetales. No es fácil pasarlas por alto.

La clave es evitar las lectinas que aglutinan sus células en particular, lo cual está determinado por su tipo de sangre. Por ejemplo, el gluten, la lectina más común que se encuentra en el trigo y otros granos, se adhiere a las paredes del intestino delgado, causando una considerable inflamación e irritación dolorosa en algunos tipos de sangre, especialmente en el tipo O.

Las lectinas varían ampliamente, de acuerdo con su origen. Por ejemplo, la lectina que se encuentra en el trigo tiene características diferentes a la lectina de la soja, y se une a una combinación diferente de azúcares; cada uno de estos alimentos es peligroso para algunos tipos de sangre, pero beneficioso para otros.

Por lo común, el tejido nervioso es muy sensible al efecto aglutinador de las lectinas de los alimentos. Esto puede explicar por qué algunos investigadores consideran que las dietas antialérgicas pueden ser beneficiosas para el tratamiento de ciertos tipos de trastornos nerviosos, como la hiperactividad. Un grupo de investigadores rusos han observado que los cerebros de los esquizofrénicos son más sensibles al aditamento de ciertas lectinas comunes en los alimentos.

Las inyecciones de lectina de lenteja en las articulaciones de la rodilla de conejos no sensibilizados produjo una artritis indiferenciable de la artritis reumática. Muchas personas con artritis piensan que el hecho de evitar los vegetales solanáceos, como el tomate, la berenjena y la papa/patata blanca parece ayudarles con su artritis. Esto no es de extrañar, ya que la mayoría de las solanáceas tienen un alto contenido de lectinas.

Las lectinas de los alimentos también pueden interactuar con las superficies receptoras de los glóbulos blancos, programándolos para que se multipliquen rápidamente. Estas lectinas se denominan mitógenos porque hacen que los glóbulos blancos generen la mitosis, el proceso de reproducción. No espesan la sangre aglutinando las células; simplemente se adhieren a las cosas, como las pulgas de un perro. Ocasionalmente, el médico de guardia en una sala de urgencias se enfrenta con un niño muy enfermo —pero en otros aspectos aparentemente normal— que tiene un recuento de glóbulos blancos muy alto. Si bien la leucemia pediátrica es por lo general lo primero que se piensa, el médico precavido preguntará a los padres: «¿Su chico ha estado jugando en el jardín?» Si la respuesta es afirmativa: «¿Estuvo comiendo hierbas o poniéndose plantas en la boca?» A menudo resulta que el chico ha comido las hojas o tallos de una hierba mala que contiene una lectina capaz de estimular la producción de glóbulos blancos.

Cómo detectar sus lectinas perjudiciales

A menudo he escuchado a los pacientes insistir en que siguen la dieta para su tipo de sangre al pie de la letra y evitan todas las lectinas contraindicadas para su tipo de sangre, pero sé que no lo hacen. Cuando desafío sus aseveraciones, por lo general dejan de lado toda objeción y dicen sorprendidos: «¿Cómo lo sabe?»

Lo sé porque los efectos de las lectinas sobre los diferentes tipos de sangre no son sólo una teoría. Se basan en la ciencia. He ensayado con casi todos los alimentos co-

Lectinas del alimento específicas del tipo de sangre

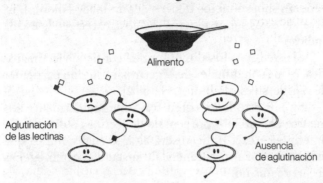

Alimento

Aglutinación
de las lectinas

Ausencia
de aglutinación

Como el antígeno de cada tipo de sangre posee una característica única, muchas lectinas interactúan con un tipo específico de sangre porque encajan con la característica de ese tipo particular de sangre. En este ejemplo, las lectinas de un plato de habas hervidas interactúan y aglutinan a las células del tipo A (sobre la izquierda) porque tienen características semejantes al antígeno A. El antígeno del tipo de sangre B (sobre la derecha), tiene una molécula de azúcar diferente con una configuración diferente que no afecta las células. A la inversa, una lectina de un alimento (como el trigo sarraceno) que puede adherir y aglutinar específicamente las células del tipo de sangre B no interactúa con el tipo de sangre A.

munes para detectar las reacciones del tipo de sangre, utilizando métodos clínicos y de laboratorio. Puedo adquirir de los laboratorios químicos lectinas aisladas de alimentos como el maní, las lentejas, la carne o el trigo, y los resultados son visibles bajo el microscopio: puedo observar cómo aglutinan las células en el tipo de sangre afectada.

También hay un barómetro científico más directo que se puede utilizar para medir la presencia de lectinas en su sistema. El barómetro es una simple prueba de orina denominada escala Indican. La escala Indican mide un factor llamado putrefacción intestinal. Cuando el hígado y los intestinos no metabolizan apropiadamente las proteínas generan subproductos tóxicos denominados indoles. El nivel de estos subproductos tóxicos aparece en la escala Indican.

Si usted evita los alimentos que contienen lectina tóxica, o que son difíciles de digerir para su tipo particular de sangre, su escala Indican será baja.

Si, por otro lado, usted consume regularmente alimentos con un alto porcentaje de lectinas o difíciles de digerir, su escala Indican será alta, lo cual significa que usted tiene un alto potencial de sustancias carcinógenas en su organismo.

Mis pacientes con una alta escala Indican a menudo aducen que por lo general siguen la dieta, y que la abandonan sólo ocasionalmente. No pueden creer que las cifras de su escala Indican sean tan altas.

He aquí la razón: la escala Indican muestra que un carcinógeno que ingresa a su sistema magnifica hasta noventa veces el efecto que experimenta alguien para quien dicha sustancia no es tóxica. Por ejemplo, si un individuo del grupo sanguíneo A come un alimento procesado o un embutido, como un salchichón de Bolonia, los nitritos magnifican noventa veces el efecto negativo que experimentan porque el tipo A es particularmente suceptible al cáncer de estómago y a los efectos tóxicos de los nitritos.

El paciente promedio llega a mi consultorio con un $2^{1}/_{2}$ sobre la escala, más toxicidad de la suficiente para indicar un trastorno. Lo positivo es que después de sólo dos semanas de seguir fielmente la Dieta para el tipo de sangre, la escala Indican de esa persona desciende a 1 o incluso a 0.

Ésta puede ser la primera vez que usted ha escuchado hablar de la escala Indican, pero ha sido ampliamente utilizada en la medicina convencional durante los últimos cincuenta años, y todos los laboratorios comerciales la efectúan. Aunque parezca irónico, hace sólo un año, varios grupos de laboratorios importantes interrumpieron su uso porque no había suficientes personas que la solicitaran. Estoy persuadido de que a medida que la gente comience a comprender mejor la asociación entre la lectina y el tipo de sangre, la escala Indican resucitará. Mientras tanto, pídale a su médico o naturópata que haga la prueba.

La prueba Indican

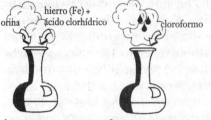

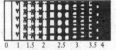

1.er paso
Mezcle la orina con hierro y ácido clorhídrico; se producirá una reacción humeante.

2.º paso
Deje reposar la mezcla durante dos minutos, luego agregue tres gotas de cloroformo. Se producirá más humo, de color azul claro a oscuro.

3.er paso
Mida el color en la escala Indican.
0-2 bueno
2½ trastornos
3-4 peligro

UNA LECCIÓN SOBRE EL TIPO DE SANGRE: EL EPISODIO DEL RABINO

A través de los años he sido testigo de muchas transformaciones como resultado de la Dieta para el tipo de sangre. Pero pocos me han conmovido e inspirado tanto como mi experiencia con un sabio y anciano rabino de Brooklyn.

A comienzos de los años noventa recibí una llamada telefónica urgente de un médico de Nueva York que respetaba mi trabajo. Me preguntó si podía ir a ver a uno de sus pacientes, un prestigioso rabino jasídico que estaba postrado en cama.

«El rabino Jacob es un hombre muy especial», me dijo.

«Será una experiencia positiva para usted y espero que para él también.» Continuó diciéndome que el rabino, de setenta y tres años, tenía una larga historia de diabetes que había controlado deficientemente mediante una terapia de insulina inyectable. Un accidente cerebrovascular masivo lo había dejado parcialmente paralizado.

Cuando llegué a verlo en su casa de Brooklyn, comprobé que el rabino Jacob era en efecto un hombre impresionante, que emanaba un aura de profunda espiritualidad y serena compasión. Si bien resultaba evidente que había sido un hombre alto y de contextura robusta, ahora yacía postrado y agotado en su lecho, la exuberante barba blanca casi le llegaba hasta el pecho. A pesar de su estado delicado, sus ojos eran transparentes, bondadosos y llenos de vida. Su principal interés era abandonar el lecho y continuar con su labor. Pero pude advertir que padecía un terrible dolor. Incluso antes del ataque, me dijo, sus piernas le habían causado problemas. Una mala circulación le había provocado inflamación e hinchazón en ambas piernas y le había hecho experimentar dolorosos «pinchazos» cuando intentaba caminar. Ahora su pierna izquierda no respondía a sus órdenes.

No me sorprendió enterarme de que el rabino Jacob pertenecía al grupo sanguíneo B. Si bien su tipo de sangre es relativamente infrecuente en los Estados Unidos, es muy común entre los judíos jasídicos, que en su mayoría emigraron desde Europa oriental.

Comprendí que para ayudar al rabino antes debía aprender algo acerca de la manera en que vivía y los alimentos que consumía. El alimento está estrechamente relacionado con el ritual en la tradición judía.

Me senté con la mujer y la hija del rabino, que no estaban familiarizadas con los tratamientos naturopáticos, pero deseaban ayudar al rabino y estaban ansiosas por aprender.

«Háblenme de la dieta del rabino», les dije.

«Por lo general come los mismos alimentos todos los días», me dijo su hija. Esos alimentos consistían en pollo hervido; *cholent*, una especie de pasta de alubias; y *kasha*, una preparación de trigo molido grueso. El pollo, los porotos alubias y el trigo molido grueso con fideos moñitos son todas comidas muy normales.

«¿Pero de qué está hecho el *kasha*?», pregunté inocentemente. Hubo una rápida consulta entre madre e hija en idish, interrumpida por amables sonrisas dirigidas a mí, y una explosión de risa.

«Bueno», dijo la hija en un pefecto inglés neoyorquino, «primero cocina el *kasha* —el trigo sarraceno— luego lo mezcla con los fideos moñitos. Después lo sirve, pronuncia la bendición, y come.»

«¿Sazona el *kasha* de algún modo?», pregunté nuevamente con inocencia. Otro comentario en idish. Luego comenzó la hija del rabino.

«Bien, para el *kasha*, doctor... usted recoge toda la grasa extraída del pollo mientras lo estaba cocinando, la coloca en una cazuela con un poco de *bissel*, cebolla picada diminuta, y la vuelve a cocinar. La disuelve mientras se cocina y obtiene una sabrosa grasa pura de pollo. Se la damos a los chicos sobre una rodaja de pan fresco *challah* con un poco de sal. ¡Es tan deliciosa que uno podría morir de gozo!»

Ya lo creo que podría, pensé para mí.

«De todos modos», continuó la hija del rabino, «usted separa algunos de los *gribbenes* que quedaron cuando cocinó la grasa —queda todo oscuro y crocante con las cebollas acarameladas—, y los pone a un costado junto con el *kasha* para acompañar. Saben mejor que las papas fritas. ¡Al rabino le encantan! La grasa de pollo que usted ha derretido la mezcla con el *kasha* y los fideos. ¡Oh, es tan delicioso!»

Comprendí que éstos eran platos jasídicos muy comunes, y que constituían la comida familiar típica del shabat. Pero para el rabino eran más que un ritual semanal. Como hombre piadoso que pasaba la mayor parte de su tiempo en oración, el rabino no se detenía a pensar en la comida y simplemente comía el mismo plato un día tras otro.

Si bien era parte de una tradición con siglos de antigüedad, la dieta del rabino no era una buena opción para individuos con sangre del tipo B. Las lectinas en alimentos como el pollo, el trigo sarraceno, los porotos y el maíz (¡sin mencionar los *gribbenes*!) estaban haciendo que las células de su organismo se aglutinaran, y éste fue probablemente el principal factor de su accidente cerebrovascular. Estas lectinas particulares también pueden neutralizar los efectos de la insulina, lo cual explica por qué la diabetes del rabino Jacob había llegado a ser cada vez más difícil de controlar.

Entendí que los judíos ortodoxos respetan las leyes del *kosher*, alimentos autorizados por la religión y establecidos por primera vez en el Viejo Testamento de la Biblia. De acuerdo con esta dieta religiosa, muchos alimentos están prohibidos, y la carne y los productos lácteos jamás se sirven en la misma comida. De hecho, en los hogares *kosher* hay ollas, platos y cubiertos diferentes para la carne y los productos lácteos. Y también fregaderos o piletas separadas para lavar todas estas cosas.

De modo que abordé cuidadosamente la cuestión de los cambios en la dieta con las dos mujeres, ya que no deseaba contrariar el ritual ni las asociaciones religiosas que tanto significaban. También me cuidé de no sugerir alimentos que sabía que se consideran impuros en su tradición.

Afortunadamente existen sustitutos permitidos. Le pedí a la mujer del rabino que variara la dieta familiar, restringiendo el plato típico del rabino a una comida semanal para la cena del shabat. Para sus otras comidas, le pedí que preparara cordero, pescado o pavo en lugar de pollo; arroz o mijo en lugar de *kasha*; y que variara los porotos utilizados para preparar el *cholent*. Finalmente, le prescribí varias vitaminas y combinaciones de hierbas para acelerar su recuperación.

Durante el año siguiente, el rabino hizo maravillosos progresos. En ocho semanas caminaba y hacía ejercicios moderados, lo cual contribuyó significativamente a mejorar su circulación. Comenzó a mostrar un notable vigor para un hombre de su edad, y se liberó de los efectos de su ataque. A los seis meses, había pasado de la terapia de insulina inyectable a la oral, un importante logro, teniendo en cuenta que había recibido insulina inyectable durante muchos años. No ha experimentado nuevos episodios de apoplejía y su diabetes está finalmente bajo control.

El tratamiento del rabino me permitió apreciar hasta qué punto es importante y fundamental el conocimiento de los tipos de sangre. ¡También me enseñó que los alimentos escogidos por razones religiosas o culturales pueden no ser siempre los más saludables para una persona de esa cultura! Una tradición de cinco o seis mil años de antigüedad puede parecer venerable, pero muchas de las características de nuestros tipos de sangre son miles de años más antiguas.

Mientras estudie la Dieta para su tipo de sangre, aprenda del rabino. Estas dietas no buscan imponer una fórmula rígida sobre sus hábitos alimenticios, ni privarle de los alimentos que son importantes para su cultura. Más bien, son una manera de respaldar su identidad más elemental, para que revalorice las verdades esenciales que subsisten en cada célula de su organismo y las relacione con su linaje histórico y evolutivo.

3

Solución para el grupo sanguíneo: Un mapa de ruta

El Plan para su tipo de sangre no le revela nada en cuanto a la información sobre salud y nutrición que corresponde a su perfil biológico exacto. Pero ahora, provisto de esta nueva información, puede tomar decisiones acerca de su dieta, régimen de ejercicio y salud general que se basan en fuerzas naturales dinámicas de su organismo. Las próximas cuatro secciones le suministrarán además de una dieta muy específica, planes de ejercicios y suplementación para cada uno de los tipos de sangre. A estas secciones les sigue en la Tercera Parte un exhaustivo análisis de cada enfermedad y problema de salud con su tipo particular de sangre, sus susceptibilidades y sus remedios. Si usted sigue cuidadosamente el Plan para su tipo de sangre, puede:

- Evitar muchos virus e infecciones comunes.
- Perder peso, mientras su organismo se libera de toxinas y grasas.
- Combatir las enfermedades que amenazan su vida como el cáncer, las enfermedades cardiovasculares, la diabetes y la insuficiencia hepática.
- Evitar muchos de los factores que causan un rápido deterioro de las células, retardando con eso el proceso de envejecimiento.

El Plan para el tipo de sangre no es una panacea. Pero es una manera de restablecer las funciones protectoras

naturales de su sistema inmune, reparar su reloj metabólico y liberar su sangre de las peligrosas lectinas aglutinantes. Literalmente, es lo mejor que usted puede hacer
para detener el rápido deterioro celular que produce los
síntomas de vejez. Y si usted tiene problemas de salud,
este plan puede producir un cambio crucial. De acuerdo
con la severidad de la enfermedad y el nivel de acatamiento del plan, todo paciente obtendrá algunos beneficios.
Ésta ha sido mi experiencia, y la experiencia de mis colegas que han utilizado este sistema con miles de pacientes.
Es perfectamente científico.

En este capítulo introduciré los elementos que usted
encontrará en el Plan para su tipo de sangre. Éstos incluyen:

- La Dieta para su tipo de sangre
- El planeamiento de las comidas
- El factor de la pérdida de peso
- El consultor para la suplementación
- El perfil estrés/ejercicio
- La cuestión de la personalidad

Después de que haya leído este capítulo y examinado
el Plan para su tipo de sangre, le sugiero que lea la Tercera
Parte, para tener un panorama más amplio de las consecuencias médicas específicas que su plan tiene para usted.

LA DIETA PARA SU TIPO DE SANGRE

La Dieta para su tipo de sangre es la restitución de su
ritmo genético natural. Las bases sobre las que se susten-
tan las dietas para los tipos de sangre fueron establecidas
hace muchos miles de años para nosotros. Quizás si hu-
biéramos seguido recibiendo los mensajes instintivos inherentes a nuestra naturaleza biológica, nuestro estado de
salud actual sería muy diferente. Pero han intervenido la

diversidad humana y las fuerzas arrolladoras de la tecnología.

Como es sabido, la mayoría de los seres humanos primitivos, si no todos, eran cazadores-recolectores del grupo sanguíneo O, que se alimentaban de animales, insectos, bayas, raíces y hojas. La gama de opciones alimenticias se amplió cuando los seres humanos aprendieron a criar animales para su propio uso y a cultivar granos. Pero éste no fue necesariamente un proceso armonioso y ordenado porque no todas las sociedades se adaptaron bien a este cambio. En muchas de las sociedades primitivas del grupo O, como las tribus del Valle del Missouri, la sustitución de una dieta cárnica por otra vegetariana estuvo acompañada de cambios en la forma del cráneo y la aparición por primera vez de las caries dentales. Sus sistemas simplemente no estaban adaptados a los nuevos alimentos.

Aun así, durante un largo período, la dieta vegetariana tradicional proporcionó abundantes nutrientes para evitar la desnutrición y sustentar a las grandes poblaciones humanas. Esto cambió a medida que los progresos en las técnicas agrícolas y el procesamiento de alimentos comenzaron a alterar aún más los productos alimenticios que dejaron de consumirse en su estado natural. Por ejemplo, durante el siglo XX el refinamiento del arroz con nuevas técnicas de molienda causó en Asia una epidemia de beriberi, una enfermedad provocada por la deficiencia de niacina, que produjo millones de muertes.

Un ejemplo más reciente ha sido la sustitución de la leche de madre en los lactantes por la mamadera en las naciones en desarrollo del Tercer Mundo. Este cambio a una fórmula de leche procesada, altamente refinada, ha sido responsable de una gran incidencia de desnutrición y diarreas, y de una disminución de los factores inmunes naturales que se transmiten a través de la leche materna.

Hoy es un hecho reconocido que la nutrición —o los alimentos que consumimos— tiene un impacto directo sobre el estado de nuestra salud y nuestro bienestar general. Pero la información confusa y a menudo contradictoria sobre la nutrición ha creado un virtual campo minado para los consumidores conscientes de la salud.

¿Qué recomendaciones debemos seguir y cuál es la dieta correcta? La verdad es que no tenemos más libertad para escoger nuestra dieta correcta que para elegir nuestro sexo o color de cabello. Ya fue escogida para nosotros hace muchos miles de años.

Creo que gran parte de la confusión es el resultado de la premisa arrogante «una dieta sirve para todos». Si bien hemos visto con nuestros propios ojos que ciertas personas responden muy bien a determinadas dietas mientras otras no lo hacen, jamás hemos hecho un compromiso —en materia de ciencia o nutrición— para estudiar las características especializadas de las poblaciones o individuos, que podrían explicar la variedad de respuestas a una dieta determinada. Hemos estado tan ocupados analizando los atributos de los alimentos que hemos descuidado las características de las personas.

La dieta para su tipo de sangre surte efecto porque le permite seguir un plan definido y lógico, basado en su propio perfil celular, científicamente investigado y certificado.

Cada una de las dietas para los tipos de sangre incluye 16 grupos de alimentos:

- Carnes rojas y de ave
- Pescados y mariscos
- Huevos y productos lácteos
- Aceites y grasas
- Nueces y semillas
- Legumbres
- Cereales
- Panes y panecillos
- Granos y pastas
- Vegetales
- Frutas
- Zumos y líquidos
- Especias
- Condimentos
- Infusiones de hierbas
- Bebidas surtidas

Cada uno de estos grupos se divide a su vez en tres categorías de alimentos: **Muy beneficiosos, Neutros** y **No aconsejables**. Considere estas categorías de la siguiente manera:

- **Muy beneficioso** es un alimento que actúa como **Medicamento**.
- **Neutro** es un alimento que actúa como **Alimento**.
- **No aconsejable** es un alimento que actúa como **Veneno**.

En cada dieta hay una amplia variedad de alimentos, de modo que no se preocupe por las limitaciones. Siempre que sea posible, prefiera los alimentos muy beneficiosos a los neutros, pero permítase disfrutar de los alimentos neutros que son apropiados para usted; no lo perjudicarán desde el punto de vista de las lectinas y contienen nutrientes necesarios para una dieta equilibrada.

Al principio de cada categoría de alimentos, usted encontrará un diagrama como el siguiente:

Tipo de sangre O	Semanal	Si su origen es		
Alimento	*Porción*	*Africano*	*Caucásico*	*Asiático*
Frutos de mar	112-168 g	1-4 p*	3-5 p	4-6 p

* De aquí en adelante la letra *p* que aparece en los cuadros corresponde a *porciones*.

Las sugerencias sobre la porción de acuerdo con el origen no se deben considerar como reglas fijas. Mi intención aquí es presentar una manera de adaptar aún más su dieta, de acuerdo con lo que sabemos acerca de las características o particularidades de su origen o linaje. Si bien las personas de diferentes razas y culturas pueden compartir un tipo de sangre, no siempre tienen la misma frecuencia de genes. Por ejemplo, una persona del grupo sanguíneo A puede ser AA, lo cual significa que ambos progenitores eran del grupo A, o AO, lo cual significa que uno de ellos era del tipo O. En general, las personas de origen caucásico suelen tener más genes AA; las de origen africano tienen más genes OO; y las asiáticas suelen tener más genes AA o BB. Éste es uno de los motivos por el cual muchas personas de origen africano no toleran la lactosa, aun cuando sean del grupo sanguíneo B (un tipo de sangre que se beneficia con los alimentos lácteos).

También existen variantes culturales y geográficas. Por ejemplo, las personas de origen asiático no están tradicionalmente habituadas a los productos lácteos, por eso los asiáticos del tipo B pueden necesitar incorporarlos más gradualmente en sus dietas para adaptar sus sistemas.

Estas apreciaciones también toman en cuenta las diferencias típicas en el tamaño y peso de las diferentes personas. Utilícelas si piensa que son útiles, e ignórelas si cree que no lo son. En todo caso, trate de formular su propio plan para el tamaño de las porciones.

Detrás de cada Dieta para el tipo de sangre figuran tres menús de muestra y varias recetas para darle una idea de cómo podría incorporar la dieta en su vida.

EL FACTOR PÉRDIDA DE PESO

Ser obeso era algo execrable para nuestros primitivos antepasados, cuyos cuerpos eran máquinas que consumían y quemaban la energía que necesitaban. Hoy, la obesidad ha llegado a ser uno de los problemas de salud más serios en la mayoría de las sociedades industrializadas. Por esta razón, perder peso se ha convertido en una obsesión, y naturalmente muchos de mis pacientes están interesados en aspectos que atañen a la pérdida de peso en la Dieta para los tipos de sangre. Siempre les digo que esta dieta no ha sido específicamente concebida para perder peso; ha sido planeada para obtener un rendimiento óptimo. Una vez aclarado esto, debo acotar que la pérdida de peso es uno de los efectos secundarios naturales de la recuperación física. Como la Dieta para el tipo de sangre está adaptada a la composición celular de su cuerpo (en lugar de ser una recomendación genérica aplicable a todos), los alimentos específicos le causarán un aumento o una pérdida de peso, aun cuando puedan tener un efecto diferente sobre una persona de otro grupo sanguíneo.

Con frecuencia mis pacientes me preguntan sobre las dietas que están actualmente en boga. Las más recientes son las dietas ricas en proteína, que han tenido un triunfal retorno en los últimos tiempos. Estas dietas, al limitar severamente los hidratos de carbono, provocan la eliminación de las grasas y la producción de cetonas, lo cual indica un alto ritmo de actividad metabólica. No me sorprende que los pacientes que me han asegurado haber perdido peso con las dietas ricas en proteínas sean generalmente de los grupos sanguíneos O y B. No hay muchos individuos del tipo A que hayan tenido buenos resultados con estas dietas; sus sistemas están biológicamente adaptados a metabolizar la carne tan eficientemente como los tipos O y B. Tampoco los del grupo sanguíneo AB pierden peso con las dietas ricas en proteína, ya que estas dietas no ofrecen el equilibrio de nutrientes que requiere el tipo AB.

Por otro lado, los principios de una dieta macrobiótica que alienta el consumo de alimentos naturales, como vegetales, arroz, harinas integrales, frutas y soja, pueden ser más apropiados para los individuos del tipo A, siempre que coman las legumbres y cereales recomendados.

En conclusión: cada vez que usted vea una nueva dieta que garantiza los mismos resultados para todos, sea escéptico. Tenga en cuenta su tipo de sangre. Aprecie su individualidad.

Permítame decirle algo acerca de la posible pérdida de peso de cada una de las dietas para el tipo de sangre. En realidad, el problema más serio para la mayoría de mis pacientes es que pierden demasiado peso muy rápidamente, y yo tengo que hacer ajustes en sus dietas para detener el ritmo de reducción. Perder demasiado peso puede no ser ningún problema para usted si siempre ha luchado con sus kilos de más. Pero recuerde que su meta fundamental es alcanzar un rendimiento y un estado de salud óptimos, y que esto significa establecer un equilibrio entre su peso, su altura y su contextura. La pérdida excesiva de peso indica un estado de desnutrición que debilitará su sistema inmune, exactamente lo que usted está tratando de evitar. De modo que utilice estas recomendaciones con prudencia.

La dinámica de la pérdida de peso está relacionada con los cambios que hace su organismo cuando usted sigue una dieta genéticamente apropiada. Hay dos factores a tener en cuenta:

En primer lugar, a medida que su cuerpo experimenta un cambio radical al eliminar los alimentos de difícil digestión o tóxicos, lo primero que hace es tratar de liberarse de las toxinas que todavía retiene. Esas toxinas se depositan principalmente en el tejido graso, de modo que el proceso de eliminar toxinas también significa eliminar grasa.

El segundo factor son los efectos que producen los alimentos específicos sobre los sistemas orgánicos que controlan el peso. De acuerdo con su tipo de sangre, la actividad de la lectina de ciertos alimentos puede provocar lo siguiente:

- Inflamar las paredes del tubo digestivo.
- Interferir en el proceso digestivo, causando hinchazón.
- Aminorar la velocidad del metabolismo del alimen-

to, de modo que usted no quema eficientemente las calorías.

- Comprometer la producción de insulina.
- Afectar el equilibrio hormonal, causando retención de líquidos (edema), afecciones de la tiroides y otros problemas.

Cada tipo de sangre tiene sus propias reacciones a ciertos alimentos; éstas se resumen en la Dieta para su tipo de sangre. Durante las primeras semanas usted necesitará experimentar con las recomendaciones. He observado que muchas personas al principio aplican religiosamente su dieta. Comen únicamente los alimentos **Muy beneficiosos**, y no consumen ni siquiera los alimentos **Neutros**. Inevitablemente, el resultado es una pérdida de peso poco saludable. Tienen un aspecto demacrado y enfermizo porque no están obteniendo toda la gama de nutrientes necesarios para una dieta sana. Una mejor propuesta es eliminar todos los alimentos en su lista de **No aconsejables** y reducir o eliminar aquellos alimentos **Neutros** que pueden provocar un aumento de peso para su grupo sanguíneo. Esto le proporcionará una dieta equilibrada y un método más saludable para perder peso.

EL PAPEL DE LA SUPLEMENTACIÓN

El Plan para su tipo de sangre también incluye recomendaciones sobre las vitaminas, minerales y suplementos herbáceos que pueden mejorar los efectos de su dieta. Éste es otro aspecto en el que hay una gran confusión y desinformación. La profusión de vitaminas, minerales, preparaciones exóticas e infusiones herbáceas es algo muy popular en estos días. Es difícil no sentirse seducido por la amplia gama de remedios que se apiñan en los estantes de su farmacia o tienda de productos saludables. Estas panaceas tentadoras parecen ser la respuesta que hemos estado buscando; prometen energía, pérdida de peso, alivio del dolor, potencia sexual, resistencia, longevidad y capacidad intelectual, junto con una cura para las jaquecas, los resfriados, el nerviosismo y cualquier otra dolencia imaginable.

Pero como con el alimento, la suplementación no siempre actúa de la misma manera para todos. Cada vitamina, mineral y suplemento herbáceo desempeña un papel específico en su organismo. El remedio milagroso, al que se refiere con entusiasmo un amigo suyo del grupo B, puede ser inerte o incluso perjudicial para su sistema del tipo A.

Puede ser peligroso auto-recetarse vitaminas y suplementos minerales —muchos de los cuales actúan como drogas en su organismo. Por ejemplo, aun cuando se puedan adquirir directamente sin receta, las vitaminas A, K y B-3 (niacina) deberían ser administradas únicamente bajo la supervisión de un médico.

Pero hay muchas sustancias naturales en las plantas, denominadas fitoquímicos, que son más eficaces y menos perjudiciales que las vitaminas y los minerales. El Plan para su tipo de sangre sugiere regímenes fitoquímicos apropiados para cada tipo de sangre.

Usted puede no estar familiarizado con el término *fitoquímicos*. La ciencia moderna ha descubierto que muchos de estos fitoquímicos, antes llamados «hierbas», poseen altas concentraciones de compuestos biológicamente activos. Estos compuestos están ampliamente disponibles en otras plantas, pero en proporciones mucho más reducidas. Muchos fitoquímicos —que yo prefiero considerar como concentrados de alimentos— son antioxidantes, y varios de ellos son muchas veces más eficaces que las vitaminas. Curiosamente, estos antioxidantes fitoquímicos muestran un alto grado de preferencia por los tejidos, que las vitaminas no disfrutan. Por ejemplo, el cardo lechero o cardo de María *(Silybum marianum)* y la cúrcuma *(Cur-*

cuma longa) tienen una capacidad antioxidante cientos de veces mayor que la vitamina E, y son absorbidas con un alto grado de tolerancia por el tejido hepático. Estas plantas son muy beneficiosas para los trastornos caracterizados por la inflamación del hígado, como la hepatitis y la cirrosis.

Su programa especializado de vitaminas, minerales y fitoquímicos completará los aspectos nutritivos de su Plan.

LA CONEXIÓN ESTRÉS/EJERCICIO

Los alimentos que usted come no sólo determinan su bienestar. También la manera en que su organismo utiliza esos nutrientes para bien o para mal. De aquí proviene el estrés. El concepto de estrés es muy importante en la vida moderna. Con frecuencia escuchamos decir a la gente, «Estoy tan tensionado», o, «Mi problema es el excesivo estrés». Si bien es cierto que el estrés descontrolado está asociado con muchas enfermedades, pocas personas comprenden que lo que afecta nuestros sistemas inmunes y nos enferma no es el estrés en sí, sino nuestra reacción al estrés, en nuestro ambiente. Esta reacción tiene una larga historia en la humanidad. Es causada por una respuesta química natural ante la percepción de un peligro. La mejor manera de describir esta reacción es formarse una imagen mental de cómo el organismo responde al estrés.

Imaginemos esto. Usted es un hombre antes del advenimiento de la civilización. Yace arropado en la noche oscura, apiñado con su grupo, durmiendo. De repente, aparece un enorme animal salvaje entre ustedes. Usted siente su aliento fétido y caliente sobre su carne. Ve cómo trata de atrapar a su compañero con sus garras poderosas y lo despedaza con sus feroces fauces. ¿Toma un arma y trata de luchar? ¿O se vuelve y corre para salvar su vida?

La respuesta del cuerpo al estrés ha sido desarrollada

y perfeccionada a lo largo de miles de años. Es un reflejo, un instinto animal, nuestro mecanismo de supervivencia para enfrentar las situaciones de vida o muerte. Cuando se percibe el peligro de cualquier tipo, ponemos en juego nuestra respuesta de la «lucha o la fuga», y enfrentamos lo que nos alarma o escapamos, mental o físicamente.

Ahora imaginemos otro escenario. Usted está dormido en la cama. Todo está tranquilo y en silencio. Repentinamente, se produce una atronadora explosión en las inmediaciones. El techo, las paredes y las ventanas de su casa tiemblan. ¿Se despierta entonces? ¿Y cómo se siente? Probablemente muy atemorizado y seguramente con el corazón latiendo con violencia.

Está alarmado y sus glándulas pituitaria y suprarrenal inundan su torrente sanguíneo con sus hormonas excitantes. Su pulso se acelera. Sus pulmones absorben más oxígeno para alimentar sus músculos. El azúcar de su sangre aumenta desmedidamente para abastecer el repentino derroche de energías. La digestión se torna lenta. Comienza a transpirar. Todas estas respuestas biológicas suceden en un instante, desencadenadas por el estrés. Lo preparan —de la misma manera que prepararon a nuestros primitivos antecesores— para la lucha o la huida.

El momento se supera. El peligro cesa. Su organismo comienza a cambiar nuevamente. En la fase secundaria del estrés, o resistencia, su cuerpo comienza a recuperar la calma y a recomponerse, después de todo el furor causado por la liberación de tantas sustancias químicas. La fase de resistencia se alcanza por lo general cuando se identifica y resuelve lo que causó la alarma. Y luego, si se resuelve lo que ha causado el estrés inicial, todas las reacciones desaparecen, y todo vuelve a ser satisfactorio con el complejo sistema de respuesta del organismo.

Sin embargo, si lo que ha causado el estrés inicial continúa, la capacidad del organismo para adaptarse al estrés se agota. Se bloquea.

A diferencia de nuestros antepasados, que enfrentaban tensiones agudas intermitentes, como la amenaza de los predadores o la inanición, nosotros vivimos en un mundo vertiginoso con altas presiones que imponen un estrés crónico prolongado. Aun cuando nuestra respuesta al estrés pueda ser menos aguda que la de nuestros antepasados, el hecho de que sea permanente puede hacer que los efectos sean peores. Los expertos generalmente coinciden en que las tensiones de la sociedad contemporánea y las enfermedades resultantes —del cuerpo, de la mente y del espíritu— son en gran medida un producto de nuestra cultura industrializada y de nuestro estilo de vida artificial.

Las presiones y tensiones artificiales de una sociedad tecnológicamente moderna deterioran nuestros mecanismos internos de supervivencia y nos abruman. Hemos llegado a estar social y culturalmente condicionados para reprimir y contrariar nuestras respuestas más naturales. Se liberan más hormonas del estrés en nuestra sangre de las que podemos utilizar.

¿Cuál es el resultado? Las enfermedades relacionadas con el estrés causan de un 50 a un 80 por ciento de todas las enfermedades en la vida moderna. Sabemos hasta qué punto la mente influye sobre el cuerpo, y el cuerpo sobre la mente. Todavía no se ha investigado toda la gama de estas interacciones. Los trastornos que se sabe que son exacerbados por el estrés y la conexión mente-cuerpo son las úlceras, la hipertensión arterial, las afecciones cardiacas, la migraña, la jaqueca, la artritis y otras afecciones inflamatorias, el asma y otras afecciones respiratorias, el insomnio, la anorexia nerviosa y otros desórdenes alimenticios, y una serie de problemas de piel que van de la urticaria al herpes, del eczema a la psoriasis. El estrés es desastroso para el sistema inmune, dejando el organismo expuesto a una infinidad de infecciones oportunistas.

Sin embargo, ciertos tipos de estrés, como la actividad física o creativa, producen estados emocionales placenteros que el organismo percibe como una experiencia física o mental disfrutable.

Si bien cada uno de nosotros reacciona al estrés de una manera única, nadie es inmune a sus efectos, especialmente si es prolongado y no deseado. Muchas de nuestras reacciones internas al estrés son viejas adaptaciones creadas y utilizadas por nuestros organismos, las tensiones ambientales que determinaron la evolución de los diferentes grupos sanguíneos. Los cambios cataclísmicos en el medio ambiente, el clima y la dieta imprimieron estas pautas en la memoria genética de cada tipo de sangre, y aún hoy determinan su respuesta interna al estrés.

Mi padre ha consagrado los últimos treinta y cinco años a estudiar las pautas del estrés y los niveles de energía natural de los diferentes tipos de sangre, diseñando programas de ejercicios específicos para cada tipo de sangre, que derivan de los perfiles biológicos de cada grupo sanguíneo. En el proceso ha observado a miles de personas, adultos y niños por igual, y sus observaciones empíricas se apoyan en bases válidas. Sus descubrimientos son muy coherentes con todo lo demás que sabemos acerca de la adaptación de cada tipo de sangre.

El aspecto más revolucionario del trabajo de mi padre ha sido el descubrimiento de que los diferentes tipos de sangre necesitan diferentes formas de actividad física, o ejercicio, para controlar sus respuestas al estrés.

El Plan para su tipo de sangre incluye una descripción de sus propias pautas de estrés —de acuerdo con su grupo sanguíneo—, junto con el régimen de ejercicio recomendado que convertirá el estrés en una fuerza positiva. Este elemento proporciona un complemento crucial para su dieta.

LA CUESTIÓN DE LA PERSONALIDAD

Con todas estas conexiones fundamentales presentes, no sorprende que la gente trate de conjeturar acerca de las características menos tangibles que se podrían atribuir al tipo de sangre, —como la personalidad, las actitudes y la conducta.

He experimentado esto personalmente en muchas ocasiones. La gente a menudo destaca el hecho de que he seguido los pasos de mi padre para llegar a ser naturópata. «Eres una astilla del viejo palo», dirán algunos. O, «creo que has herededado de tu padre la pasión por curar». Y a veces, «parece que los Adamo tienen genes médicos».

Aun cuando estas observaciones se hagan un poco en broma, creo que la gente realmente piensa que he heredado algo, además de las características fisiológicas de mi padre, no es una casualidad que me haya sentido atraído por el mismo trabajo que mi padre.

La idea de que ciertos rasgos físicos, cualidades emocionales, tendencias y hábitos se graban en nuestra estructura genética es totalmente aceptada, si bien no estamos seguros de cómo evaluar esta herencia científicamente. Pero (¡todavía!) no conocemos genes de la personalidad.

Algunos podrían aducir que la manera en que nos comportamos tiene más que ver con la educación que con la naturaleza. Pero quizás son ambas cosas.

Recientemente, Beverly, una paciente de larga data, trajo a su hija adulta para que me consultara. Beverly me había dicho antes que su hija había nacido cuando ella era joven y soltera, y que la había dado en adopción. Durante treinta años, Beverly nunca supo qué había sido de su hija, hasta el día en que una joven de aspecto familiar llamó a su puerta, después de haber dado con su madre biológica a través de una organización de búsquedas. Resultó ser que la hija de Beverly había sido criada en la Costa

Oeste, en un ambiente muy diferente al de Beverly. Aun así, me asombró ver a las dos mujeres juntas. Eran madre e hija en todos los aspectos. Poseían exactamente los mismos modales y acentos (aun cuando Beverly era neoyorquina y su hija californiana), y parecían compartir el mismo sentido del humor. Sorprendentemente, la hija de Beverly había escogido la misma profesión de su madre. Ambas eran gerentes de recursos humanos de sus respectivas compañías. Si alguna vez hubo una evidencia de conexión genética con la personalidad, estaba sentada en mi consultorio.

Desde luego, comprendí que esta evidencia era anecdótica, no científica. Casi toda la investigación de los grupos sanguíneos en este aspecto es sólo eso. Aun así, la conexión me intriga y es posible la existencia de una relación causal entre lo que ocurre a nivel celular en nuestro organismo y nuestras tendencias mentales, físicas y emocionales, expresada por nuestro tipo de sangre.

Los cambios evolutivos alteraron los sistemas inmune y digestivo de los seres humanos, y dieron lugar al desarrollo de tipos diferentes de sangre. Pero los sistemas de respuesta mental y emocional también fueron modificados por los cambios evolutivos y con esta alteración surgieron pautas y conductas psicológicas muy diferentes.

Hace mucho tiempo, cada grupo sanguíneo enfrentó una dificultad, y libró una batalla muy diferente por su existencia. El solitario tipo O de tendencias ermitañas habría fracasado miserablemente en el medio organizado y cooperativo del tipo A, una gran razón para la adaptación primordial de los grupos sanguíneos. ¿Sería una gran sorpresa encontrar muchas de esas características primitivas ocultas en lo más profundo de nuestra psiquis?

La creencia en que el tipo de sangre determina la personalidad está muy arraigada entre los japoneses. En Japón, el análisis del tipo de sangre, denominado *ketsu-eki-gata*, es un asunto muy serio. Los gerentes empresariales lo utilizan para seleccionar a los trabajadores, los investigadores de mercado lo emplean para predecir los hábitos de compra, y la mayoría de la gente lo usa para elegir amigos, parejas románticas y compañeros de toda la vida. Las máquinas automáticas que ofrecen análisis del tipo de sangre en el acto están diseminadas en las estaciones de ferrocarril, los grandes almacenes, los restaurantes y otros lugares públicos. Incluso existe una organización muy respetada, la ABO Society, dedicada a ayudar a las personas y organizaciones a tomar decisiones correctas, compatibles con su tipo de sangre.

El principal patrocinador de la conexión personalidad-tipo de sangre es un hombre llamado Toshitaka Nomi, cuyo padre promovió la teoría por primera vez. En 1980, Nomi y Alexander Besher escribieron un libro denominado *Your Are Your Blood Type* (Usted es su tipo de sangre), que ha vendido más de 6 millones de ejemplares en Japón. Contiene perfiles de personalidad y sugerencias para los diferentes grupos sanguíneos —junto con lo que debería hacer para vivir, con quién debería casarse, y las consecuencias nefastas que podrían sobrevenir si usted ignorara este consejo.

Es una lectura amena no muy diferente de la astrología, la numerología u otros métodos para encontrar su lugar en un panorama incierto de cosas. Sin embargo, creo que la mayor parte de los consejos del libro se deberían aceptar con reservas. Por ejemplo, yo no creo que un cónyuge o una pareja romántica se deban elegir por el grupo sanguíneo. Yo soy del tipo A y estoy profundamente enamorado de mi mujer, Martha, que es del tipo O. Me rebela pensar que podría haber sido apartado de ella debido a alguna incompatibilidad psíquica en nuestros grupos sanguíneos. Nos llevamos muy bien, aun cuando nuestras comidas comunes sean un poco caóticas.

Además, como con todos los intentos de catalogar a las personas, éste tiene un matiz nefasto. Una vez que se dice, «el tipo A es esto», o «el tipo B es aquello», el próximo paso inevitable es decir, «el tipo B es superior», o «solamente un tipo O puede ser presidente». Se desarrolla un sistema de castas. Una variante de esto ocurre cada día en Japón, por ejemplo, cuando una compañía anuncia que está buscando individuos del tipo B para cubrir puestos de gerencia media.

Entonces, ¿cuál es el valor de esta conjetura, y por qué me incluyo en esto? Es muy simple. Si bien pienso que el *ketsu-eki-gata* japonés es extremista, no puedo negar que probablemente hay una verdad esencial en las teorías acerca de la relación entre nuestras células y nuestra personalidad.

Los científicos y médicos modernos han reconocido claramente la existencia de una conexión biológica mente-cuerpo y, en una sección anterior de este capítulo ya hemos demostrado la relación entre nuestro tipo de sangre y nuestra respuesta al estrés. La idea de que su tipo de sangre se puede relacionar con su personalidad en realidad no es tan descabellada. De hecho, si usted analiza cada uno de los grupos sanguíneos, puede ver surgir una personalidad diferente, la herencia de nuestras fuerzas ancestrales. Quizás ésta sea sólo otra manera de hacer entrar en juego dichas fuerzas.

Las caracterizaciones y sugerencias que he hecho acerca de la personalidad de su tipo de sangre se basan en impresiones combinadas y observaciones empíricas de miles de personas a lo largo de muchos años. Quizás esta información nos brinde un panorama más completo de la fuerza vital del grupo sanguíneo. Pero no permitamos que se convierta en una fuente de limitaciones, sino más bien en una fuente de satisfacción.

Al valerse de las fuerzas de su tipo de sangre, usted puede estar en condiciones de alcanzar una mayor eficiencia y precisión en su trabajo, y una mayor seguridad y felicidad emocional en su vida.

Todavía no existen suficientes pruebas para sacar conclusiones generales acerca del uso del tipo de sangre para determinar la personalidad, pero hay un cúmulo de información que aguarda para ser anexada y analizada. La comprensión total del programa celular único de nuestros cuerpos todavía escapa a nuestro conocimiento más profundo.

Quizás en el próximo siglo finalmente estemos en condiciones de examinar algún plan magistral; un mapa que nos muestre cómo indagar dentro de nosotros mismos. Aunque quizás no sea posible. Hay tantas cosas que no comprendemos, tantas que jamás comprenderemos. Pero podemos conjeturar, reflexionar y considerar las múltiples posibilidades. Ésta es la razón por la cual, como especie, hemos desarrollado una inteligencia aguda.

Estos elementos —la dieta, el control del peso, la suplementación, el control del estrés y las cualidades personales— configuran la esencia del Plan individual para su tipo de sangre. Consúltelos a menudo cuando comience a familiarizarse con las cualidades específicas de su tipo de sangre.

Pero antes de seguir adelante, le sugiero hacer una cosa más: ¡Conozca su grupo sanguíneo!

SEGUNDA PARTE

SU PLAN DE GRUPO SANGUÍNEO

4

Plan del Grupo O

TIPO O: EL CAZADOR

- CONSUMIDOR DE CARNE
- TUBO DIGESTIVO RESISTENTE
- SISTEMA INMUNE MUY ACTIVO
- INTOLERANTE A LAS ADAPTACIONES AMBIENTA-
  LES Y DIETÉTICAS
- RESPONDE MEJOR AL ESTRÉS CON UNA ACTIVI-
  DAD FÍSICA INTENSA
- REQUIERE UN METABOLISMO EFICIENTE PARA
  MANTENERSE DELGADO Y ENÉRGICO

LA DIETA DEL TIPO O

Los individuos del grupo sanguíneo O prosperan con el ejercicio físico intenso y la proteína animal. El tubo digestivo de todas estas personas conserva la memoria de tiempos primitivos. La dieta alta en proteína del cazador-recolector y las enormes exigencias físicas planteadas sobre los sistemas de los antiguos representantes de este grupo probablemente mantuvieron a los seres humanos más primitivos en un leve estado de cetosis —un estado en la cual se altera el metabolismo del cuerpo—. La cetosis es el resultado de una dieta de alto contenido en grasas y proteínas, y muy pocos hidratos de carbono. El organismo transforma las proteínas y grasas en cetonas, que son utilizadas en lugar de los azúcares para mantener estables los niveles de glucosa. La combinación de la cetosis, la falta de calorías y la constante actividad física hicieron de ellos máquinas livianas de caza, la clave para la supervivencia de la raza humana.

Hoy las recomendaciones dietéticas por lo general desalientan el consumo de demasiada proteína animal, porque las grasas saturadas han demostrado ser un factor de riesgo para las afecciones cardiacas y el cáncer. Desde luego, la mayor parte de la carne consumida hoy está saturada de grasa, y contaminada por el uso indiscriminado de hormonas y antibióticos. El dicho «usted es lo que come» puede tener un significado nefasto cuando se habla de la oferta actual de carne.

Afortunadamente, las carnes orgánicas y libres de aditamentos están llegando a ser más ampliamente accesibles. El éxito de la Dieta del tipo O depende de su consumo de carnes magras, aves y pescados, libres de sustancias químicas.

A los individuos del grupo sanguíneo O los productos lácteos y los cereales no les resultan tan beneficiosos como a la mayoría de las personas de los otros grupos sanguíneos, porque su sistema digestivo todavía no está totalmente adaptado a ellos. ¡Después de todo, usted no tiene que perseguir y matar para conseguir un tazón de cereales ni un vaso de leche! Estas comidas no llegaron a ser alimentos básicos de la dieta humana hasta mucho más tarde en el curso de nuestra evolución.

EL FACTOR PÉRDIDA DE PESO

Al principio usted perderá peso con la dieta del tipo O al restringir su consumo de granos, panes, legumbres y porotos. El principal factor en el aumento de peso para el tipo O es el gluten que se encuentra en el germen de trigo y los productos de harina integral. Actúa sobre su metabolismo para crear el estado opuesto de la cetosis. En lugar de mantenerse delgado en condiciones de alta energía, las lectinas del gluten inhiben su metabolismo de insulina, interfiriendo en el uso eficiente de las calorías. Consumir gluten es como cargar el tanque de gasolina de su automóvil con el combustible indebido. En lugar de alimentar el motor, lo atasca. (En menor grado, el maíz tiene el mismo efecto, si bien no influye tanto como el trigo en el aumento de peso del tipo O.) He visto individuos obesos del grupo O que no habían tenido éxito con otras dietas, perder peso rápidamente con sólo eliminar el trigo de sus dietas.

Hay otros factores que contribuyen al aumento de peso en las personas del tipo O. Ciertos porotos y legumbres, especialmente las lentejas y las alubias, contienen lectinas que se depositan en sus tejidos musculares, haciéndolos más alcalinos y menos «dotados» para la actividad física. Los individuos del grupo O son más delgados cuando sus tejidos musculares se encuentran en un estado de ligera acidez metabólica. En este estado, se utilizan las calorías más rápidamente. (Antes de ampliar sus conclusiones sobre otros grupos sanguíneos, recuerde que cada tipo de sangre tiene un conjunto único de factores. La acidez metabólica no es buena para todos.)

Un tercer factor en el aumento de peso del tipo O está relacionado con la regulación tiroidea. El individuo del grupo sanguíneo O tiene una tendencia a los bajos niveles de hormona tiroides. Esta insuficiencia, llamada hipotiroidismo, ocurre porque el tipo O suele no producir suficiente yodo, un mineral cuyo único propósito es la producción de hormona tiroides. Los síntomas de hipotiroidismo incluyen aumento de peso, retención de líquidos, debilitamiento muscular y fatiga.

Además de moderadas porciones de alimento y de elegir carnes magras para obtener un beneficio máximo del control de peso, el tipo O necesita ingerir ciertos alimentos por sus efectos beneficiosos y evitar otros por sus efectos nocivos. He aquí una guía simple:

Alimentos que favorecen el aumento de peso

Gluten de trigo	*interfiere con la eficiencia de la insulina*
	retarda el ritmo metabólico
Maíz	*interfiere con la eficiencia de la insulina*
	retarda el ritmo metabólico
Porotos/frijoles/judías	*perjudican la utilización de calorías*
Poroto blanco común	*perjudica la utilización de calorías*
Lentejas	*inhiben el adecuado metabolismo de los nutrientes*
Repollo/Col	*inhibe la producción de hormona tiroides*

Alimentos que favorecen el aumento de peso (cont.)

Repollo/Col de Bruselas   *inhibe la producción de hormona tiroides*

Coliflor   *inhibe la producción de hormona tiroides*

Alimentos que favorecen la pérdida de peso

Alga marina   *contiene yodo*
aumenta la producción de hormona tiroides

Pescados y mariscos   *contienen yodo*
aumentan la producción de hormona tiroides

Sal yodada*   *contiene yodo*
aumenta la producción de hormona tiroides

Hígado   *fuente de vitamina-B*
favorece el metabolismo eficiente

Carne roja   *favorece el metabolismo eficiente*

Col, espinaca, broccoli   *favorecen el metabolismo eficiente*

* Es preferible que obtenga su yodo de fuentes como los pescados, los mariscos y las algas marinas, ya que el sodio puede contribuir a la hipertensión arterial y la retención de líquidos.

Coma carne magra, cordero, pavo, pollo o el pescado recomendado tan a menudo como desee. Cuanto más estrés experimente en su trabajo o más exigente sea su programa de ejercicios, más alto será el nivel de proteína que debería ingerir. Pero sea precavido con el tamaño de las porciones. Nuestros antepasados no se deleitaban con filetes de 450 gramos; la carne era demasiado preciosa y escasa para eso. Trate de consumir no más de 168 gramos en cada comida.

Las personas del grupo sanguíneo O pueden digerir y metabolizar las carnes con eficiencia porque suelen tener un alto contenido de ácido estomacal. Éste fue un componente esencial en la supervivencia de los pueblos primitivos del tipo O. Sin embargo, debe procurar equilibrar sus proteínas de la carne con las frutas y vegetales apropiados para evitar la excesiva acidificación, que puede causar úlceras e irritación de las paredes estomacales.

INCORPORE ESTAS SUGERENCIAS EN EL SIGUIENTE
DIAGRAMA DE LA DIETA DEL TIPO O

Carnes rojas y aves de corral

Tipo O	Semanal	Si su origen es		
Alimento	*Porción**	*Africano*	*Caucásico*	*Asiático*
Carne roja magra	112-168 g (H) 56-140 g (M y niños)	5-7 p	4-6 p	3-5 p
Aves	112-168 g (H) 56-140 g (M y niños)	1-2 p	2-3 p	3-4 p

* Las recomendaciones sobre la porción son simplemente una guía que puede ayudarle a mejorar su dieta de acuerdo con sus tendencias ancestrales.

Una observación: si usted es del tipo O y de origen africano, prefiera las carnes rojas y de caza magras sobre las opciones más grasas, como el cordero o el pollo domésticos. El gen del tipo O desarrollado en África y sus antepasados pertenecía al tipo original O. Usted se beneficiará mejorando su consumo de proteína en favor de las variedades de carne que eran accesibles para sus antepasados africanos.

Carnes muy beneficiosas

Búfalo	Carne picada	Cordero
Carne de res	Carnero	Hígado
Carne de venado	Corazón	Ternera

Neutras

Codorniz	Gallina	Perdiz
Conejo	Pato	Pollo
Faisán	Pavo	

No aconsejable

Cerdo	Jamón
Ganso	Tocino

Pescados y mariscos

Tipo O	Semanal	Si su origen cs		
Alimento	*Porción*	*Africano*	*Caucásico*	*Asiático*
Todos los productos de mar	112-168 g	1-4 p	3-5 p	4-6 p

Los productos de mar, la segunda proteína animal más concentrada, son más apropiados para el individuo del grupo sanguíneo O de origen asiático o eurasiático, ya que eran un plato básico en la dieta de sus antepasados costeños.

Los pescados grasos de aguas frías, como el bacalao, el arenque y la caballa son excelentes para el tipo O. Por esta razón, las personas de este grupo sanguíneo tienen una sangre «fluida» que resiste la coagulación. Aun cuando los aceites de pescado suelan tener efectos anticoagulantes, son muy buenos para el tipo O. Supongo que la manera en que los genes de su tipo de sangre influyen sobre la «fluidez» de la misma (a través de factores coagulantes) es diferente de la manera en que los aceites de pescado influyen sobre la viscosidad de la sangre (a través de la adhesión de las plaquetas). Los aceites de pescado también son muy eficaces para el tratamiento de las afecciones intestinales inflamatorias, como la colitis o la enfermedad de Crohn, a la cual es susceptible este tipo de sangre. La mayoría de los frutos de mar también son excelentes fuentes de yodo, mineral que regula la función de la tiroides. Los individuos del grupo sanguíneo O por lo general tienen un funcionamiento irregular de la tiroides, lo cual causa problemas metabólicos y aumento de peso. Haga de los pescados y mariscos el componente principal de la dieta para el tipo O.

Muy beneficiosos

Arenque	Lenguado	Pez espada
Bacalao	Lisa	Sábalo
Caballa	Lofolátilo	Salmón
Cubera	Lucio	Salpa
Esturión	Merluza	Sardina
Esturión blanco	Perca amarilla	Trucha
Hipogloso	Perca blanca	Trucha arco iris

Neutros

Abadejo	Carpa	Mero
Abalones	Cazón	Ostras
Albacora (atún)	Eperlano	Perca blanca (oceánica)
Almeja	Gambas	Pez monje
Anchoa	Langosta	Pez vela
Anguila	Langostino	Ranas
Beluga	Lenguado	Róbalo
Besugo	Lenguado gris	Sollo (lucio pequeño)
Calamares	Mahimahi	Tortuga marina
Cangrejo	Mejillones	Trucha marina
Caracoles		

No aconsejables

Arenque ahumado	Pulpo
Bagre	Salmón ahumado
Barracuda	Vieiras
Caviar	

Huevos y productos lácteos

Tipo O	Semanal	Si su origen es		
Alimento	*Porción*	*Africano*	*Caucásico*	*Asiático*
Huevos	1 huevo	0	3-4 p	5 p
Quesos	56 gramos	0	0-3 p	0-3 p
Yogur	112-168 g	0	0-3 p	0-3 p
Leche	112-168 g	0	0-1 p	0-2 p

Las personas del grupo sanguíneo O deberían restringir el consumo de productos lácteos. Su sistema no está bien adaptado para su metabolismo apropiado, y no son alimentos muy beneficiosos en este grupo.

Si usted es un individuo del tipo O de origen africano, debería eliminar por completo los productos lácteos y los huevos. Suelen ser aún más difíciles de digerir para usted. De hecho, muchos afroamericanos son intolerantes a la lactosa. La leche y el queso de soja son excelentes alternativas con un alto contenido de proteína.

Las alergias a los alimentos no son problemas digestivos. Son reacciones del sistema inmune a ciertos alimentos. Su sistema inmune literalmente crea un anticuerpo que combate la intrusión del alimento en su sistema. Por otro lado, las intolerancias a los alimentos son reacciones digestivas que pueden ocurrir por muchas razones, como el condicionamiento cultural, las asociaciones psicológicas, la mala calidad del alimento, los aditivos o simplemente alguna peculiaridad indefinible en su propio sistema. Es natural que los afroamericanos tengan una intolerancia a la lactosa, ya que sus antepasados cazadores-recolectores de África no tenían lactosa en su dieta.

Otros individuos del grupo sanguíneo O pueden comer cuatro a cinco huevos por semana y pequeñas cantidades de productos lácteos, pero éstos por lo general constituyen una escasa fuente de proteína para su tipo de sangre. Aun así, procure ingerir un suplemento diario de calcio, especialmente si es mujer, ya que los alimentos lácteos son la mejor fuente natural de calcio asimilable.

Neutros

Leche de soja*   Queso de oveja
Mantequilla   Queso de soja*
Queso de cabra   Queso fresco tipo mozzarella
Queso de granja (tipo cottage)

* Buenas alternativas de los productos lácteos.

No aconsejables

Brie	Kefir	Queso de bola (Edam)
Camembert	Leche de cabra	Queso Gouda
Caseína	Leche entera	Queso suizo
Cottage	Munster	Ricotta
Desnatado	Neufchatel	Roquefort
Emmenthal	Parmesano	Suero de leche
Gruyère	Provolone	Yogur (todas las
Helados	Queso crema	variedades)
Jarlsburg	Queso Cheddar	

Aceites y grasas

Tipo O	Semanal	Si su origen es		
Alimento	*Porción*	*Africano*	*Caucásico*	*Asiático*
Aceites	1 cucharada	1-5 p	4-8 p	3-7 p

El grupo sanguíneo O responde bien a los aceites. Pueden ser una fuente nutritiva importante y una ayuda para la evacuación. Usted mejorará su influencia en su sistema si limita su consumo a la variedad de los mono-insaturados, como el aceite de oliva y el de semilla de lino. Estos aceites tienen efectos positivos sobre el corazón y las arterias, e incluso pueden contribuir a reducir el colesterol de la sangre.

Muy beneficiosos
Aceite de linaza (semilla de lino)
Aceite de oliva

Neutros
Aceite de canola
Aceite de hígado de bacalao
Aceite de sésamo

No aconsejables
Aceite de cártamo   Aceite de maní
Aceite de maíz   Aceite de semilla de algodón

Frutos secos y semillas

Tipo O	Semanal	Si su origen es		
Alimento	*Porción*	*Africano*	*Caucásico*	*Asiático*
Frutos secos y semillas	6-8	2-5 p	3-4 p	2-3 p
Mantequilla de nuez	1 cucharada	3-4 p	3-7 p	2-4 p

El grupo sanguíneo O puede encontrar una buena fuente de proteína vegetal suplementaria en algunas variedades de frutos secos y semillas. Sin embargo, estos alimentos de ningún modo deberían reemplazar a las carnes ricas en proteína. En realidad, usted no las necesita en su dieta, y debería ser muy selectivo en su consumo, ya que son de alto contenido graso. Indudablemente, debería evitarlas si está tratando de perder peso.

Como a veces los frutos secos pueden ocasionar problemas digestivos, mastíquelos bien, o ingiéralos en forma de mantequilla, más fácil de digerir, en especial si usted padece de los problemas de colon frecuentes en el tipo O.

Muy beneficiosos

Nuez   Semillas de calabaza

Neutros

Almendra	Mantequilla de	Semillas de
Avellana	girasol	girasol
Avellana	Mantequilla de	Semillas de
australiana	sésamo	pino
Castaña	Nuez lisa	Semillas de
Mantequilla de	Pacana	sésamo
almendra		

No aconsejables

Maní/cacahuete	Nuez del nefelio
Mantequilla de maní/	Nuez de Pará
cacahuete	Pistacho
Nuez de cajú	Semilla de amapola

Legumbres

Tipo O	Semanal	Si su origen es		
Alimento	*Porción*	*Africano*	*Caucásico*	*Asiático*
Legumbres recomendadas	1 taza, secas	1-2 p	1-2 p	2-6 p

Las personas del grupo sanguíneo O no utilizan particularmente bien las legumbres, si bien las de origen asiático lo hacen un poco mejor porque están culturalmente adaptadas. En general, las legumbres inhiben el metabolismo de otros nutrientes más importantes, como los que se encuentran en la carne. Además, suelen hacer que el tejido muscular se torne ligeramente menos ácido, y el tipo O por lo general rinde mejor cuando sus tejidos musculares son un poco más ácidos. Esto no se debe confundir con la reacción ácida/alcalina que ocurre en su estómago. En ese caso, las pocas legumbres muy beneficiosas son la excepción. En realidad promueven el fortalecimiento del tracto digestivo y la cicatrización de las ulceraciones —un problema del tipo O debido a los altos niveles de ácido gástrico. Aun así, coma legumbres con moderación, como una guarnición ocasional.

Muy beneficiosas
Poroto/frijol/judía pinta
Poroto de careta

Neutras

Alubias	Garbanzos	Poroto jicama
Arvejas/chícharos/ guisantes	Germen de soja	Porotos negros
Chauchas/ejotes/ judías verdes	Haba cochinera	
	Haba común	Porotos rojos
	Porotos blancos	

No aconsejables

Lentejas rojas	Poroto rojo
Lentejas verdes	Poroto tamarindo
Poroto blanco común	

Cereales

Tipo O	Semanal	Si su origen es		
Alimento	*Porción*	*Africano*	*Caucásico*	*Asiático*
Cereales recomendados	1 taza, seco	2-3 p	2-3 p	2-4 p

El grupo sanguíneo O no tolera en absoluto los productos de harina de trigo integral, y usted debería eliminarlos completamente de su dieta. Contienen lectinas que reaccionan tanto con su sangre como con su tubo digestivo, e interfieren en la correcta asimilación de los alimentos beneficiosos. Los productos de trigo son los principales responsables del aumento de peso en el tipo O. El gluten presente en el germen de trigo interfiere con los procesos metabólicos de este grupo sanguíneo. El metabolismo ineficiente o perezoso hace que los alimentos se conviertan en energía más lentamente, y por eso se almacenan como grasa.

Neutros

Amaranto	Escanda	Mijo cocido
Arroz, cocido	Kamut	Salvado de arroz
Cebada	Kasha (gachas	Trigo sarraceno
Crema de arroz	de trigo)	

No aconsejables

Cereales surtidos p/desayuno	Harina de maíz
Crema de trigo	Hojuelas de maíz
Fécula	Salvado de avena
Germen de trigo	Salvado de trigo
Harina de avena (cuáquer)	Trigo desmenuzado

Panes y panecillos

Tipo O	Diaria	Si su origen es		
Alimento	*Porción*	*Africano*	*Caucásico*	*Asiático*
Panes, galletas	1 rebanada	0-4 p	0-2 p	0-4 p
Panecillos	1 panecillo	0-2 p	0-1 p	0-1 p

Obviamente, los panes y panecillos pueden ser un motivo de dificultades para los individuos del tipo O, ya que la mayoría de ellos contienen algo de trigo. Al principio puede resultarle difícil eliminar su panecillo matinal o su sandwich diario; éstos han llegado a ser componentes básicos en la dieta de algunos países americanos. Incluso los panes sin trigo pueden ser problemáticos para las personas de este grupo sanguíneo si los comen con demasiada frecuencia; su constitución genética no está adaptada al consumo de granos.

Dos excepciones son los panes hebreos, esenio y Ezequiel, que habitualmente se pueden encontrar en el sector de los congelados de su supermercado o en una tienda de alimentos naturistas.

Estos panes de granos germinados son asimilables para las personas del tipo O porque las lectinas del gluten (que se encuentran principalmente en el tegumento de la semilla) han sido destruidas en el proceso de germinación. A diferencia de los panes germinados producidos comercialmente, el Ezequiel y el esenio son nutritivos y conservan muchas enzimas intactas.

Muy beneficiosos
Pan esenio
Pan Ezequiel

Neutros

Bizcochos de arroz	Pan de centeno 100%	Pan de mijo
Pan árabe	Pan de escanda	Pan libre de gluten
Pan de arroz no refinado	Pan de harina de de soja	Tostadas de centeno
Pan de centeno		

No aconsejables

Pan ácimo, trigo	Pan multi-cereales de trigo	Panecillos ingleses
Pan de trigo desmenuzado	Panecillos de maíz	Pumpernickel
Pan de trigo duro		Roscas de pan de trigo
Pan hiperproteico	Panecillos de salvado	
Pan integral, trigo		

Granos y pastas

Tipo O	Semanal	Si su origen es		
Alimento	*Porción*	*Africano*	*Caucásico*	*Asiático*
Granos	1 taza, seco	0-3p	0-3p	0-3p
Pastas	1 taza, secas	0-3p	0-3p	0-3p

No existen granos ni pastas que se puedan clasificar como muy beneficiosos para las personas del grupo sanguíneo O.

La mayor parte de las pastas se elaboran con sémola de trigo, de modo que usted necesitará seleccionar con sumo cuidado si desea comer de vez en cuando un plato de pastas. Las pastas preparadas con trigo sarraceno, tupinambo o harina de arroz son mejor toleradas por el tipo O. Pero estos alimentos no son esenciales para su dieta y se deberían limitar en favor de los platos de carne y pescado más eficaces.

Neutros

Alcaucil, pasta	Arroz no refinado	Harina de escanda
Arroz basmati	Harina de arroz	Kasha (gachas)
Arroz blanco	Harina de cebada	Quinua
Arroz de la India	Harina de centeno	Trigo sarraceno

No aconsejables

Cuoscous	Harina de trigo	Harina integral
(Cuscús)	Harina de gluten	de trigo
Espinaca, pasta	Harina de Graham	Semolina
Fideos Soba	Harina de trigo	Trigo germinado,
Harina blanca	Bulgur	harina
Harina de avena duro		

Vegetales

Tipo O	Diaria	Todos los orígenes
Alimento	*Porción*	
Crudo	1 taza, preparado	3-5 p
Cocido o al vapor	1 taza, preparado	3-5 p

Hay una enorme cantidad de vegetales disponibles para el grupo sanguíneo O, y constituyen un componente crítico de su dieta. Aun así, usted no puede comer todos los vegetales en forma indiscriminada. Varios tipos de vegetales pueden causar serios problemas a las personas del tipo O. Por ejemplo, ciertos vegetales de la familia de las crucíferas —col, repollitos de Bruselas y coliflor— pueden inhibir la función de la tiroides, que ya es algo deficiente en el tipo O.

Los vegetales de hoja verde ricos en vitamina K, como la berza común, la col rizada, la lechuga romana, y los broccoli son muy buenos para el tipo O. Esta vitamina tiene un único propósito, contribuir a la coagulación de la sangre. Como ya hemos visto, los individuos de este grupo carecen de algunos factores coagulantes, y necesitan vitamina K para ayudarlos en este proceso.

Los brotes de alfalfa contienen componentes que, al irritar el tubo digestivo, pueden agravar los problemas de hipersensibilidad del tipo O. Las mezclas con hongos chinos u occidentales, así como las aceitunas fermentadas, suelen producir reacciones alérgicas en las personas de este grupo. Todos estos alimentos son extraños al sistema del tipo O, que no está adaptado para asimilarlas.

Los vegetales solanáceos, como la berenjena y las papas, causan enfermedades artríticas en el tipo O, debido a las lectinas que se depositan en el tejido que rodea las articulaciones.

Las lectinas del maíz afectan la producción de insulina, conduciendo a menudo a la diabetes y la obesidad. Todos los individuos del grupo sanguíneo O deberían evitar el maíz, especialmente si tienen problemas de peso o antecedentes familiares de diabetes.

Los tomates son un caso especial. Bien provistos de lectinas poderosas, denominadas panhemoglutinantes (significa que aglutinan todo tipo de sangre), los tomates constituyen un problema para los tubos digestivos de los tipos A y B. Sin embargo, las personas del grupo O pueden comerlos. Son inocuos para su sistema.

Muy beneficiosos

Acelga	Calabaza	Escarola
Achicoria	Cebolla grande	Hojas de
Ajo	Cebolla roja	remolacha /
Alcaucil/alcachofa	Col rizada	berretaga
Alga marina	Colinabo	Lechuga romana
Batata /boniato	Chiviría/	Nabo
Berza común	pastinaca	Papas
Broccoli	Diente de león	Perejil

Pimientos rojos   Quimbombó   Rábano picante
Puerro   Tupinambo   Cebolla amarilla

Neutros

Aceitunas verdes	Espárrago	Rábano japonés
Alcaravea	Habas	(Daikon)
Apio	Hinojo	Rábanos
Berro	Hongos	Radicheta
Bok choy	Jengibre	Remolacha/
(col china)	Lechuga	betarraga
Brotes de bambú	común	Rutabaga (nabo
Brotes de rábano	Nabo verde	sueco)
Calabaza, todos	Ñames, todos	Tempeh
los tipos	los tipos	(granos de soja
Cebolletas	Pepino	fermentada)
Coriandro	Perifollo	Tofú
Chalotes	Pimiento amarillo	Tomates
Eneldo	Pimiento verde	Zapallitos/
Escalonia	dulce	calabacines

No aconsejables

Aceitunas griegas	Maíz blanco	Repollitos/coles
Aceitunas negras	Maíz amarillo	de Bruselas
Berenjena	Palta/aguacate	Repollitos/coles
Brotes de alfalfa	Papas/patatas	de Bruselas
Col china	(blancas)	Repollo blanco
Coliflor	Papas/patatas	Repollo colorado
Hongo oriental	(rojas)	col roja
(Shiitake)		

Frutas

Tipo O	Diaria	Todos los orígenes
Alimento	*Porción*	
Todas las frutas recomendadas	1 fruta o 90-140 g	3-4 p

Hay muchas frutas sabrosas disponibles para la dieta del tipo O. Las frutas no sólo son una importante fuente de fibra, vitaminas y minerales, también pueden ser una excelente alternativa para los panes y pastas del grupo sanguíneo O. Si usted come un trozo de fruta en lugar de una rodaja de pan, su sistema estará mejor servido, y al mismo tiempo estará contribuyendo a sus metas para la reducción del peso corporal.

Puede sorprenderle encontrar algunas de sus frutas favoritas en la lista de *No aconsejables*, y algunas opciones extrañas en su lista de *Muy beneficiosas*. El motivo por el cual las ciruelas, las prunas y los higos son tan beneficiosos para su grupo sanguíneo es que la mayoría de las frutas moradas o purpúreas suelen causar una reacción alcalina más que ácida en su tubo digestivo. El tracto digestivo del tipo O tiene una alta acidez y necesita un equilibrio alcalino para reducir el riesgo de úlceras e irritaciones de las paredes estomacales. Aun así, que una fruta sea alcalina no significa necesariamente que sea beneficiosa para usted. Los melones también son alcalinos, pero contienen un alto porcentaje de moho, al cual el tipo O tiene una sensibilidad demostrada. La mayor parte de los melones se deberían comer con moderación, pero el melón miel, que tiene la más alta proporción de moho, se debería evitar por completo.

Las naranjas, las mandarinas y las frutillas/fresas se deberían evitar debido a su alto contenido de ácido. Los pomelos también tienen un alto contenido de ácido pero usted puede comerlos con moderación porque después de la digestión poseen propiedades alcalinas. La mayor parte de las otras frutas son beneficiosas, pero absténgase de las moras, que contienen una lectina que dificulta la digestión del tipo O. Las personas del grupo sanguíneo O también tienen una extremada sensibilidad al coco y los productos que contienen este fruto. Descártelos, y verifique siempre los marbetes de los alimentos para asegurarse de que no está consumiendo aceite de coco. Este aceite tiene un alto contenido de grasa saturada y no proporciona un beneficio nutritivo.

Muy beneficiosas

Ciruelas moradas	Ciruelas verdes	Higos secos
Ciruelas rojas	Higos frescos	Prunas

Neutras

Ananás/piñas	Granada	Papaya
Arándano	Grosella	Pasas de
Bananas/	silvestre	Corinto
plátanos	Guayaba	Peras
Caqui	Higo de tuna	Quinoto/
Carambola	Kiwi	mandarina china
Cerezas	Limas	Sandía
Damascos/	Limones	Saúco, bayas de
albaricoques	Mangos	Uvas rojas
Dátiles	Manzanas	Uvas secas
Duraznos/	Melones	Uvas verdes
melocotón	(variados)	Zarzamora
Frambuesas	Nectarino	

No aconsejables

Bananas/plátanos	Melón miel	Naranjas
Frutillas/fresas	Moras	Ruibarbo
Mandarinas		

Zumos y líquidos

Tipo O	Diaria	Todos los orígenes
Alimento	*Porción*	
Todos los zumos recomendados	1 taza (225 ml)	2-3 p
Agua	1 taza (225 ml)	4-7 p

Los zumos de vegetales son preferibles a los zumos de frutas para el tipo O, debido a su alcalinidad. Si usted bebe zumos de fruta, elija una variedad con bajo contenido de sacarosa. Evite los zumos con alto contenido de azúcar como el zumo o la sidra de manzana.

El zumo de ananás/piñas puede ser particularmente útil para evitar la hinchazón y retención de líquidos, factores ambos que contribuyen al aumento de peso. La cereza también proporciona un zumo beneficioso y muy alcalino.

Muy beneficiosos
Zumo de ananá/piña   Zumo de pruna (ciruela)
Zumo de cereza

Neutros
Zumo de apio   Zumo de pepino
Zumo de arándano   Zumo de tomate
Zumo de damasco/   (con limón)
 chabacano/albaricoque Zumo de uva
Zumo de papaya   Zumo de zanahoria

No aconsejables
Sidra de manzana   Zumo de manzana
Zumo de coles   Zumo de naranja

Especias

Su selección de especias realmente puede mejorar sus sistemas inmune y digestivo. Por ejemplo, los aderezos basados en alga marina son muy beneficiosos para el tipo O porque son ricos en fuentes de yodo, una clave para regularizar el funcionamiento de la glándula tiroides. La sal yodada es otra buena fuente de yodo, pero utilícela frugalmente.

Las algas negras comunes suelen contrarrestar la hiperacidez del tubo digestivo del tipo O, reduciendo el riesgo de potenciales úlceras. La fucosa abundante en las algas protege las paredes estomacales e intestinales del tipo O, evitando que se adhieran las bacterias causantes de úlceras. Además, tenga en cuenta que las algas son sumamente eficaces como regulador metabólico para el grupo sanguíneo O, y contribuyen a la pérdida de peso.

El perejil es un sedante para su tubo digestivo, como lo son ciertas especias picantes, como el curry y la pimienta de Cayena. Sin embargo, tenga presente que la pimienta negra y blanca y el vinagre son irritantes para el estómago del tipo O.

Los productos dulces como la miel y el azúcar no son dañinos. Tampoco el chocolate. Pero todos deberían estar estrictamente limitados a un consumo ocasional como condimentos. Evite el uso del jarabe de maíz como endulzante.

Muy beneficiosas

Alga roja	Cúrcuma	Perejil
Algarrobo	Curry	Pimienta de Cayena
Algas negras		

Neutras

Agar (gelatina)	Ajo moruno	Anís
Ajedrea	Albahaca	Arrurruz o maranta

Azafrán
Azúcar blanca
Azúcar morena
Bergamota
Cardamomo
Chocolate
Clavo de
  especia
Comino
Coriandro
Cremor tártaro
Eneldo
Esencia de
  almendras

Estragón
Gaulteria
  (pirola)
Gelatina, pura
Hoja de laurel
Jarabe de arroz
Malta de
  cebada
Mejorana
Melazas
Menta
Menta verde
Miel de arce
Mostaza (seca)

Páprika (pimentón)
Peppermint
  (menta)
Perifollo
Pimentón (polvo)
Pimienta en grano
Pimienta inglesa
Pimiento morrón
Rábano picante
Romero
Salvia
Tamarindo
Tapioca
Tomillo

No aconsejables

Alcaparras
Almidón de maíz (maicena)
Canela
Jarabe de maíz
Nuez moscada
Pimienta blanca
Pimienta negra molida

Sidra de manzana
Vainilla
Vinagre
Vinagre balsámico
Vinagre de vino blanco
Vinagre de vino tinto

Condimentos

No hay condimentos muy beneficiosos para el tipo O. Si usted agrega mostaza, mayonesa o aderezo para ensalada a sus alimentos, utilícelos con moderación, y opte por las variedades de bajo contenido en grasa y azúcar.

Si bien las personas de este grupo sanguíneo pueden comer tomates de vez en cuando, deben evitar el ketchup que además contiene otros ingredientes como el vinagre.

Todos los alimentos encurtidos o escabechados son

indigeribles para el tipo O. Irritan seriamente las paredes del estómago de estas personas. Mi consejo es que trate de prescindir de los condimentos, o que los reemplace por aderezos más saludables como el aceite de oliva, el zumo de limón y el ajo.

Neutros

Aderezo para ensalada (de bajo cont. graso con ingredientes admitidos)	Mermelada de manzana condimentada
	Mermelada (de frutas aceptables)
Jalea (de frutas aceptables)	Mostaza
Mayonesa	Salsa inglesa (Worcestershire)

No aconsejables

Condimento	Pickles al encldo	Pickles dulces
Ketchup	Pickles avinagrados	Pickles (kosher)

Infusiones de hierbas

Las recomendaciones con respecto a las infusiones de hierbas se basan en nuestra opinión general de lo que les hace mal a las personas del tipo O. Piense en las infusiones como en una manera de apuntalar sus ventajas contra sus desventajas naturales. El principal énfasis para el grupo sanguíneo O está puesto en proteger los sistemas inmune y digestivo.

Las hierbas como la menta (peppermint), el perejil, la rosa mosqueta y la zarzaparrilla tienen todas ese efecto. Por otra parte, hierbas como la alfalfa, el áloe, la bardana y la barba del maíz estimulan el sistema inmune y licúan la sangre, un problema para las personas del tipo O.

Muy beneficiosas (infusiones)

Alholva	Lúpulo	Perejil
Alsine	Mora	Rosa mosqueta
Cayena	Olmo	Tilo
Diente de león	(norteamericano)	Zarzaparrilla
Jengibre	Peppermint (menta)	

Neutras

Abedul blanco	Marjoleto, o espino	Salvia
Candelaria,	Marrubio	Saúco
verbasco	Milenrama	Té verde
Escutelaria	Nébeda, hierba	o japonés
Ginseng	gatera	Tomillo
Hoja de	Roble blanco,	Valeriana
frambueso	corteza	Verbena
Manzanilla		

No aconsejables

Alfalfa	Fárfara o uña de	Hoja de fresa
Áloe	caballo	Ruibarbo
Barba de maíz	Genciana	Sena
Bolsa de pastor	Hierba de San Juan	Trébol rojo

Bebidas en general

Hay muy pocas bebidas aceptables para el tipo O. Usted está bastante limitado a los efectos inocuos del agua mineral, el agua de seltz y el té. La cerveza es admisible con moderación, pero no es una buena opción si usted pretende perder peso. Las cantidades moderadas de vino se permiten, pero no deberían constituir una rutina diaria. El té verde es admisible como un sustituto aceptable para otros productos cafeinados, pero no contiene propiedades curativas especiales para el tipo O. El problema que plantea el café para el grupo sanguíneo O radica en que provoca un aumento de los niveles de ácido gástrico. Estas personas ya cuentan con abundante ácido gástrico y no necesitan un aporte adicional. Si usted es bebedor de café, quizás pueda comenzar a reducir gradualmente la cantidad que consume cada día. Su meta fundamental debería ser eliminarlo por completo. Los síntomas de aislamiento más comunes, como la jaqueca, la fatiga y la irritabilidad, no ocurrirían si usted prescindiera gradualmente de esa bebida. El té verde es una buena alternativa.

Muy beneficiosas (bebidas)
Agua de seltz
Agua mineral

Neutras

| Cerveza | Vino blanco |
| Té verde | Vino tinto |

No aconsejables

Café, descafeinado	Gaseosas, diet.	Té negro descafeinado
Café, regularmente	Gaseosas, colas	Té negro, regular.
	Licores destilados	
	Otras gaseosas	

PLANEAMIENTO DE LAS COMIDAS PARA EL TIPO O

*(De los platos marcados con * se proporciona la receta)*

Los siguientes ejemplos de menús y recetas le darán una idea de la dieta típica beneficiosa para el grupo sanguíneo O. Fueron desarrollados por la Licenciada en

Ciencia Dina Khader, una nutricionista que ha utilizado exitosamente las dietas de los tipos de sangre con sus pacientes.

Estos menús son moderados en calorías y equilibrados para mejorar la eficiencia metabólica del grupo sanguíneo O. El individuo promedio estará en condiciones de mantener su peso sin sacrificios, e incluso de perder peso siguiendo estas sugerencias. Aun así, se suministran opciones alimenticias alternativas si usted prefiere un menú más ligero o desea limitar su ingesta de calorías y seguir teniendo una dieta satisfactoria y equilibrada. (La comida alternativa se indica en paralelo con el alimento que reemplaza.)

A medida que usted se familiarice con las recomendaciones para la Dieta del tipo O, estará en condiciones de crear fácilmente su propio menú y adecuar las recetas favoritas para hacerlas más convenientes al tipo O.

Menú estándar	Alternativas para el control del peso
PLAN 1 DE COMIDAS	
Desayuno	
2 rebanadas de pan Ezequiel tostado mantequilla o mantequilla orgánica de almendra	1 rebanada de pan Ezequiel tostado con mermelada natural de bajo contenido de azúcar
¾ taza de zumo vegetal banana/plátano té verde o infusión de hierbas	
Almuerzo	
rosbif orgánico, 168 gramos* ensalada de espinaca* rodajas de manzana o ananá/ piña agua mineral o de seltz	rosbif orgánico, 56 a 112 gramos

Merienda
1 porción de Pastel de quinua
  y manzana*
té verde o infusión de hierbas

zanahoria en rodajas y
  bastoncitos de apio
frutas en rodajas
  tortas de arroz rociadas
  con miel

Cena
guiso de cordero o
  espárragos broccoli
  al vapor*
batata/boniato

alcaucil al vapor con zumo
  de limón

frutas frescas mezcladas
  —kiwi, arándano, uvas,
  melocotones agua mineral
  o infusión de hierbas
  (cerveza o vino
  permitidos)

evite la cerveza y vino

PLAN 2 DE COMIDAS

Desayuno
2 rebanadas de pan esenio
  o Ezequiel con mantequilla,
  mermelada de manzana
  o jalea
2 huevos escalfados
¾ taza de zumo de ananá/piña
té verde o infusión de hierbas

1 rebanada de pan esenio o
  Ezequiel con mermelada
  de manzana
1 huevo escalfado

Almuerzo
ensalada de pollo —pechuga
  de pollo en tajadas,
  mayonesa, uvas verdes,
  nuecesp/ensalada
1 rebanada de pan de centeno
  o ensalada de lechuga
2 ciruelas
agua mineral o de seltz

pechuga de pollo asada
  endibia y tomate
  cortadas en tiras

Merienda
semillas de calabaza y nueces
   o tortas de arroz con
   mantequilla o higos, dátiles,
   prunas
agua mineral o de seltz,
   o infusión de hierbas

¾ taza de zumo vegetal
2 tostadas o tortas de arroz
   con jalea natural de bajo
   contenido en azúcar

Cena
pescado árabe al horno*
ensalada de chauchas/
   ejotes/judías verdes*
col rizada al vapor preparada
   con zumo de limón
té verde o infusión de hierbas
(cerveza o vino permitidos,
   pero evite la cerveza y el vino
   no todos los días)

pescado al horno*

PLAN 3 DE COMIDAS

Desayuno
granola de nuez y miel de
   arce con leche de soja*
1 huevo escalfado
1 taza de zumo de ananá/piña
   o ciruela
té verde o infusión de hierbas

arroz inflado con leche
   de soja

Almuerzo
112-168 gramos de
   hamburguesa de carne
   vacuna magra
2 rebanadas de pan esenio
ensalada de verdura mixta:
   lechuga romana, perejil, cebolla,
   zanahorias y pepino sazonada
   con aceite de oliva y zumo de limón
agua o infusión de hierbas

112 gramos de
   hamburguesa de carne
   vacuna, sin pan

Merienda
bizcochitos de algarrobo*   frutas mezcladas
té verde o infusión de hierbas

Cena
Kifta*
con verduras asadas
arroz sin refinar con una pizca   ensalada de endibias
  de mantequilla
infusión de hierbas
(cerveza o vino permitidos)   evite la cerveza y el vino

RECETAS

ROSBIF ORGÁNICO

1 rosbif (de aproximadamente 1,35 kg)
sal, pimienta común y pimienta inglesa a gusto
6 dientes de ajo
aceite de oliva extra-virgen
hojas de laurel

Extraiga la grasa visible y coloque el rosbif en una cazuela de horno. Haga unos cortes, sazone e inserte los dientes de ajo cortados y las hojas de laurel. Unte la carne con el aceite de oliva extra virgen.

Coloque la carne sin cubrir en el horno a 180 °C, durante 90 minutos, o hasta que el rosbif esté tierno.

Sirva 6 porciones.

Pastel de Quinua y Manzana

1 ¾ taza de harina de quinua
1 taza de pasas de Corinto (permitidas) u otra fruta seca
½ taza de nueces pacanas picadas
½ cucharadita de bicarbonato de soda
½ cucharadita de polvo de hornear (exento de aluminio)
½ cucharadita de sal
½ cucharadita de clavo de olor molido
½ taza de mantequilla no salada o ½ taza de aceite de canola
1 taza de azúcar Sucanat o azúcar de arce
1 huevo orgánico grande
2 tazas de mermelada de manzana orgánica sin endulzar

Caliente previamente el horno a 180 °C. Espolvoree ¼ de taza de harina sobre las pasas y nueces y reserve. Mezcle el bicarbonato de soda, el polvo de hornear, la sal y los clavos con la harina de quinua restante. Separadamente, mezcle la mantequilla o aceite, el azúcar y el huevo.

Una todos los ingredientes, agregando la fruta y las nueces al final.

Vierta la preparación sobre una cazuela de horno de 20 × 20 cm y hornee durante 40 a 45 minutos, o hasta que un tenedor insertado en el centro del pastel salga limpio.

Guiso de Cordero-Espárragos

450 gramos de brotes de espárragos frescos
225 gramos de carne de cordero, cortada en cubos
1 cebolla mediana, picada
3 cucharadas de mantequilla orgánica sin sal
1 taza de agua
sal, pimienta, y pimienta inglesa a gusto
zumo de 1 limón

Corte los brotes de espárragos de unos 5 cm de largo, descartando la parte dura. Lávelos y escúrralos.

Saltee la carne y las cebollas en la mantequilla hasta que estén ligeramente doradas. Agregue el agua, la sal y las especias. Cocine hasta que la carne esté tierna. Incorpore los espárragos. Hierva a fuego lento durante 15 minutos o hasta que estén tiernos. Añada el zumo de limón.

Sirva 2 porciones.

ENSALADA DE ESPINACA

2 atados de espinaca fresca
1 ristra de cebollas picadas
zumo de 1 limón
¼ cucharada de aceite de oliva
sal y pimienta a gusto

Lave bien la espinaca. Escúrrala y córtela. Espolvoree con sal. Después de unos pocos minutos, elimine el exceso de agua. Agregue las cebollas, el zumo de limón, el aceite, la sal y la pimienta. Sirva de inmediato.

Alcanza para 6 porciones.

PESCADO ÁRABE AL HORNO

1 esturión blanco o salmón grande (1,35 kg a 1,80 kg)
sal y pimienta a gusto
¼ taza de zumo de limón
2 cucharadas de aceite de oliva
2 cebollas grandes picadas y salteadas en aceite de oliva
2 a 2 ½ tazas de salsa tahini (ver abajo)

Caliente previamente el horno a 200 °C.

Lave el pescado y escúrralo bien. Rocíe con la sal y el zumo de limón.

Deje reposar durante 30 minutos. Escurra. Unte el pescado con el aceite de oliva y colóquelo sobre una bandeja de horno. Hornee durante 30 minutos.

Cubra con las cebollas salteadas y la salsa tahini. Espolvoree con la sal y la pimienta. Introduzca nuevamente en el horno y cocine hasta que el pescado pueda ser fácilmente descamado con un tenedor (de 30 a 40 minutos).

Sirva 6 a 8 porciones.

SALSA TAHINI
1 taza de tahini (pasta de semillas de sésamo) orgánico
zumo de 3 limones
2 dientes de ajo, picados
2 a 3 cucharaditas de sal
¼ taza de perejil desecado o fresco, picado fino
agua

En un bol, mezcle el tahini con el zumo de limón, la sal y el perejil.

Agregue suficiente agua para obtener una salsa espesa.

PESCADO AL HORNO

1 esturión blanco u otro pescado grande (900 g a 1,3 kg)
zumo de limón y sal a gusto
¼ taza de aceite
1 cucharadita de pimienta de Cayena
1 cucharadita de comino (optativo)

Caliente previamente el horno a 180 ºC.

Lave el pescado. Rocíelo con la sal y el zumo de limón. Deje reposar durante 30 minutos. Escurra.

Rocíe el pescado con el aceite y las especias y colóquelo sobre una bandeja de horno. A fin de evitar que el pescado se seque, envuélvalo en un papel de aluminio ligeramente aceitado. Hornee durante 30 a 40 minutos, o hasta que el pescado esté tierno y pueda ser fácilmente descamado.

Sirva 4 a 5 porciones.

CON RELLENO (OPCIONAL)

1/3 taza de piñones o almendras trituradas
2 cucharadas de mantequilla sin sal
1 taza de perejil picado
3 dientes de ajo, picado
sal y pimienta a gusto

Saltee los piñones en la manteca hasta que estén ligeramente dorados. Agregue el perejil y las especias y saltee durante un minuto. Rellene el pescado crudo con esta mezcla.

ENSALADA DE CHAUCHAS

1 paquete de chauchas/ejotes/judías verdes
zumo de 1 limón
3 cucharadas de aceite de oliva
2 dientes de ajo, triturados
2 a 3 cucharaditas de sal

Lave cuidadosamente las chauchas. Quíteles los tallos e hilos. Córtelas en trozos de 5 cm.

Cocínelas hasta que se pongan tiernas en abundante agua hirviendo. Escurra. Cuando se enfríen, colóquelas en un bol para ensalada. Aderece a gusto con zumo de limón, aceite de oliva, ajo y sal.

GRANOLA DE NUEZ Y MIEL DE ARCE

4 tazas de avena desmenuzada (Granola)
1 taza de salvado de arroz
1 taza de semillas de sésamo
½ taza de bayas de arándano secas
½ taza de pasas de Corinto
1 taza de nueces picadas
¼ taza de aceite orgánico de canola
½ taza de miel de arce
¼ taza de miel de abeja
1 cucharadita de extracto de vainilla

Caliente previamente el horno a 130 °C. En un gran bol de mezclar, incorpore el salvado de arroz con la avena, las semillas, las frutas secas y las nueces. Añada el aceite y revuelva en forma pareja.

Vierta la miel de arce, la miel de abeja y la vainilla, y mezcle bien hasta que quede uniformemente humedecido. La mezcla debería ser pastosa y pegajosa. Extienda la mezcla sobre una bandeja de horno y hornee durante 90 minutos, revolviendo cada 15 minutos para que se tueste en forma pareja hasta que se haya dorado y secado.

Deje enfriar y guarde en un recipiente hermético.

BIZCOCHITOS DE ALGARROBO

⅓ taza de aceite orgánico de canola
½ taza de miel de arce pura
1 cucharadita de extracto de vainilla
1 huevo orgánico
1 ¾ taza de harina de avena o de arroz
1 cucharadita de bicarbonato de soda
½ taza de hojuelas de algarrobo (no endulzadas)
una pizca de pimienta inglesa (optativo)

Unte con aceite dos asaderas y caliente previamente el horno a 190 °C. En un bol de mezclar de tamaño mediano, mezcle el aceite con la miel de arce y la vainilla. Bata el huevo y viértalo en la mezcla de aceite. Incorpore gradualmente la harina y el bicarbonato de soda hasta formar una pasta firme. Distribuya las hojuelas de algarrobo y vierta la pasta sobre las mismas con una cuchara. Hornee durante 10 a 15 minutos, hasta que los bizcochitos estén ligeramente dorados. Retire del horno y deje enfriar.

Rinde 3 ½ a 4 docenas de bizcochos.

KIFTA

900 gramos de carne de cordero finamente picada
1 cebolla grande, finamente picada
2 a 2 ½ cucharaditas de sal
1 ½ cucharaditas de pimienta y pimienta inglesa
1 taza de perejil, finamente picado
½ taza de zumo de limón

Mezcle bien todos los ingredientes (utilizando una picadora de carne, si la posee). Reserve el perejil y el zumo de limón.

Para la parrilla: separe porciones de carne y colóquelas en brochetas o pinchos de cocina, asegurándose de que queden bien firmes.

Para asar: Separe porciones de carne picada y amáselas en rollos de 8 cm de largo. Colóquelas sobre una asadera y cocine en horno previamente calentado a 250 °C. Cuando se hayan dorado de un lado, hornéelos algunos minutos más del otro lado.

Sírvalos calientes. Rocíe con el zumo de limón y adorne con perejil.

El papel de la suplementación —ya se trate de vitaminas, minerales o hierbas— es agregar nutrientes que faltan en su dieta y suministrar una protección extra donde usted la necesita. El objetivo de la suplementación para el grupo sanguíneo O es:

- Acelerar el metabolismo
- Incrementar la actividad coagulante de la sangre
- Evitar la hinchazón o inflamación
- Estabilizar el funcionamiento de la tiroides

Las siguientes recomendaciones enfatizan los suplementos que ayudan a lograr esas metas, y también advierten contra la suplementación que puede ser contraproducente o peligrosa para el grupo sanguíneo O.

Ciertas vitaminas y minerales comunes son tan abundantes en los alimentos del tipo O que normalmente no son necesarios en la forma de suplementos. Éstos incluyen la vitamina C y el hierro, si bien no le hará daño ingerir un suplemento diario de 500 mg de vitamina C. La suplementación con vitamina D no es necesaria. Muchos alimentos están fortificados con vitamina D y la mejor fuente de todas es la luz natural del sol.

Todas estas recomendaciones se basan en su acatamiento a la Dieta del tipo O.

Beneficiosos

Vitamina B

Mi padre comprobó que el grupo sanguíneo O respondía bien al complejo de vitaminas B de alta potencia. Y existe una buena razón. El tipo O suele tener un metabolismo lento, un remanente de los esfuerzos de sus antepasados para conservar la energía durante períodos en los cuales el alimento no estaba directamente disponible. Como el tipo O moderno experimenta condiciones muy diferentes, no necesita este efecto conservador, pero esta característica ha quedado grabada en su tipo de sangre. Un complejo de vitaminas B puede tener el efecto de acelerar sus procesos metabólicos.

Los individuos del grupo sanguíneo O que siguen la dieta correcta jamás requieren una suplementación especial de vitamina B-12 ni de ácido fólico. Sin embargo, he tratado con éxito la depresión, la hiperactividad y el déficit de atención (AD) en muchos pacientes del tipo O utilizando dosis de ácido fólico y vitamina B-12, simultáneamente con la Dieta del tipo O y un programa de ejercicio.

Si usted desea experimentar con un complejo de vitamina B de alta potencia, asegúrese de que esté libre de aditivos y sustancias aglutinantes. La aglutinación inadecuada puede hacer la píldora difícil de absorber en su sistema digestivo.

Además, evite utilizar una fórmula que contenga levadura o germen de trigo.

Finalmente, coma abundantes alimentos ricos en vitamina B.

Los mejores alimentos ricos en vitamina B para el tipo O:

carne	pescado
hígado, riñón	fruta
carnes con fibra recomendadas	frutos secos
huevos*	verduras de hoja

* En cantidad moderada.

Vitamina K

Las personas del grupo sanguíneo O tienen niveles más bajos de varios factores coagulantes de la sangre, lo cual origina trastornos hemorrágicos. Asegúrese de recibir abundante vitamina K en su dieta. Como generalmente no se recomienda la suplementación, preste atención a los alimentos que consume y escoja aquellos que tienen un alto contenido de este nutriente esencial para el tipo O.

Los mejores alimentos ricos en vitamina K para el tipo O:
hígado, yemas de huevo
verduras de hoja —berza común, espinaca y acelga

Calcio

El grupo O debería complementar continuamente su dieta con calcio, ya que la Dieta del tipo O no incluye productos lácteos que son la mejor fuente de este mineral. Con la tendencia de este grupo a desarrollar artritis y procesos inflamatorios en las articulaciones, resulta evidente la necesidad de una fuerte suplementación con calcio.

El complemento de calcio en altas dosis (600-1.100 mg de calcio elemental) es probablemente deseable para todos los individuos del grupo sanguíneo O, pero en especial para los niños durante sus etapas de crecimiento (dos a cinco y nueve a dieciséis años), y para las mujeres postmenopáusicas.

Si bien las fuentes de calcio no lácteas no son tan beneficiosas, el tipo O debería emplearlas como soporte principal de sus dietas.

Los mejores alimentos ricos en calcio para el tipo O:
sardinas sin espinas
salmón en lata sin espinas
broccoli
col rizada

Yodo

El grupo O suele tener un metabolismo irregular de la tiroides, debido a una falta de yodo. Esto causa varios efectos secundarios, incluyendo el aumento de peso, la retención de líquidos y la fatiga. El yodo es el único mineral que produce hormona tiroidea. Si bien la suplementación de yodo no se recomienda, se pueden encontrar cantidades adecuadas en la Dieta del tipo O.

Los mejores alimentos ricos en yodo para el tipo O:
pescados y mariscos (especialmente el pescado de agua
    salada)
algas marinas
sal yodada*

* En cantidad moderada.

Manganeso (con precaución)

Es difícil para el tipo O obtener manganeso de su dieta porque este mineral se encuentra principalmente en las legumbres y granos enteros. Por lo general, éste no es un problema, y la suplementación con manganeso raramente se recomienda. Sin embargo, en pacientes del tipo O se han tratado muchas afecciones articulares crónicas (en especial en las rodillas y la zona lumbar) mediante una suplementación con manganeso durante períodos cortos. ¡Jamás haga esto por su cuenta! Una administración inadecuada puede producir toxicidad por manganeso. Se debe utilizar solamente bajo supervisión médica.

Hierbas/fitoquímicos: Recomendados para el tipo O

PALO DULCE U OROZUZ *(Glycyrrhiza glabra)*. El abundante ácido gástrico característico del tipo O puede producir irritaciones y úlceras de estómago. Una preparación de palo dulce, denominada DGL (*de-glycyrrhizinated licorice*) puede reducir su molestia y contribuir a la curación. El DGL está ampliamente disponible en las herboristerías y tiendas de alimentos saludables como un polvo de sabor agradable o en forma de tabletas. A diferencia de la mayoría de los medicamentos contra las úlceras, el DGL realmente cura las paredes estomacales, además de protegerlas de los ácidos del estómago. Evite las preparaciones crudas, ya que éstas contienen un componente de la planta que puede causar una hipertensión arterial. En el DGL este componente ha sido eliminado.

ALGA NEGRA COMÚN (*Fucus vesiculosus*). El alga negra es un excelente nutriente para el tipo O. Esta hierba, en realidad un alga marina, posee algunos componentes interesantes, incluyendo yodo y una gran cantidad de azúcar fucosa. Como usted recordará, la fucosa es el constituyente básico del antígeno O. La fucosa presente en el alga negra contribuye a proteger las paredes intestinales del tipo O, en especial de la bacteria causante de úlceras, *H. pylori*, que se adhiere a las paredes del estómago del tipo O. La fucosa del alga negra actúa sobre el *H. pylori* como lo haría el polvo sobre un trozo de cinta adhesiva: impide la adhesión de las bacterias al estómago.

También he comprobado que el alga negra es muy eficaz como un medio de controlar el peso de las personas del grupo sanguíneo O, en especial las que padecen disfunciones de la tiroides. La fucosa del alga negra parece ayudar a normalizar el ritmo metabólico lento y producir una pérdida de peso. (Aun así, hay que tener en cuenta que, si bien el alga negra tiene una bien merecida reputación como medio para perder peso, no actúa de la misma manera con los otros tipos de sangre.)

ENZIMAS PANCREÁTICAS. Si usted es una persona del grupo sanguíneo O que no está acostumbrada a una dieta rica en proteínas, le sugiero tomar enzima pancreática junto con las comidas ricas en proteína durante un tiempo, o al menos hasta que su sistema comience a adaptarse a las proteínas más concentradas. Los suplementos de enzima pancreática están disponibles en farmacias y comercios de productos dietéticos.

NO ACONSEJABLES

Vitamina A

Como su tipo de sangre es propenso a retardar la coagulación, no le recomiendo que tome suplementos de vitamina A derivados de los aceites de pescado sin consultar antes con un médico. Estos suplementos pueden acentuar la fluidez de su sangre. En su lugar, saque ventaja de las fuentes ricas en vitamina A o beta-caroteno en su dieta.

Alimentos ricos en vitamina A aceptables para el tipo O:
Vegetales recomendados de hoja amarilla y verde

Vitamina E

Del mismo modo, no le recomendaría suplementos de vitamina E porque también pueden acentuar las tendencias del tipo O a retardar la coagulación. En su lugar, obtenga la vitamina E de los alimentos que consume en su dieta.

Alimentos ricos en vitamina E aceptables para el tipo O:
aceites vegetales
hígado
frutos secos
vegetales recomendados de hoja verde

Perfil estrés/ejercicio del tipo O

La capacidad para revertir los efectos negativos del estrés reside en su tipo de sangre. Como hemos visto en el capítulo 3, el estrés no es en sí mismo el problema; sino cómo usted responde al estrés. Cada tipo de sangre tiene un instinto genéticamente programado de diferente manera para superar el estrés.

Si usted es del grupo sanguíneo O, tiene la respuesta física e inmediata de sus antepasados cazadores: el estrés va directamente a sus músculos. Su tipo de sangre trae consigo una respuesta de alarma pautada que le permite explosiones de energía física intensa.

Cuando usted enfrenta el estrés, su cuerpo se hace cargo. A medida que su glándula suprarrenal bombea sus sustancias químicas en su torrente sanguíneo, usted se «carga» de energías. Debido a la descarga física manifestada en este momento, cualquier tensión negativa que usted experimente se convierte en una experiencia positiva.

Esto significa que las personas saludables del grupo O liberan fuerzas hormonales a través del ejercicio físico intenso y vigoroso. Sus sistemas están literalmente adaptados para eso.

El ejercicio es especialmente crítico para la salud de las personas de este grupo, porque el impacto del estrés es directo y físico.

Un programa de ejercicio físico regular no sólo levanta el ánimo de estos individuos, también les permite mantener el control de su peso, el equilibrio emocional y la confianza en sí mismos. El tipo O responde bien al ejercicio intenso, en casi todas las modalidades.

Los individuos de este grupo que necesitan perder peso deben participar en sesiones de ejercicio físico intenso. Esto se debe a que este tipo de ejercicio acidifica aún más el tejido muscular y genera una actividad más consumidora de grasas. El tejido múscular ácido es el resultado de la cetosis, la cual, como hemos visto, fue la clave del éxito para sus antepasados del tipo O. ¡Me atrevería a decir que no hubo un solo Cro-Magnon obeso sobre el planeta!

El tipo O que no expresa su naturaleza física con una actividad apropiada en respuesta al estrés, con el tiempo resulta abrumado durante la etapa de agotamiento de la reacción al estrés. Esta etapa se caracteriza por una serie de manifestaciones psicológicas causadas por un ritmo más lento del metabolismo, como la depresión, la fatiga o el insomnio. Si no se ejercita, será vulnerable a una cantidad de afecciones inflamatorias y autoinmunes, como la artritis y el asma, así como también a un aumento sostenido del peso y la consecuente obesidad.

Se recomiendan los siguientes ejercicios para los individuos del grupo sanguíneo O. Preste especial atención a la duración de las sesiones. Para lograr un efecto metabólico persistente, usted tiene que acelerar su ritmo cardiaco.

Puede combinar cualquiera de estos ejercicios, pero para obtener los mejores resultados procure hacer uno o varios de ellos al menos cuatro veces por semana.

Ejercicio	Duración	Frecuencia
Aerobismo	40-60 min.	3-4 v por semana
Natación	30-45 min.	3-4 v por semana
Trote (jogging)	30 min.	3-4 v por semana
Entrenamiento c/pesas	30 min.	3 v por semana
Cinta/rueda de andar	30 min.	3 v por semana
Subir escaleras	20-30 min.	3-4 v por semana
Artes marciales	60 min.	2-3 v por semana
Deportes por contacto	60 min.	2-3 v por semana
Calistenia	30-45 min.	3 v por semana
Bicicleta	30 min.	3 v por semana
Caminata enérgica	30-40 min.	5 v por semana
Danza	40-60 min.	3 v por semana
Patinaje sobre ruedas o sobre hielo	30 min.	3-4v por semana

PAUTAS DE EJERCICIO PARA EL TIPO O

Los tres componentes de un programa de ejercicio de alta intensidad son el período de calentamiento, el período de ejercicio aeróbico y el período de enfriamiento. El «calentamiento» es muy importante para prevenir lesiones, porque favorece la afluencia de sangre a los músculos, preparándolos para el ejercicio, ya sea caminar, correr, andar en bicicleta, nadar o jugar un partido. El período de calentamiento debería incluir movimientos de flexión y estiramiento, para evitar desgarros en los músculos y tendones.

El ejercicio lo podemos dividir en dos tipos básicos: ejercicios isométricos, en los cuales se crea tensión en los músculos inmóviles o estacionarios; y ejercicios isotónicos, como la calistenia, la carrera o la natación, que producen una tensión muscular a través de una serie de movimientos.

Los ejercicios isométricos se pueden utilizar para tonificar músculos específicos, que luego pueden ser más vigorizados mediante el ejercicio isotónico activo. El ejercicio isométrico se puede efectuar empujando o tirando de un objeto inmóvil o mediante la contracción o tensión de los músculos opuestos.

A fin de lograr el máximo beneficio cardiovascular del ejercicio aeróbico, usted debe acelerar los latidos de su corazón hasta aproximadamente un 70 por ciento de su ritmo cardiaco máximo. Una vez que haya alcanzado ese ritmo elevado durante el ejercicio, continúe ejercitándose para mantenerlo durante treinta minutos. Esta rutina se debería repetir al menos tres veces por semana.

Para calcular su rítmo cardiaco máximo:

1. Reste su edad de 220.
2. Multiplique la diferencia por el 70 por ciento (0,70). Si usted tiene más de sesenta años o está en

condiciones físicas deficientes, multiplique el resto por el 60 por ciento (0,60).

3. Multiplique el resultado por el 50 por ciento (0,50). Por ejemplo, una mujer saludable de cincuenta años debería restar 50 de 220, para obtener un ritmo cardiaco máximo de 170. Al multiplicar 170 por 0,70 le dará 119 latidos por minuto, que son el nivel máximo que debería conseguir. Mientras que al multiplicar 170 por 0,50 le dará 85 latidos por minuto, el más bajo nivel en su rango.

Los individuos activos y saludables de menos de cuarenta y las personas de menos de sesenta años con un riesgo cardiovascular bajo pueden escoger su propio programa de ejercicio entre los recomendados.

Recuerde que su meta es contrarrestar el estrés con la acción. Curiosamente, para las personas del tipo O el mejor antídoto contra la fatiga y la depresión es el trabajo físico. Imagine su metabolismo como un hogar. Primero enciende el fuego usando trozos pequeños de madera llamados leña, y luego gradualmente va agregando trozos cada vez más grandes hasta que tiene una verdadera hoguera. Si usted está demasiado cansado para imaginarse haciendo aerobismo durante cuarenta y cinco minutos o una hora, ¡empiece por hacer algo! A medida que se sienta mejor, agregue más actividad. Con el tiempo, sus niveles de estrés disminuirán, estará de mejor talante, y tendrá una energía renovada.

COMENTARIO FINAL:
LA CUESTIÓN DE LA PERSONALIDAD

Todas las personas del grupo sanguíneo O llevan en su sangre una memoria genética de fuerza, resistencia, osadía, intuición, confianza en sí mismas y un optimismo innato. El tipo O original era el epítome del impulso y el sentido de la autopreservación. Creían en sí mismos. Esto también es algo positivo, de no haber sido así no estaríamos aquí.

Si usted pertenece a este grupo, puede ser capaz de apreciar esta herencia porque las cosas que lo inspiran, lo hacen sentir saludable y le dan energía son muy parecidas a las que influyeron sobre sus antepasados. Alimentado con una dieta rica en proteínas usted es fuerte y vigoroso. Responde mejor al ejercicio físico intenso, de hecho, usted se deprime, se desalienta y aumenta de peso cuando se priva de ella.

Quizás también haya heredado la tendencia al éxito y las cualidades de liderazgo del tipo O —fuerte, seguro y vigoroso— que prospera con la buena salud y el optimismo.

El ex presidente Ronald Reagan es un ejemplo del tipo O que encaja muy bien en esta categoría. Su gobierno se caracterizó por el equilibrio, la seguridad y un incesante optimismo acerca del futuro. Jamás habrá notado que Reagan dudara de sí mismo. Para bien o para mal, avanzaba con ímpetu y firmeza. También era propenso a correr riesgos, como es el estilo del tipo O. La gente solía llamarlo «el presidente de teflón» porque nunca se alteraba ante los riesgos que corría.

Desde luego, Reagan no mostró (al menos públicamente) el estilo astuto, intransigente y casi brutal de algunos líderes. Por ejemplo, no nos sorprende que algunos célebres jefes de la mafia hayan sido del tipo O. Al Capone fue del tipo O. Un ejemplo de liderazgo llevado hasta el extremo.

Y hablando de sujetos arriesgados, el penúltimo tahúr, Jimmy el Griego, era del tipo O. Lo mismo que el ex presidente soviético Mijail Gorbachov, uno de los políticos más osados de los tiempos modernos.

La Reina Isabel II de Gran Bretaña también es del

grupo sanguíneo O, como su hijo Carlos, el Príncipe de Gales.

Me parece interesante que la Casa de Windsor tenga antecedentes de personas con problemas hemofílicos. Quizás exista una conexión con el tipo de sangre O.

5

Plan del Grupo A

TIPO A: EL AGRICULTOR

- EL PRIMER VEGETARIANO
- COSECHA LO QUE SIEMBRA
- TUBO DIGESTIVO SENSIBLE
- SISTEMA INMUNE TOLERANTE
- SE ADAPTA BIEN A LAS CONDICIONES ALIMENTICIAS Y AMBIENTALES ESTABLECIDAS
- RESPONDE MEJOR AL ESTRÉS CON UNA ACCIÓN CALMA
- NECESITA UNA DIETA VEGETARIANA PARA MANTENERSE DELGADO Y PRODUCTIVO

———————

La dieta del tipo A

El tipo A prospera con las dietas vegetarianas, la herencia de sus antepasados agricultores más establecidos y menos aguerridos. Si usted es norteamericano o sudamericano y pertenece al grupo A, debe resultarle demasiado arduo pasar del típico régimen de carne y papas a las proteínas de la soja, los cereales y los vegetales. Del mismo modo, debe parecerle difícil eliminar completamente los alimentos procesados y refinados, ya que nuestros alimentos vistosamente envasados contienen cada vez más toxinas. Por eso es particularmente importante que los sensibles integrantes de este grupo sanguíneo ingieran sus alimentos en un estado tan natural como sea posible: frescos, puros y orgánicos.

Este ajuste de la dieta para el sistema inmune sensible del tipo A puede ser muy decisivo. Como usted verá en el capítulo 9, el grupo sanguíneo A está biológicamente predispuesto a las afecciones cardiacas, el cáncer y la diabetes. En otras palabras, éstos son sus factores de riesgo. Pero no tienen por qué ser su destino. Si usted sigue esta dieta, puede fortalecer su sistema inmune e impedir el desarrollo de enfermedades potencialmente mortales. Un aspecto positivo de su origen genético es su capacidad para utilizar lo mejor que la naturaleza tiene para ofrecer. Será su desafío reaprender lo que su sangre ya sabe.

El factor pérdida de peso

Usted será naturalmente más delgado con la Dieta del tipo A. Si está acostumbrado a comer carne, perderá peso más rápidamente al principio, a medida que elimine los alimentos tóxicos de su dieta.

En muchos aspectos, el tipo A es exactamente lo opuesto del tipo O en lo que respecta al metabolismo. Si bien los productos animales aceleran el ritmo metabólico del grupo O, haciéndolo más eficiente, tienen un efecto muy diferente sobre el tipo A. Quizás usted ya haya notado que cuando come carne roja se siente flojo y menos dinámico que cuando come proteínas vegetales. Algunas personas del tipo A experimentan una retención de líquidos cuando sus sistemas digestivos procesan lentamente las comidas pesadas. Los individuos del grupo O «queman» su ingesta de carne como si fuera combustible; pero el tipo A la almacena como grasa. La razón de esta diferencia es el ácido gástrico. Mientras que el tipo O tiene un alto contenido de ácido gástrico, que favorece la digestión de la carne, el tipo A tiene un contenido de ácido más bajo, una adaptación de sus antepasados que sobrevivieron sobre la base de una dieta vegetariana.

Los alimentos lácteos también son deficientemente digeridos por el tipo A, y provocan reacciones insulínicas, otro factor de trastorno metabólico. Además, los productos lácteos son muy ricos en grasas saturadas, el tipo de grasa que compromete la función cardiaca y lleva a la obesidad y la diabetes.

El trigo es un factor ambivalente en la Dieta del tipo A. Si bien las personas de este grupo sanguíneo pueden comer trigo, tienen que procurar no consumir demasiado trigo para que su tejido muscular no se torne excesivamente ácido. A diferencia del grupo O, que posee un tejido ligeramente ácido, el tipo A no puede utilizar la energía tan rápidamente y el metabolismo de las calorías se inhibe. Esta reacción particular al trigo es un buen ejemplo de cómo los diferentes alimentos producen reacciones distintas de acuerdo con su tipo de sangre. El trigo es alcalino en el tipo O y ácido en el tipo A.

Además de ingerir una amplia variedad de alimentos saludables bajos en grasa y de equilibrar los vegetales y granos, el tipo A necesita identificar ciertos alimentos por sus efectos beneficiosos o perjudiciales. He aquí una guía rápida:

Alimentos que favorecen el aumento de peso

Carne	*deficientemente digerida*
	almacenada como grasa
	incrementa las toxinas digestivas
Alimentos lácteos	*inhiben el metabolismo de los nutrientes*
Habas	*interfieren con las enzimas digestivas*
	retrasan el ritmo metabólico
Trigo (en exceso)	*inhibe la eficiencia insulínica*
	empeora la utilización de las calorías

Alimentos que favorecen la pérdida de peso

Aceites vegetales	*contribuyen a una digestión eficiente*
	impiden la retención de líquidos
Alimentos de soja	*contribuyen a una digestión eficiente*
	se metabolizan rápidamente
Vegetales	*contribuyen a un metabolismo eficiente*
	favorecen la evacuación intestinal
Ananá/piña	*mejora la utilización de las calorías*
	favorece la evacuación intestinal

INCORPORE ESTAS PAUTAS AL SIGUIENTE DIAGRAMA
DE LA DIETA PARA EL TIPO A

Carnes rojas y aves

Tipo A	Semanal	Si su origen es		
Alimento	*Porción**	*Africano*	*Caucásico*	*Asiático*
Carnes rojas magras	112-168 g (H) 56-140 g (M. y niños)	0-1 p	0 p	0-1 p
Aves de corral	112-168 g (H) 56-140 g (M. y niños)	0-3 p	0-3 p	1-4 p

* Las porciones recomendadas son sólo pautas que pueden ayudarle a adecuar su dieta de acuerdo con sus propensiones ancestrales.

Para obtener los mayores beneficios, el tipo A debería
eliminar todas las carnes de su dieta. Sin embargo, seamos
realistas: la dieta occidental todavía está definidamente
orientada hacia la proteína en general. La tendencia en los
restaurantes de comidas rápidas parece ser más fuerte, con
más grasa y calorías que nunca antes. Pero sin importar
cuál sea la tendencia actual, le sugiero que analice las pautas de la Dieta para el tipo A con una mente abierta. Éste es
un camino para empezar a reducir sus factores de riesgo de
afección cardiaca y cáncer en su dieta.

Dicho todo esto, debo advertirle que probablemente
le llevará un tiempo pasarse a una dieta totalmente vegetariana. Comience por sustituir la carne por el pescado
varias veces a la semana. Cuando coma carne escoja los
cortes más magros que pueda encontrar; el pollo es preferible a la carne roja. Prepare la carne a la parrilla o al
horno.

Absténgase de los productos cárnicos procesados como el jamón, las salchichas y los fiambres. Contienen ni-

tritos, que promueven el cáncer en las personas con bajos niveles de ácido gástrico, una característica del tipo A.

Neutros
Gallina Cornualles
Pavo
Pollo

No aconsejables

Búfalo	Codorniz	Hígado
Carne de pato	Conejo	Jamón
Carne picada	Corazón	Perdiz
Carne vacuna	Cordero	Ternera
Carnero	Faisán	Tocino o panceta
Cerdo	Ganso	Venado

Pescados y mariscos

Tipo A	Semanal	Si su origen es		
Alimento	*Porción*	*Africano*	*Caucásico*	*Asiático*
Frutos de mar recomendados	112-168 g	0-3 p	1-4 p	1-4 p

Las personas del grupo sanguíneo A pueden comer pescados y mariscos en cantidades moderadas tres o cuatro veces por semana, pero deberían evitar los pescados blancos como el lenguado y el rodaballo. Contienen una lectina que puede irritar el tubo digestivo del tipo A.

Si usted es una mujer del grupo sanguíneo A con antecedentes familiares de cáncer de mama, considere la introducción de caracoles en su dieta. El caracol comestible *Helix pomatia* contiene una poderosa lectina que aglutina específicamente y transforma las células mutantes de dos de las formas más comunes de cáncer de mama, como veremos en el capítulo 10. Éste es un tipo positivo de aglutinación; esta lectina elimina las células enfermas.

Los frutos de mar se asan al horno o a la parrilla, o se cuecen a fuego lento para aprovechar todo su valor nutritivo.

Muy beneficiosos

Bacalao	Mero	Sardina
Caballa	Perca	Sollo
Caracol	Perca plateada	Trucha
Carpa	(EEUU)	Trucha arco iris
Dorado	Pez monje	Trucha de mar
Esturión blanco	Salmón	

Neutros

Abalones	Besugo	Cubera
Albacora (atún)	Cazón	Eperlano
Esturión	Perca blanca	Pez vela
Lucio	Perca oceánica	Róbalo
Mahimahi	Pez espada	

No aconsejables

Abadejo	Camarones	Merluza
Almeja	Cangrejo	Ostras
Anchoa	Caviar	Pulpo
Anguila	Hipogloso	Ranas
Arenque (en vinagre)	Langosta	Rodaballo
Arenque (fresco)	Lenguado	Sábalo
Bagre	Lenguado gris	Salmón ahumado
Barracuda	Lisa	Salpa
Beluga (esturión blanco)	Lofolátilo	Tortuga
	Mejillones	Vieiras
Calamares		

Huevos y productos lácteos

Tipo A	Semanal	Si su origen es		
Alimento	*Porción*	*Africano*	*Caucásico*	*Asiático*
Huevos	1 huevo	1-3 p	1-3 p	1-3 p
Quesos	56 g	1-3 p	2-4 p	0 p
Yogur	112-168 g	0 p	1-3 p	0-3 p
Leche	½ - ¾ taza	0 p	0-4 p	0 p

El grupo sanguíneo A puede tolerar pequeñas cantidades de productos lácteos fermentados, pero debería evitar todo lo que está elaborado con leche entera, y también limitar el consumo de huevos a una ingesta ocasional de huevos orgánicamente producidos. Esto requiere algo de planeamiento, ya que la dieta occidental se basa en huevo, mantequilla y nata (crema), y los pasteles, tortas, bizcochos y helados son los platos favoritos.

Sus opciones del tipo A deberían ser el yogur, el kefir, la crema agria no grasa y los productos lácteos de cultivo. La leche de cabra no procesada es un buen sustituto de la leche de vaca entera. Y, desde luego, la leche y los quesos de soja son excelentes alternativas, muy beneficiosas para este grupo sanguíneo.

La mayor parte de los productos lácteos no son digeribles para el tipo A, por la simple razón de que la sangre del grupo A crea anticuerpos para el azúcar básico presente en la leche entera: la D-galactosamina. Como usted recordará del capítulo 2, la D-galactosamina es el azúcar esencial que, junto con la fucosa, forma el antígeno del tipo B. Como el sistema inmune del tipo A está diseñado para rechazar todo lo que provenga del tipo B, los anticuerpos que crea para rechazar los antígenos B también rechazan los productos de leche entera.

Si usted es del tipo A y padece de alergias o experimenta problemas respiratorios, tenga en cuenta que los productos lácteos incrementan significativamente la cantidad de mucus que secreta. El tipo A normalmente produce más mucus que los otros tipos de sangre, probablemente porque necesita la protección adicional que le proporciona su sistema inmune demasiado benevolente. Sin embargo, la producción excesiva de mucus puede ser perjudicial, ya que suele liberar numerosas bacterias. Un mucus abundante conduce inevitablemente a respuestas alérgicas, infecciones y problemas respiratorios. Ésta es otra buena razón para limitar su ingesta de alimentos lácteos.

Muy beneficiosos
Queso de soja*
Leche de soja*

* Buenas alternativas lácteas.

Neutros

Kefir	Queso de granja	Yogur
Leche de cabra	Queso de oveja	Yogur c/fruta
Mozzarella de bajo cont. graso	Ricotta de bajo cont. graso	Yogur congelado
Queso de cabra		

No aconsejables

Brie	Jarlsburg	Queso de bola (Edam)
Camembert	Leche desnatada (2%)	Queso suizo
Caseína	Leche entera	Queso tipo Cheddar
Cottage	Mantequilla	
Cheddar	Munster	Roquefort
Emmenthal	Neufchatel	Sorbete
Gouda	Parmesano	Suero de leche
Gruyère	Queso crema	
Helado		

Aceites y grasas

Tipo A	Semanal	Si su origen es		
Alimento	*Porción*	*Africano*	*Caucásico*	*Asiático*
Aceites	1 cucharada	3-8 p	2-6 p	2-6 p

El organismo del tipo A necesita muy poca grasa para funcionar bien, pero una cucharada de aceite de oliva todos los días en las ensaladas o vegetales al vapor ayuda a la digestión y la evacuación. Como grasa monoinsaturada, el aceite de oliva también tiene un efecto positivo sobre su corazón y realmente puede reducir el colesterol.

Las lectinas presentes en los aceites como el de maíz y cártamo causan problemas en el tubo digestivo del grupo sanguíneo A, exactamente el efecto opuesto de los aceites beneficiosos.

Desde luego, hay sólo dos aceites que son muy beneficiosos, y francamente, el aceite de oliva es mucho más sabroso y apropiado para cocinar que el de linaza.

Muy beneficiosos
Aceite de linaza (semilla de lino)
Aceite de oliva

Neutros
Aceite de canola
Aceite de hígado de bacalao

No aconsejables
Aceite de cártamo
Aceite de maíz
Aceite de maní/cacahuete

Aceite de semilla de
    algodón
Aceite de sésamo

Frutos secos y semillas

Tipo A	Semanal	Si su origen es		
Alimento	*Porción*	*Africano*	*Caucásico*	*Asiático*
Frutos secos y semillas	1 puñado pequeño	4-6 p	2-5 p	4-6 p
Mantequillas de nueces	1 cucharada	3-5 p	1-4 p	2-4 p

Muchas frutos secos y semillas, como las de calabaza y girasol, las almendras y las nueces pueden proporcionar una suplementación positiva para la Dieta del tipo A. Dado que el grupo A ingiere muy poca proteína animal, los frutos secos y semillas le proporcionan un componente proteico importante. El maní es el más beneficioso. Cómalo a menudo porque contiene una lectina que combate el cáncer. También consuma la piel o tegumento del maní (no las cáscaras). Las semillas de calabaza también son muy beneficiosas.

Si usted pertenece al grupo sanguíneo A y tiene problemas de vesícula, limítese a pequeñas cantidades de mantequillas de nueces, en lugar de las nueces enteras.

Muy beneficiosos
Maní/cacahuete
Mantequilla de maní
Semillas de calabaza

Neutros
Almendras
Avellana
Avellana australiana
Castañas
Mantequilla de almendra

Mantequilla de girasol
Mantequilla de sésamo (tahini)
Nueces (nogal)
Nuez pacana

Nuez del nefelio
Piñones (s. del pino)
Semillas de amapola
Semillas de girasol
Semilllas de sésamo

No aconsejables
Nuez de acajú
Nuez de Pará
Pistachos

Legumbres

Tipo A	Semanal	Si su origen es		
Alimento	*Porción*	*Africano*	*Caucásico*	*Asiático*
Legumbres recomendadas	1 taza, secos	4-7p	3-6 p	2-5 p

Las personas del grupo sanguíneo A prosperan sobre la base de las proteínas vegetales presentes en las legumbres. Junto con su aliado el grano de soja y todos sus productos derivados, muchas legumbres proporcionan una fuente nutritiva de proteína. Sin embargo, tenga en cuenta que no todas las legumbres son buenas para usted. Algunas, como el frijol colorado, las habas, el frijol blanco común y los garbanzos contienen una lectina que causa una disminución en la producción de insulina, lo cual a menudo es un factor de obesidad y diabetes.

Muy beneficiosos
Arvejas/chícharos/guisantes   Poroto careta
Germen de soja   Poroto pinto
Lentejas rojas o moradas   Porotos/frijoles/judías
Lentejas verdes   negros

Neutros
Alubias   Haba cochinera   Poroto jicama
Chauchas/ejotes/   Habichuela   Porotos
  judías verdes   verde   blancos

No aconsejables

Garbanzos	Poroto blanco común	Poroto tamarindo
Habas	Poroto colorado	Porotos rojos

Cereales

Tipo A	Semanal	Si su origen es		
Alimento	*Porción*	*Africano*	*Caucásico*	*Asiático*
Granos enteros	1 taza, secos	6-10 p	5-9 p	4-8 p
En pastas	1 taza, secos	3-5 p	4-6 p	3-5 p

El grupo sanguíneo A por lo general responde bien a los cereales y granos, y usted puede comer estos alimentos una o más veces por día. Seleccione los granos enteros más concentrados en lugar de los cereales procesados e instantáneos. Incorpore a su dieta la harina de soja y de maíz, el mijo y las avenas integrales.

Las personas del tipo A con una secreción mucosa abundante causada por el asma o las infecciones frecuentes deberían limitar el consumo de trigo, ya que éste favorece la producción de mucus. Tendrá que experimentar por su cuenta para determinar cuánta cantidad de trigo puede comer.

El tipo A consumidor de trigo debería tratar de equilibrar los ácidos provenientes de este grano con alimentos alcalinos (ver Frutas). No nos estamos refiriendo al ácido gástrico, sino al equilibrio ácido/alcalino en sus tejidos musculares. Los individuos de este grupo sanguíneo están en mejores condiciones físicas cuando sus tejidos son ligeramente alcalinos, en contraste directo con el tipo O. Si bien el núcleo interno del grano de trigo es alcalino en el tipo O, en el tipo A resulta ácido.

Muy beneficiosos
Amaranto
Kasha (gachas de trigo)
Trigo sarraceno (alforjón)

Neutros

Arroz, cocido	Harina de avena	Kamut
Cebada	(cuáquer)	Mijo, cocido
Crema de arroz	Harina de maíz	Salvado de arroz
Escanda	Hojuelas de maíz	Salvado de avena

No aconsejables

Cereales surtidos p/desayuno	Granola
Crema de trigo	Salvado de trigo
Fécula	Trigo desmenuzado
Germen de trigo	

Panes y panecillos

Tipo A	Diaria	Si su origen es		
Alimento	*Porción*	*Africano*	*Caucásico*	*Asiático*
Panes, galletas	1 rebanada	2-4 p	3-5 p	2-4 p
Panecillos	1 panecillo	1 p	1-2 p	1 p

Las pautas para el consumo de panes y panecillos en el grupo sanguíneo A son similares a las de los cereales y granos. Por lo general son alimentos beneficiosos, pero si usted produce una mucosidad abundante o está excedido de peso, estos trastornos pueden hacer desaconsejable la ingestión de harina de trigo integral. Las harinas de soja y arroz son buenos sustitutos para usted. Sin embargo, tenga en cuenta que los panes de trigo germinado que se obtienen en el comercio a menudo contienen cantidades reducidas de trigo germinado y son básicamente panes de trigo integral. Lea el marbete de los ingredientes. Si bien el pan esenio y el Ezequiel (que se pueden adquirir en las tiendas de productos naturistas) son panes de trigo germinado, la lectina del gluten se ha destruido en el proceso de germinado.

Muy beneficiosos

Pan de harina de soja   Pan Ezequiel
Pan esenio   Tortas de arroz

Neutros

Pan árabe   Pan libre de gluten
Pan de arroz no refinado   Panecillos de maíz
Pan de centeno   Panecillos de salvado
Pan de centeno 100%   de avena
Pan de escanda   Rosca de pan de trigo
Pan de mijo   Tostadas de centeno

No aconsejables

Pan ázimo, trigo   Pan multi-cereales
Pan de alta proteína   Panecillos de salvado de trigo
Pan de trigo duro   Panecillos ingleses
Pan de trigo integral   Pumpernickel

Granos y pastas

Tipo A	Diaria	Si su origen es		
Alimento	*Porción*	*Africano*	*Caucásico*	*Asiático*
Granos (y harinas)	1 taza, seco	2-3 p	2-4 p	2-4 p
Pastas	1 taza, secas	2-3 p	2-4 p	2-4 p

El grupo sanguíneo A tiene una amplia gama de opciones en materia de granos y pastas. Estos alimentos son excelentes fuentes de proteína vegetal. Pueden proporcionar muchos de los nutrientes que el tipo A ya no recibe de las proteínas animales. Prescinda de los alimentos procesados, como las comidas congeladas, los fideos y las salsas preparadas, o las combinaciones de arroz y vegetales envasados; en su lugar, obtenga todos los beneficios nutritivos de los productos de harinas integrales. Hornee sus propios pasteles, prepare sus propios fideos, o cocine su propio arroz, utilizando los ingredientes más puros.

Muy beneficiosos

Alcaucil, pasta	Harina de centeno
Fideos Soba	Kasha (gachas de trigo
Harina de arroz	molido grueso)
Harina de avena	Trigo sarraceno

Neutros

Arroz, basmati	Fideos de escanda	Harina de trigo
Arroz blanco	Harina de cebada	germinado
Arroz de la India	Harina de escanda	Harina, gluten
Arroz no refinado	Harina de	Quinua
Bulgor	Graham	Trigo duro,
Cuscús	Harina de trigo	harina

No aconsejables

Fideos de sémola	Harina blanca
Fideos y pastas	Harina de trigo
de espinaca	integral

Vegetales

Tipo A	Semanal	Si su origen es		
Alimento	*Porción*	*Africano*	*Caucásico*	*Asiático*
Vegetal crudo	1 taza	3-6 p	2-5 p	2-5 p
Vegetales cocidos	1 taza	1-4 p	3-6 p	3-6 p
Productos de soja	168-225 g p/sem.	4-6 p p/sem.	4-6 p p/sem.	5-7 p

Los vegetales son cruciales para la Dieta del tipo A, ya que le proporcionan minerales, enzimas y antioxidantes. Coma sus vegetales en un estado tan natural como sea posible (crudos o al vapor) para preservar íntegramente sus propiedades.

La mayoría de los vegetales son aceptables para el tipo A, pero hay algunos reparos: los ajíes agravan el delicado estómago del tipo A, como los hongos en las aceitunas fermentadas. Las personas de este grupo sanguíneo también son muy sensibles a las lectinas de las patatas comunes, las batatas/boniatos, y el repollo/col. Evite los tomates, ya que sus lectinas tienen un poderoso efecto nocivo sobre el tubo digestivo del tipo A. Constituyen un alimento extraño, que se ha dado en llamar panhemoglutinante. Esto significa que sus lectinas aglutinan en todo tipo de sangre. Sin embargo, el tipo O no produce anticuerpos para los tomates, y puede comerlos, lo mismo que el tipo AB. Pero son muy perjudiciales para los grupos sanguíneos A y B.

El brócoli está muy recomendado por sus propiedades antioxidantes. Los antioxidantes fortalecen el sistema inmune y previenen la división celular anormal. Otros vegetales que son excelentes para el tipo A son las zanahorias, las hojas de col rizada, la berza común, la calabaza y la espinaca.

Coma abundante ajo. Es un antibiótico natural y un

reforzador del sistema inmune, y es beneficioso para su sangre. Todos los grupos sanguíneos se benefician con el consumo de ajo, pero quizás el grupo A sea el que más se favorece, porque su sistema inmune es vulnerable a una serie de afecciones que el ajo mejora. Las cebollas amarillas también refuerzan eficazmente el sistema inmune. Contienen un antioxidante llamado quercitina.

Y, desde luego, el tofú es el componente principal de la Dieta del tipo A. Es un alimento nutritivamente completo que satisface y es barato. Muchas personas en las sociedades occidentales sienten una aversión inmediata hacia el tofú. Creo que el problema real estriba en la manera en que habitualmente se exhibe en los supermercados: en grandes tubos plásticos de agua helada. De esta manera no parece muy atractivo. He comprobado que el tofú que se presenta de esta manera no es tan bueno como el refrigerado. Además, procure comprar el tofú en las tiendas de alimentos naturales, donde es probable que sea más fresco que en los supermercados. El tofú no tiene sabor, incorpora el sabor de los vegetales y especias utilizadas en la cocción. La mejor manera de prepararlo es en fritura con vegetales, aderezado con ajo, jengibre y salsa de soja.

Muy beneficiosos

Acelga	Diente de león	Puerro
Ajo	Escarola	Quimbombó
Alcaucil/alcachofa	Espinaca	Rábano picante
Brócoli	Hojas de	Tempeh
Brotes de alfalfa	remolacha/	(granos de soja
Cebolla grande	berretaga	fermentados)
Cebolla roja	Lechuga romana	Tofú
Cebollas amarillas	Nabos	Tupinambo
Col rizada, hojas	Pastinaca	Zanahorias
Colinabo	Perejil	Zapallo/calabacín

Neutros

Aceitunas verdes
Alcaravea
Algas marinas
Apio
Berro
Bok choy
  (col china)
Brotes de bambú
Brotes de rábano
Calabaza de todo
  tipo
Cebollas de verdeo
Coliflor

Coriandro
Chalote
Endibia
Escalonias
Espárragos
Hinojo
Hongos (setas)
Hongos enoki
Lechuga común
Maíz amarillo
Maíz blanco
Palta/aguacate
Pepino

Perifollo
Rábano japonés
  (Daikon)
Rábanos
Radicheta
Remolacha /
  betarraga
Repollitos/coles
  de Bruselas
Rutabaga
Zapallitos/
  calabacines

No aconsejables

Aceituna griega
Aceituna negra
Batata/
  boniato
Col china
Habas

Hongo oriental
  (Shiitake)
Ñames
Papa/patata
  blanca
Patata roja

Pimientos rojos
Pimientos verdes
Repollo/col
  blanca
Repollo roja
Tomates

Frutas

Tipo A	Diaria	Todos los orígenes
Alimento	*Porción*	
Todas las frutas recomendadas	1 fruta o 90-140 g	3-4 p

Las personas del grupo sanguíneo A deberían comer frutas tres veces por día. La mayoría de las frutas son admitidas, si bien usted debería preferir las más alcalinas, como las frutillas/fresas y ciruelas, que pueden ayudarle a equilibrar las harinas y granos que forman ácidos en su tejido muscular. Los melones también son alcalinos, pero su alto contenido de moho los hace difíciles de digerir para el tipo A. El melón miel se debería evitar completamente, ya que tiene el más alto contenido de moho. Otros melones (clasificados como neutros) se pueden comer ocasionalmente.

El tipo A no digiere bien las frutas tropicales como los mangos y papayas. Si bien estas frutas contienen enzimas digestivas que son buenas para los otros tipos de sangre, no parecen surtir efecto en el tubo digestivo de este grupo sanguíneo. Por otro lado, el ananá/piña favorece la digestión del tipo A.

Las naranjas también se deberían evitar, aun cuando puedan figurar entre sus favoritas. Irritan el estómago del tipo A, y además interfieren con la absorción de minerales importantes. Para que no se confunda, le aclaro que la reacción ácida/alcalina ocurre de dos maneras diferentes: en el estómago y en los tejidos musculares. Cuando digo que las naranjas ácidas irritan el estómago, estoy refiriéndome a la irritación que puede causar en el estómago sensible y alcalino de las personas del grupo sanguíneo A. Si bien el ácido gástrico es generalmente bajo en el tipo A, las naranjas podrían irritar las delicadas paredes de su estómago. El pomelo está estrechamente relacionado con las naranjas y también es una fruta ácida, pero tiene efectos positivos en el estómago de las personas de este grupo sanguíneo, mostrando una tendencia alcalina después de la digestión. Los limones también son excelentes para el tipo A; favorecen la digestión y eliminan el mucus del organismo.

Dado que la vitamina C es un antioxidante importante, especialmente para la prevención del cáncer de estómago, coma otras frutas ricas en esta vitamina, como el pomelo o el kiwi.

La lectina de la banana/plátano interfiere con la digestión del tipo A. Por eso, recomiendo sustituirla por otras frutas con gran contenido de potasio, como los damascos/chabacanos/albaricoques, los higos y ciertos melones.

Muy beneficiosas

Ananá/piña	Ciruela verde	Limón
Arándano	Damasco/chabacano/	Mora
Cereza	albaricoque	Pomelo
Ciruela morada	Higos frescos	Pruna
Ciruela roja	Higos secos	Uva

Neutras

Caqui	Grosella	Pasas de Corinto
Carambola	Guayaba	Pera
Dátiles	Higo de tuna	Quinoto/
Durazno/	Kiwi	mandarina
melocotón	Lima	china
Frambuesa	Manzana	Sandía
Frutillas/fresas	Melón, varios	Uva negra
Fruto del saúco	tipos	Uva verde
Granada		

No aconsejables

Banana/plátano	Mango	Ruibarbo
Coco	Melón miel	Papaya
Mandarina	Naranja	

Zumos y líquidos

Tipo A	Diaria	Todos los orígenes
Alimento	*Porción*	
Todos los zumos recomendados	1 taza (225 ml)	4-5 p
Limón y agua	1 taza (225 ml)	1 p (por la mañana)
Agua	1 taza (225 ml)	1-3 p

Las personas del grupo sanguíneo A deberían comenzar cada día con un pequeño vaso de agua tibia con el zumo de medio limón disuelto. Esto les ayudará a reducir el mucus acumulado durante la noche en su tubo digestivo más perezoso y a estimular la evacuación normal.

En lugar de los zumos muy azucarados, que forman más ácidos, deberían consumir zumos de frutas alcalinas, como el concentrado de ciruela negra diluido con agua.

Muy beneficiosos (zumos y líquidos)

Agua (con limón)	Ciruela negra	Pomelo
Ananá/piña	Damasco/chabacano/	Pruna
Apio	albaricoque	Zanahoria

Neutros

Manzana	Zumo de arándano
Sidra de manzana	Zumo de pepino
Uva	

No aconsejables
Naranja
Papaya
Tomate

Especias

Los individuos del grupo A deberían considerar las especias como algo más que realzadores del sabor. La combinación adecuada de especias puede servir como un recurso eficaz para fortalecer el sistema inmune. Por ejemplo, las especias basadas en soja como el miso y la salsa de soja son muy beneficiosas para el tipo A. Si a usted le preocupa la ingesta de sodio, todos estos productos se venden en fórmulas con bajo contenido de sodio.

Las melazas son una fuente de hierro muy buena, un mineral escaso en la Dieta del grupo A. Las algas marinas constituyen una excelente fuente de yodo y de muchos otros minerales. El vinagre se debería evitar debido a los ácidos que suelen causar irritación de las paredes estomacales.

El azúcar y el chocolate son aceptables en la Dieta del tipo A, pero solamente en pequeñas cantidades. Utilícelos como si fueran un condimento.

Muy beneficiosas

Ajo	Malta de cebada	Miso
Jengibre	Melazas	Salsa de soja

Neutras

Agar	Anís	Clavos de especia
Ajedrea	Arrurruz	Comino
Ají	(maranta)	Coriandro
Albahaca	Azafrán	Cremor tártaro
Alga marina	Azúcar blanca	Cúrcuma
Alga marina	Azúcar morena	Chocolate
roja	Bergamota	Eneldo
Algarrobo	Canela	Estragón
Almidón de	Cardamomo	Extracto de
maíz	Cebollino	almendra

Hoja de laurel	Mostaza	Rábano picante
Jarabe de arroz	(en polvo)	Romero
no refinado	Nuez moscada	Sal
Jarabe de maíz	Orégano	Salvia
Mejorana	Páprika	Tamarindo
Menta	Peppermint	Tapioca
Menta verde	Perejil	Tomillo
Miel	Perifollo	Vainilla
Miel de arce	Pimienta inglesa	

No aconsejables

Alcaparras	Pimienta en grano	Vinagre blanco
Gaulteria	Pimienta negra	Vinagre de vino
Pimienta blanca	Pimentón	tinto
Pimienta de	Vinagre	Vinagre, sidra de
Cayena	balsámico	manzana

Condimentos

La mostaza es el único condimento beneficioso para las personas del grupo A, debido a sus propiedades estimulantes del sistema inmune. Usted puede comer pequeñas cantidades de mermelada, aderezos para ensalada de bajo contenido graso e incluso encurtidos (pickles), ocasionalmente. Pero hágalo con precaución, porque los alimentos encurtidos o escabechados han sido asociados con el cáncer de estómago en las personas con bajos niveles de ácido gástrico.

Elimine el ketchup de su dieta; el tipo A no puede digerir el tomate ni el vinagre.

Muy beneficiosos
Mostaza

Neutros

Aderezo de ensalada
  (de bajo contenido
  graso)
Encurtidos, ácidos
Encurtidos, dulces
Encurtidos kosher

Jalea (de las frutas recomendadas)
Mermelada (de las frutas
  permitidas)
Pepino encurtido con eneldo
salsas

No aconsejables
Ketchup
Mayonesa
Salsa inglesa

Infusiones de hierbas

La respuesta del grupo sanguíneo A a las infusiones de hierbas es exactamente opuesta a la del grupo O. Mientras que el grupo O necesita moderar su sistema inmune, el grupo A necesita acelerarlo.

La mayor parte de sus factores de riesgo como integrante del grupo A se relacionan con su sistema inmune lento, y ciertas hierbas pueden tener un efecto poderoso. Por ejemplo, el marjoleto *(Crataegus monogyna)* es un tónico cardiovascular; el áloe, la alfalfa y la bardana son aceleradores del sistema inmune; y el té verde posee efectos antioxidantes sobre el tubo digestivo, suministrando protección contra el cáncer. También es importante incrementar la secreción de ácido gástrico en las personas del tipo A, ya que suelen tener niveles de ácido muy bajos. Ciertas hierbas como el jengibre y el olmo norteamericano estimulan la secreción de ácido estomacal.

Las hierbas relajantes, como la manzanilla y la raíz de valeriana, son un remedio eficaz contra el estrés. La próxima vez que usted se sienta abrumado, prepárese una taza de buen té.

Muy beneficiosas (infusiones)

Alfalfa	Escaramujo	Marjoleto
Alholva	Ginseng	Olmo
Aloe	Hierba de San Juan	norteamericano
Bardana	Jengibre	Té verde
Cardo de María	Manzanilla	Valeriana

Neutras

Abedul blanco	Hoja de frambueso	Perejil
Alsine, pamplina	Hoja de fresa	Roble blanco
Bolsa de pastor	Lúpulo	Salvia
Candelaria	Marrubio	Saúco
Diente de león	Menta verde	Sena
Dong quai	Milenrama	Tilo
Escutelaria	Mora	Tomillo
Fárfara o uña	Palo dulce	Verbena
de caballo	Peppermint	Zarzaparrilla
Genciana		

No confiables

Barba del maíz	Nébeda, hierba	Ruibarbo
Cayena	gatera	Trébol rojo

Bebidas en general

El vino tinto es recomendable para el tipo A debido a sus efectos cardiovasculares positivos. Se cree que un vaso de vino tinto todos los días disminuye el riesgo de afecciones cardiacas tanto en los hombres como en las mujeres.

El café también es recomendable para el tipo A. Aumenta la secreción de ácido gástrico y posee las mismas enzimas que se encuentran en la soja. Alterne el café con el té verde, a fin de obtener la mejor combinación de beneficios.

Todas las otras bebidas se deberían evitar. No son

apropiadas para el sistema digestivo del grupo sanguíneo A, y tampoco estimulan su sistema inmune.

Por supuesto, el agua pura se puede consumir sin limitaciones.

Muy beneficiosas
Café corriente   Té verde
Café descafeinado   Vino tinto

Neutras
Vino blanco

No aconsejables
Agua de seltz   Gaseosa Diet   Té negro corriente
Cerveza   Licores destilados   Té negro
Gaseosa Cola   Otras gaseosas   descafeinado

PLANEAMIENTO DE LAS COMIDAS
PARA EL TIPO A

(De los platos marcados con * se proporciona la receta)

Los siguientes menús y recetas le darán una idea de lo que representa una dieta beneficiosa para el grupo sanguíneo A. Han sido desarrollados por Dina Khader, Master en ciencias, una nutricionista que ha utilizado con éxito las Dietas del tipo de sangre en sus pacientes.

Estos menús tienen una cantidad moderada de calorías y están equilibrados para la eficiencia metabólica del tipo A. El individuo promedio estará en condiciones de mantener su peso sin esfuerzos e incluso rebajar de peso si sigue estas sugerencias. No obstante, se proponen alimentos alternativos si usted prefiere una comida más ligera o si desea limitar su ingesta de calorías y tener todavía una dieta equilibrada y satisfactoria. (El alimento alternativo se indica directamente en forma paralela a la comida que reemplaza.)

Ocasionalmente usted verá un ingrediente en una receta que aparece en su lista de «no aconsejables». Si es un ingrediente muy insignificante (como una pizca de especia), usted puede ser capaz de tolerarlo, de acuerdo con su condición física y su acatamiento estricto a la dieta. Sin embargo, las selecciones de comidas y recetas generalmente están destinadas a surtir efecto con los individuos del tipo A.

A medida que se familiarice con las recomendaciones para la Dieta del tipo A, usted estará en condiciones de crear fácilmente su propio menú y adaptar sus recetas favoritas para hacerlas más convenientes para el tipo A.

Menú estándar	Alternativas para el control del peso
PLAN 1 DE COMIDAS	
Desayuno agua con limón (al levantarse)	
harina de avena con leche de soja y miel de arce o melaza	hojuelas de maíz tostado con leche, leche de soja y arándanos
zumo de pomelo café o infusión de hierbas	
Almuerzo ensalada griega (lechuga cortada, cebolletas, pepino con un poco de queso de oveja, limón y menta fresca) manzana 1 rebanada de pan de trigo germinado infusión de hierbas	

Merienda
1 torta de arroz con
  mantequilla de maní
2 ciruelas
té verde o agua

2 tortas de arroz con
  miel

Cena
Lasagna de tofú-pesto
  brócoli*
yogur
café o infusión de hierbas
(vino tinto si se desea)

tofú frito con arvejas
  chícharos/albaricoques,
  puerros, alubias y brotes
  de alfafa

PLAN 2 DE COMIDAS

Desayuno
agua con limón (al levantarse)
Omelette de tofú*
zumo de pomelo
café o infusión de hierbas
  cortadas

1 huevo escalfado
$\frac{1}{2}$ taza de yogur bajo en
  grasa con
frambuesas o frutillas

Almuerzo
Sopa miso
ensalada de verdura mixta
1 rebanada de pan de centeno
agua o infusión de hierbas

Merienda
bizcochos de hojuelas de
  algarrobo*
o yogur con fruta
infusión de hierbas

fondue de tofú con
  vegetales crudos*

Cena
albóndigas de pavo-tofú, zapallitos/calabacines al vapor*
ensalada de chauchas/ejotes/judías verdes*
yogur de bajo contenido graso, café o infusión de hierbas
  (vino tinto si se desea)

Plan 3 de comidas

Desayuno
agua con limón (al levantarse)
granola de nuez-miel de arce   arroz inflado con leche de
    con leche de soja   soja
zumo de ciruela, zanahoria u
    otro vegetal
café o infusión de hierbas

Almuerzo
sopa de porotos negros   salmón frío y ensalada de
    ensalada de verduras mixtas*   verduras con zumo de
        limón y aceite de oliva

Merienda
pan de damasco/chabacano/ $\frac{1}{2}$ taza de yogur entero
    albaricoque*   con una pizca de miel

Cena
plato árabe de pescado*   pescado al horno*
ensalada de espinaca*
yogur con frutas frescas variadas
infusión de hierbas
(vino tinto si se desea)

RECETAS

LASAGNA DE TOFÚ-PESTO

450 gramos de tofú blando, reducido a pasta
con 2 cucharadas de aceite de oliva
1 taza de queso mozzarella o ricotta
parcialmente desnatadas, desmenuzadas
1 huevo orgánico (optativo)
2 paquetes de espinaca congelada o fresca cortada
1 cucharadita de sal
1 cucharadita de orégano
4 tazas de salsa pesto (puede utilizar menos)
9 tiras de lasagna de arroz o escanda, cocidas
1 taza de agua

Mezcle el tofú y el queso con el huevo, la espinaca y los condimentos. Ponga una capa de lasagna, luego parte de la mezcla de quesos y por último la salsa. Repita, y termine con una capa de masa y la salsa por encima.

Cueza en horno moderado a 180 °C durante 30 a 45 minutos o hasta que esté hecho.

Sirva 4 a 6 porciones.

BIZCOCHOS DE HOJUELAS DE ALGARROBO

$\frac{1}{3}$ taza de aceite orgánico de canola
$\frac{1}{2}$ taza de miel pura de arce
1 cucharadita de extracto de vainilla
1 huevo orgánico
$1\frac{3}{4}$ tazas de harina de avena o de arroz
1 cucharadita de bicarbonato de soda
$\frac{1}{2}$ taza de hojuelas de algarrobo (no endulzadas)
1 pizca de pimienta inglesa (optativa)

Unte con aceite dos bandejas de hornear, y caliente previamente el horno a 190 °C. En un bol de tamaño mediano, mezcle el aceite, la miel de arce y la vainilla. Bata el huevo y agréguelo a la mezcla de aceite. Incorpore gradualmente la harina y el bicarbonato de soda hasta formar una pasta firme. Distribuya las hojuelas de algarrobo y vierta la pasta sobre las bandejas de hornear. Hornee durante 10 a 15 minutos hasta que los bizcochos estén ligeramente dorados. Retire del horno y deje enfriar.

Rinde 3 ½ a 4 docenas.

FONDUE DE TOFÚ

1 taza de tofú, reducido a pasta
1 taza de yogur no graso
1 cucharada de aceite de oliva
zumo de 1 limón
2 cucharadas de escalonias o cebollinos picados
ajo y sal para condimentar

Mezcle el tofú, el yogur, el aceite de oliva y el zumo de limón en una licuadora a alta velocidad hasta que quede una pasta uniforme. Vierta las escalonias o cebollinos y los condimentos. Coloque la preparación en un bol y refrigere. Si la mezcla está demasiado espesa, agregue unas pocas gotas de agua.

Sirva la fondue en un bol de vidrio colocado en el centro de una bandeja de vegetales.

Rinde aproximadamente 3 tazas.

Omelette de tofú (queso de soja)

450 gramos de tofú blando, escurrido y reducido a pasta
5-6 champiñones, cortados en rodajas
225 gramos de rábanos blancos o rojos, rallados
1 cucharadita de jerez para cocinar
1 cucharadita de salsa de soja
1 cucharada de perejil fresco
1 cucharadita de harina de arroz no refinado
4 huevos orgánicos, ligeramente batidos
1 cucharada de aceite de canola u oliva extra-virgen

Mezcle todos los ingredientes en un bol, excepto el aceite. Caliente el aceite en una gran sartén de freír. Vierta la mitad de la mezcla y cubra la sartén. Cocine a fuego bajo durante aproximadamente 15 minutos, hasta que el huevo se haya cocido. Retire de la sartén y mantenga caliente.

Repita el proceso y utilice el resto de la mezcla.
Rinde 3 a 4 porciones.

Albóndigas de pavo-tofú

450 gramos de carne de pavo picada
un paquete de 450 gramos de tofú firme
½ taza de harina de castaña
1 ½ tazas de harina de escanda
1 cebolla grande, finamente picada
¼ taza de perejil fresco, picado
2 cucharitas de sal marina
4 cucharadas de ajo fresco triturado
condimentos aceptables que usted prefiera

Mezcle bien todo. Refrigere durante 1 hora. Forme pequeñas albóndigas. Puede freírlas en aceite hasta que estén doradas y crocantes, o cocinarlas en el horno a 180 °C durante aproximadamente 1 hora.

Rinde 4 porciones.

Ensalada de chauchas

450 gramos de chauchas/ejotes/judías verdes
zumo de 1 limón
3 cucharadas de aceite de oliva
2 dientes de ajo, picados
2 a 3 cucharitas de sal

Lave las chauchas frescas y tiernas. Quíteles los hilos y brotes. Córtelas en trozos de 5 centímetros.

Hágalas hervir en abundante agua hasta que estén tiernas. Escurra. Cuando se hayan enfriado, póngalas en un bol de ensalada. Aderece a gusto con zumo de limón, aceite de oliva, ajo y sal.

Rinde 4 porciones.

Granola de nuez-miel de arce

4 tazas de avena desmenuzada
1 taza de salvado de arroz
1 taza de semillas de sésamo
½ taza de arándanos secos
½ taza de pasas de Corinto
1 taza de nueces trituradas
1 cucharadita de extracto de vainilla
¼ taza de aceite orgánico de canola
¾ taza de miel de arce

Caliente previamente el horno a 130 °C. En un gran bol mezcle la avena, el salvado de arroz, las semillas, las pasas, los arándanos, las nueces y la vainilla. Agregue el aceite y revuelva en forma pareja.

Vierta la miel de arce y revuelva bien hasta que la mezcla esté uniformemente humedecida. La pasta debería ser pegajosa y untable. Extienda la mezcla sobre una bandeja de horno ligeramente aceitada y hornee durante 90 minutos, revolviendo cada 15 minutos para obtener un tostado parejo hasta que la mezcla quede dorada y seca.

Deje enfriar y guarde en un envase hermético.

SOPA DE POROTOS NEGROS

450 gramos de porotos negros
2 litros de agua
⅛ taza de caldo de verdura
56 gramos de cebolla blanca picada
112 gramos de apio
56 gramos de puerro picado
7 gramos de sal
28 gramos de comino
1 taza de perejil desecado
28 gramos de ajo
½ atado de estragón (picado)
½ atado de albahaca fresca (picada)
½ atado de escalonias

Deje los porotos en remojo durante la noche. Vierta el agua y escurra. Agregue 3 litros de agua y haga hervir los porotos.

Elimine parcialmente el líquido de los porotos y agregue el caldo de verdura. Cocine a fuego lento.

Saltee juntos en una sartén la cebolla, el apio, el puerro, los condimentos y el ajo. Agregue esta mezcla a los porotos y prosiga la cocción. Haga un puré con 1/8 taza de esta sopa para dar consistencia. Agregue las escalonias al final para decorar.

Rinde aproximadamente 8 porciones.

PAN DE DAMASCO

1 ¼ taza de yogur no graso
1 huevo orgánico
1 taza de zumo de damascos/chabacanos/
albaricoques en almíbar
2 tazas de harina de arroz no refinado
1 cucharadita de canela en polvo
1 cucharadita de pimienta inglesa en polvo
1 cucharadita de nuez moscada en polvo
1 ¼ cucharadita de bicarbonato de soda
1 taza de damascos/chabacanos/albaricoques secos picados
1 taza de pasas de Corinto

Unte un molde para pan de tamaño estándar y caliente previamente el horno a 180 °C. En un bol de tamaño mediano, mezcle el yogur, el huevo y el zumo de damascos. Agregue 1 taza de harina y la mitad de las especias, además del bicarbonato de soda.

Incorpore la harina y especias restantes. Si la mezcla parece demasiado espesa puede agregar algunas gotas de agua fría o leche de soja. Añada los damascos secos y las pasas de Corinto.

Vierta la pasta en un molde untado y hornee durante 40 a 45 minutos, hasta que el pan esté hecho. Retire el pan del molde y déjelo enfriar sobre una rejilla.

PLATO ÁRABE DE PESCADO

1 róbalo grande o un esturión blanco
(1,3 a 1,8 kg)
1 pizca de sal a gusto
¼ taza de zumo de limón
2 cucharadas de aceite de oliva
2 cebollas grandes, picadas y salteadas en aceite de oliva
2 a 2 ½ tazas de salsa tahini (ver abajo)

Lave el pescado y escúrralo bien. Rocíelo con la sal y el zumo de limón. Deje reposar durante 30 minutos. Escurra el pescado. Colóquelo sobre una bandeja de horno después de untarlo con el aceite de oliva. Cocine en horno precalentado a 200 °C durante 30 minutos.

Cubra con las cebollas salteadas y la salsa tahini, y agregue una pizca de sal. Vuelva a hornear hasta que el pescado pueda ser fácilmente descamado con un tenedor (de 30 a 40 minutos).

Sirva el pescado sobre una bandeja y decore con perejil y tajadas de limón.

Rinde 6 a 8 porciones.

SALSA TAHINI
1 taza de tahini (pasta de semillas de sésamo)
zumo de 3 limones
2 dientes de ajo, picados
2 a 3 cucharaditas de sal
¼ taza de perejil disecado, o perejil fresco finamente picado

En un bol, mezcle el tahini con el zumo de limón, el ajo, la sal y el perejil. Agregue agua suficiente para obtener una salsa espesa.

Rinde aproximadamente 2 tazas.

PESCADO AL HORNO

1 gran esturión blanco (900 a 1.350 gr.) u otro pescado
zumo de limón y sal a gusto
¼ taza de aceite de oliva
1 cucharadita de pimienta de Cayena (optativa)
1 cucharadita de pimienta (optativa)
1 cucharadita de comino (optativa)

Lave el pescado. Rocíelo con la sal y el zumo de limón. Agregue las especias si lo desea. Deje reposar durante ½ hora. Escurra.

Unte el pescado con el aceite y colóquelo sobre una bandeja de hornear. A fin de evitar que el pescado se seque, envuélvalo en un papel untado con aceite. Áselo en el horno previamente calentado a 180 °C durante 30 a 40 minutos, o hasta que el pescado esté tierno y pueda ser fácilmente descamado.

Rinde 4 a 5 porciones.

CON RELLENO (OPTATIVO)
⅓ taza de piñones o almendras desmenuzadas
2 cucharadas de aceite de oliva
1 taza de perejil, picado
3 dientes de ajo, triturados
sal, pimienta y pimienta inglesa a gusto

Saltee los piñones o almendras en el aceite de oliva hasta que estén ligeramente dorados. Agregue el perejil y las especias y saltee durante un minuto más. Rellene el pescado crudo con la mezcla.

Rinde 4 a 5 porciones.

ENSALADA DE ESPINACA

2 atados de espinaca fresca
1 atado de escalonias picadas
zumo de 1 limón
¼ cucharada de aceite de oliva
sal y pimienta a gusto (optativo)

Lave bien la espinaca. Escúrrala y desmenúcela. Espolvoree con la sal. Después de algunos minutos, elimine el exceso de agua. Agregue las escalonias, el zumo de limón, el aceite, la sal y la pimienta. Sirva de inmediato.
Rinde 6 porciones.

CONSULTOR DE SUPLEMENTACIÓN PARA EL TIPO A

El rol de la suplementación —ya se trate de vitaminas, minerales o hierbas— es agregar los nutrientes que faltan en su dieta o suministrar una protección adicional donde usted la necesita. El objetivo de la suplementación para el grupo sanguíneo A es:

• Fortalecer el sistema inmune
• Proporcionar antioxidantes para combatir el cáncer
• Prevenir infecciones
• Fortalecer el corazón

Las siguientes recomendaciones ponen el acento en los suplementos que le ayudan a alcanzar esas metas, y le advierten contra los suplementos que pueden ser contraproducentes o peligrosos para el tipo A.

Vitamina B

Las personas del grupo sanguíneo A deben estar prevenidas con respecto a la deficiencia de vitamina B-12. La Dieta del tipo A no sólo carece de este nutriente que se encuentra principalmente en las proteínas animales, sino que a las personas de este grupo les resulta difícil asimilar la vitamina B-12 que ingieren debido a la ausencia del factor intrínseco en sus estómagos. (El factor intrínseco es una sustancia producida por la mucosa del estómago que ayuda a absorber la vitamina B-12 en la sangre.) En los ancianos del grupo A, la deficiencia de vitamina B-12 puede causar demencia senil y otras afecciones neurológicas.

La mayor parte de las otras vitaminas B están presentes en la Dieta del tipo A. Sin embargo, si usted padece anemia puede necesitar una pequeña suplementación de ácido fólico. Los pacientes cardiacos del tipo A deberían preguntar a sus médicos acerca de la suplementación con bajas dosis de niacina, ya que ésta tiene propiedades reductoras del colesterol.

Los mejores alimentos ricos en vitamina B para el tipo A:

harinas integrales (niacina)	tempeh —granos de soja fermentados (B-12)
salsa de soja (B-12)	pescado
miso —pasta de grano de soja (B-12)	huevos

Vitamina C

Las personas del grupo A, que tienen más altos porcentajes de cáncer de estómago debido a la baja producción de ácido gástrico, se pueden beneficiar tomando suplementos adicionales de vitamina C. Por ejemplo, el nitrito que resulta del ahumado y curado de las carnes, podría ser un problema particular con el tipo A, porque sus posibilidades de provocar cáncer son mayores en las personas con niveles más bajos de ácido gástrico. Como antioxidante, es sabido que la vitamina C impide esta reacción (si bien usted de todos modos debería evitar los alimentos curados y ahumados). Pero esto no quiere decir que deba ingerir cantidades masivas de vitamina C. He comprobado que el tipo A no responde tan bien a las dosis altas (superiores a los 1.000 miligramos) de vitamina C porque suele afectar su estómago. Dos a cuatro cápsulas de 250 mg, tomadas a lo largo del día, no causarán trastornos digestivos.

Los mejores alimentos ricos en vitamina C para el tipo A:

frutillas/fresas	cerezas
pomelo	limón
ananá/piña	brócoli

Vitamina E

Hay ciertas evidencias que demuestran que la vitamina E sirve como protectora contra el cáncer y las afecciones cardiacas, dos susceptibilidades del tipo A. Usted puede necesitar una suplementación diaria, no más de 400 UI (unidades internacionales).

Los mejores alimentos ricos en vitamina E para el tipo A:

aceite vegetal	maní
harinas integrales	vegetales de hoja verde

Calcio

Como la Dieta del tipo A incluye algunos productos lácteos, la necesidad de suplementación con calcio no es tan acuciante como en el tipo O, pero es aconsejable una pequeña cantidad (300 a 600 mg de calcio elemental) adicional desde la edad madura en adelante.

De acuerdo con mi experiencia, el tipo A responde mejor a los productos con calcio. La peor fuente de calcio para el tipo A es la más simple y fácilmente disponible: el carbonato de calcio (que se encuentra a menudo en los antiácidos). Esta forma requiere la más alta cantidad de ácido gástrico para su absorción. En general, el tipo A tolera bien el gluconato de calcio y el citrato de calcio, pero el mejor de todos es el lactato de calcio.

Los mejores alimentos ricos en calcio para el tipo A:

yogur	salmón en conserva	brócoli
leche de soja	(con espinas)	espinaca
huevos	sardinas (con espinas)	leche de cabra

Hierro

La Dieta del tipo A es naturalmente baja en hierro, mineral que se encuentra con mayor abundancia en las carnes rojas. Las mujeres del grupo A, particularmente aquéllas con períodos menstruales difíciles, deberían tener especial cuidado con las reservas de hierro.

Si usted necesita una suplementación de hierro, hágala bajo supervisión médica, para observar sus progresos mediante las pruebas de sangre.

En general, utilice la dosis más baja posible, y evite los períodos de suplementación prolongados. Trate de evitar las fórmulas de hierro en bruto, como el sulfato ferroso, que pueden irritar su estómago. En cambio, puede utilizar formas más suaves de suplementación, como el citrato de hierro. El Floradix, un suplemento herbáceo con hierro líquido se puede encontrar en la mayoría de las tiendas de productos saludables y es muy asimilable para las personas del tipo A.

Los mejores alimentos ricos en hierro para el tipo A:
harinas integrales
habas
higos

Zinc (con cautela)

He observado que una pequeña cantidad de suplementación con zinc (3 mg/día) a menudo representa una gran ventaja para proteger a los niños contra las infecciones, especialmente las del oído. Pero la suplementación con zinc es un arma de doble filo. Mientras que las dosis periódicas reducidas mejoran la inmunidad, las dosis más altas y a largo plazo la disminuyen y pueden interferir con la absorción de otros minerales. ¡Sea precavido con el zinc! Se vende sin receta y está ampliamente disponible como suplemento, pero no lo emplee sin asesoramiento médico.

Los mejores alimentos ricos en zinc para el tipo A:
huevos   legumbres

Selenio (con cautela)

El selenio, que parece actuar como un componente de las propias defensas antioxidantes del organismo, puede ser de importancia para el tipo A propenso al cáncer. Pero consulte con su médico antes de tomar una suplementación de selenio por su cuenta: se han registrado casos de toxicidad por selenio en personas que habían recibido una suplementación excesiva.

Cromo (con cautela)

Debido a una susceptibilidad a la diabetes, a las personas del grupo A con antecedentes familiares de esa enfermedad les puede interesar el hecho de que el cromo mejora la eficacia del factor tolerancia a la glucosa del organismo, lo cual incrementa la eficiencia de la insulina. Sin embargo, sabemos muy poco acerca de los efectos de la suplementación con cromo en el largo plazo, y no sería aconsejable utilizarlo en este momento. El tipo A puede protegerse mejor de las complicaciones diabéticas siguiendo la dieta para su tipo de sangre.

Hierbas/fitoquímicos recomendados para el tipo A

MARJOLETO (*Cratageus oxyacantha*). El marjoleto es un gran tónico cardiovascular. Las personas del grupo sanguíneo A deberían incorporarlo definitivamente a su dieta si ellas o miembros de su familia tienen antecedentes de afecciones cardiacas. Este fitoquímico, con excepcionales propiedades preventivas, se encuentra en el árbol marjoleto. Posee una serie de efectos cardiovasculares. Aumenta la elasticidad de las arterias y fortalece el músculo cardiaco, mientras también disminuye la presión arterial y ejerce un efecto de tipo solvente sobre las placas de las arterias.

Oficialmente aprobado para su uso farmacéutico en Alemania, los efectos del marjoleto son casi desconocidos en otras partes. Los extractos y tinturas son accesibles a través de los médicos naturópatas y las farmacias. No tengo palabras para elogiar sus propiedades. Las monografías oficiales del gobierno alemán muestran que la planta está completamente exenta de efectos secundarios. En mi opinión, los extractos de marjoleto se deberían utilizar para reforzar los cereales para el desayuno, del mismo modo que las vitaminas.

HIERBAS QUE MEJORAN LA INMUNIDAD. En vista de que los sistemas inmunes del grupo sanguíneo A son propensos a las infecciones que comprometen la inmunidad del organismo, estas hierbas, como una planta de flor cónica encarnada, la *Echinacea purpurea*, pueden ayudar a prevenir resfriados y gripes y a mejorar la acción anticancerígena del sistema inmune. Muchas personas toman echinacea en forma líquida o de tabletas. Está ampliamente disponible. La hierba china huangki *(Astragalus membranaceous)* también se toma como un tónico inmune, pero no es tan fácil de encontrar. Los principios activos de ambas hierbas son los azúcares que actúan como mitógenos estimulantes de la proliferación de glóbulos blancos, los cuales a su vez protegen el sistema inmune.

HIERBAS CALMANTES O SEDANTES. Las personas del grupo sanguíneo A pueden utilizar relajantes herbáceos suaves, como la manzanilla y la raíz de valeriana, como un factor anti-estrés. Estas hierbas están disponibles como tés o infusiones y se deberían tomar con frecuencia. La valeriana *(Valeriana officinalis)* tiene un aroma un poco penetrante, que en realidad llega a ser agradable cuando uno se acostumbra. En las herboristerías se suele escuchar el rumor de que la valeriana es la forma natural del Valium (diazepam), un tranquilizante que se expende bajo receta. Pero esto es erróneo. La valeriana fue llamada así por un emperador romano que tuvo la desgracia de ser capturado en batalla por los persas. Asesinado, y sus restos exhibidos en un museo persa, el desdichado Valeriano tuvo la suerte de que algo llevara su nombre.

QUERCETINA. La quercetina es un bioflavonoide que se encuentra abundantemente en los vegetales, particularmente en las cebollas amarillas. La suplementación con quercetina está ampliamente disponible en las herboristerías, por lo general en cápsulas de 100 a 500 mg. Es un antioxidante muy poderoso, cientos de veces más potente que la vitamina E. Puede ser un importante complemento para las estrategias de prevención del cáncer en el tipo A.

CARDO DE MARÍA (*Silybum marianum*). Como la quercetina, el cardo de María o cardo lechero es un antioxidante eficaz con la propiedad adicional de alcanzar concentraciones muy altas en el hígado y los conductos biliares. El tipo A puede sufrir de trastornos hepáticos y vesiculares. Si su familia tiene antecedentes de alguna afección de hígado, páncreas o vesícula, considere la inclusión de un suplemento de cardo lechero (que se puede conseguir fácilmente en las herboristerías y farmacias homeopáticas) en su dieta. Los pacientes de cáncer que están recibiendo quimioterapia deberían utilizar una suplementación de cardo lechero para proteger su hígado del daño.

BROMELIA (enzimas del ananá/piña). Si usted pertenece al grupo sanguíneo A y padece de hinchazón u otros síntomas de mala absorción de la proteína, debería recibir una suplementación con bromelia. Esta enzima posee una moderada capacidad para descomponer las proteínas de la dieta, que ayuda al tubo digestivo del tipo A a asimilar mejor dichas proteínas.

SUPLEMENTOS PRO-BIÓTICOS. Si la Dieta del tipo A es algo nuevo para usted, puede descubrir que adaptarse a un régimen vegetariano es incómodo y produce hinchazón y flatulencia excesiva. Una suplementación pro-biótica puede contrarrestar este efecto, y suministrar las bacterias «buenas» que generalmente se encuentran en el tubo digestivo. Busque suplementos pro-bióticos altos en «factor bífido», ya que esta cepa de bacterias está mejor adaptada al sistema del tipo A.

NO ACONSEJABLES

Vitamina A-Beta caroteno
Mi padre siempre evitó administrar beta caroteno a sus pacientes del tipo A; decía que irritaba sus vasos san-

guíneos. He objetado su observación, ya que esto nunca ha sido documentado. Todo lo contrario, las evidencias sugieren que el beta caroteno puede prevenir las afecciones arteriales. Pero estudios recientes han sugerido que el beta caroteno en dosis altas puede actuar como un pro-oxidante, acelerando el daño en los tejidos, en lugar de detenerlo. Quizás la observación de mi padre fuera la correcta, al menos en el caso del grupo sanguíneo A. Si esto es así, quizás el tipo A deba olvidarse de la suplementación con beta caroteno y en su lugar consumir altos niveles de carotenoides en su dieta.

Una advertencia: a medida que envejecemos, nuestra capacidad para asimilar las vitaminas solubles en grasa puede disminuir. Las personas del tipo A entradas en años podrían beneficiarse con pequeñas dosis suplementarias de vitamina A (10.000 UI diarias) para ayudar a contrarrestar los efectos de la edad sobre el sistema inmune.

Los mejores alimentos ricos en caroteno para el tipo A:

brócoli	espinaca	zanahorias
calabaza amarilla	huevos	

PERFIL ESTRÉS/EJERCICIO DEL TIPO A

La capacidad para revertir los efectos negativos del estrés reside en su tipo de sangre. Como hemos visto en el capítulo 3, el estrés no es en sí mismo el problema; sino cómo se reacciona ante él. Cada tipo de sangre tiene un instinto diferente, genéticamente programado para superar el estrés.

El grupo sanguíneo A reacciona intelectualmente a la primera fase del estrés, la fase de alarma. La adrenalina se descarga su cerebro, y se produce ansiedad, irritabilidad e hiperactividad. Cuando las señales de estrés palpitan en su sistema inmune, usted se debilita. La sensibilidad exacerbada de su sistema nervioso gradualmente desgasta sus delicados anticuerpos protectores. Usted está demasiado agotado para combatir las infecciones y bacterias que están aguardando al acecho para atacar como cocodrilos a la presa debilitada.

Empero, si usted adopta técnicas relajantes, como el yoga o la meditación, puede obtener grandes beneficios al contrarrestar el estrés negativo con concentración y relajación. El tipo A no responde bien a la confrontación permanente, y necesita considerar y practicar el arte de la relajación como un medio de serenarse.

Si el tipo A permanece en su estado naturalmente tenso, el estrés puede producir afecciones cardiacas y diferentes formas de cáncer. Los ejercicios que aportan calma y concentración son el remedio que sustrae al tipo A de las garras del estrés.

El tai chi chuan, movimiento lento, característica ritual del boxeo chino, y el hatha yoga, el eterno sistema de relajación indio, constituyen experiencias de concentración y calma. Los ejercicios isotónicos moderados, como la caminata, la natación y la bicicleta, son favorables para el tipo A. Cuando aconsejo ejercicios moderados, no pretendo decir que usted no puede hacer esfuerzos. En realidad, la clave es su compromiso mental en su actividad física.

Por ejemplo, los ejercicios y deportes competitivos sólo agotarán su energía nerviosa, lo pondrán tenso nuevamente y dejarán su sistema inmune expuesto a la enfermedad y la infección.

Los siguientes ejercicios son apropiados para el tipo A. Preste especial atención a la duración de las sesiones. Para conseguir liberarse de la tensión y reavivar su energía, usted necesita efectuar uno o más de estos ejercicios tres o cuatro veces por semana.

Ejercicio	Duración	Frecuencia
Tai chi	30-40 min.	3-5 v/semana
Hatha yoga	30 min.	3-5 v/semana
Artes marciales	60 min.	2-3 v/semana
Golf	60 min.	2-3 v/semana
Caminata activa	20-40 min.	2-3 v/semana
Natación	30 min.	3-4 v/semana
Danza	30-45 min.	2-3 v/semana
Aerobismo (de bajo impacto)	30-45 min.	2-3 v/semana
Estiramiento	15 min.	3-5 v/semana

PAUTAS DE EJERCICIO PARA EL TIPO A

El tai chi chuan, o tai chi, es un ejercicio que mejora la flexibilidad del movimiento corporal. Los ademanes lentos, elegantes y llenos de gracia del tai chi chuan parecen enmascarar los manotazos rápidos, los bloqueos y puntapiés que representan. En China, el tai chi es practicado diariamente por personas que se reúnen en las plazas públicas para efectuar los movimientos grupalmente. Puede ser una técnica de relajación muy eficaz, aunque aprenderla requiere concentración y paciencia.

El yoga también es eficaz para mitigar el estrés en el grupo sanguíneo A. Combina la integridad interna con el control de la respiración y las posturas destinadas a permitir una concentración completa, sin la distracción de las preocupaciones mundanas. El hatha yoga es la forma más común de yoga practicado en Occidente.

Si usted aprende las posiciones básicas del yoga, puede crear una rutina mejor adaptada a su estilo de vida. Muchas personas del tipo A que han adoptado la relajación del yoga me han confesado que no salen de sus casas hasta no haber hecho una sesión de yoga.

Sin embargo, algunos pacientes me han dicho que les

inquieta el hecho de que adoptar las prácticas del yoga pueda estar en conflicto con sus creencias religiosas. Temen que la práctica del yoga signifique que han adoptado el misticismo oriental. Pero yo les he dicho «¿Si usted prefiere la comida italiana, eso lo convierte en italiano?» La meditación y el yoga son lo que usted hace de ellas. Conjeture y medite sobre aquellos temas que son importantes para usted. Las posturas son neutrales; son sólo ejercicios demostrados y siempre vigentes.

Yoga: técnicas simples de relajación

El yoga comienza y termina con la relajación. Contraemos nuestros músculos constantemente, pero rara vez pensamos en hacer lo contrario, aflojarnos y relajarnos. Podemos sentirnos mejor y más saludables si regularmente nos liberamos de las tensiones generadas en los músculos por el estrés de la vida cotidiana.

La mejor posición para la relajación es acostarse boca arriba. Acomode sus brazos y piernas para experimentar una comodidad total a nivel de caderas, hombros y espalda. La meta de la relajación profunda es dejar que cuerpo y mente se distiendan hasta alcanzar una calma reconfortante, de la misma manera que el agua agitada de un estanque se aquieta finalmente.

Comience con la respiración abdominal. Como un bebé que respira, se mueve su abdomen, no su pecho. Sin embargo, muchos de nosotros hemos llegado a adoptar inconscientemente el hábito antinatural e ineficiente de la respiración torácica restringida. Uno de los objetivos del yoga es que usted adquiera conciencia del verdadero centro de la respiración. Observe las características de su respiración. ¿Es rápida, poco profunda e irregular, o usted suele contener su respiración? Permita que su respiración adquiera una característica más natural, que sea plena, profunda, regular y sin contracción. Trate de aislar sus músculos respiratorios inferiores; vea si puede respirar sin mover el pecho. Los ejercicios respiratorios se hacen siempre de manera fluida y sin tensión alguna. Ponga una mano sobre el ombligo y sienta el movimiento de la respiración. Relaje los hombros.

Comience el ejercicio exhalando completamente el aire. Cuando inhale, imagine que soporta un peso, como un gran libro, sobre su ombligo, y que a través de su inhalación está tratando de levantar este peso imaginario hacia el cielo raso.

Luego, cuando exhale, simplemente deje que este peso imaginario presione hacia abajo contra su abdomen, ayudándole a exhalar el aire. Exhale más aire del que normalmente exhala, como si «exprimiera» sus pulmones. Esto actuará como un estiramiento para el diafragma y le ayudará a eliminar aún más la tensión en este músculo. Haga intervenir todos los músculos abdominales en este ejercicio. Cuando inhale, dirija su inhalación hacia abajo tan profundamente como lo haría si levantara un peso imaginario. Procure aislar y coordinar completamente la respiración abdominal sin movimientos del tórax ni las costillas.

Aun cuando usted realice más ejercicios aeróbicos durante el transcurso de la semana, trate de integrar las rutinas de relajación y sedación que le ayudarán a controlar mejor su tipo de estrés.

COMENTARIO FINAL:
LA CUESTIÓN DE LA PERSONALIDAD

El tipo de sangre A fue una adaptación original a las concentraciones de población y a las tensiones de un estilo de vida urbana más sedentaria pero intensa. Ciertos rasgos psicológicos se desarrollarían en quienes debían soportar las exigencias de un medio superpoblado.

Probablemente la cualidad más importante que una

persona debía tener en ese medio era una naturaleza cooperativa. El tipo A original tenía que ser gentil, disciplinado y respetuoso de la ley, y tenía que mostrar un control de sí mismo. Las comunidades no pueden subsistir si no hay un respeto por los otros y su propiedad. Las personas solitarias no se adaptan bien en las situaciones grupales. Si las características del tipo O no hubieran evolucionado para adaptarse a una sociedad agraria, el resultado habría sido el caos, y finalmente la ruina. Una vez más, ha sido gracias a nuestros antepasados del tipo A que la humanidad sobrevivió.

El tipo A primitivo tenía que ser hábil, sagaz, vehemente y muy astuto para responder a los desafíos de una vida más compleja. Pero todas estas cualidades tenían que existir dentro de una estructura. Ésta puede haber sido la razón por la cual el tipo A, aún hoy, suele tener sistemas más rígidamente establecidos. Reprimen su ansiedad —porque esto es lo que se hace cuando uno está tratando de congeniar con los otros—, pero cuando estallan ¡cuidado! Los antídotos para esta enorme tensión interna son, como ya hemos visto, los ejercicios de relajación sedativos y contemplativos del yoga y del tai chi chuan.

Parecería que el tipo A está deficientemente adaptado a las situaciones de liderazgo, intensas y sumamente apremiantes, en las cuales sobresale el tipo O. Esto no significa que no puedan ser líderes. Sino que instintivamente rechazan el estilo competitivo despiadado del liderazgo contemporáneo. Cuando una persona del tipo A escala a esos puestos, suele ser una revelación. Los ex presidentes norteamericanos Lyndon B. Johnson, Richard Nixon y Jimmy Carter eran todos del tipo A. Si bien cada uno de ellos aportó una incuestionable brillantez y pasión a su tarea, todos tuvieron un defecto fatal. Cuando la tensión crece demasiado, llegan a ser ansiosos y paranoicos, y toman todo en forma personal. Al final, fueron estas reacciones del tipo A las que los forzaron a dejar sus puestos.

Quizás la figura más conocida del tipo A haya sido Adolf Hitler. Si bien la mayoría de la gente podría asociarlo con el verdadero impulso y la seguridad brutal del líder del tipo O, el rasgo sobresaliente de Hitler fue en realidad una hipersensibilidad extraordinaria que en última instancia lo condujo a la locura. Hitler era un ser anómalo. Su obsesión con una sociedad genéticamente organizada fue la de una personalidad mutante del tipo A con una visión de pesadilla.

6

Plan del Grupo B

TIPO B: EL NÓMADE

- EQUILIBRADO
- SISTEMA INMUNE PODEROSO
- SISTEMA DIGESTIVO TOLERANTE
- OPCIONES ALIMENTICIAS MÁS FLEXIBLES
- CONSUMIDOR DE PRODUCTOR LÁCTEOS
- RESPONDE MEJOR AL ESTRÉS CON CREATIVIDAD
- REQUIERE UN EQUILIBRIO ENTE LA ACTIVIDAD FÍSICA Y MENTAL PARA MANTENERSE DELGADO Y ANIMADO

———————

LA DIETA DEL TIPO B

El tipo O y el tipo A parecen ser los extremos opuestos en muchos aspectos. Pero el tipo de sangre B se puede definir mejor como el grupo idiosincrásico, con características completamente únicas y a veces camaleónicas. En muchos sentidos, el tipo B se asemeja tanto al tipo O que los dos parecen estar relacionados. Pero en un análisis más profundo, el tipo B revela una modalidad totalmente inédita, exclusivamente propia. Podríamos decir que el grupo sanguíneo B representa un refinamiento sofisticado en la trayectoria evolutiva, un esfuerzo de reunir los pueblos y culturas divergentes.

En general, el tenaz y alerta tipo B es capaz de resistir muchas de las enfermedades severas más frecuentes en la vida moderna, como las afecciones cardiacas y el cáncer. Aun cuando contraiga esas enfermedades, es más probable que sobreviva a ellas. Pero como el tipo B es un poco excéntrico, sus sistemas parecen ser más propensos a alteraciones exóticas del sistema inmune, como la esclerosis múltiple, el lupus y el síndrome de fatiga crónica (ver capítulo 9).

De acuerdo con mi experiencia, una persona del grupo B que sigue fielmente la dieta recomendada a menudo puede superar una enfermedad grave y gozar de una vida prolongada y saludable.

La Dieta del tipo B es equilibrada y sana, e incluye una amplia variedad de alimentos. En palabras de mi padre, representa «lo mejor de los reinos vegetal y animal».

EL FACTOR PÉRDIDA DE PESO

En los individuos del tipo B, los principales factores para el aumento de peso son el maíz, el trigo sarraceno, las lentejas, el maní y las semillas de sésamo. Cada uno de estos alimentos tiene una lectina diferente, pero todos afectan la eficiencia de su proceso metabólico, causando fatiga, retención de líquido e hipoglucemia (una severa disminución en el azúcar de la sangre después de ingerir una comida). Mis pacientes con hipoglucemia a menudo me preguntan si deberían seguir el consejo habitual de hacer varias pequeñas comidas por día a fin de evitar que bajen los niveles de azúcar en su sangre. Personalmente, desaliento esta práctica. Considero que el mayor problema no es cuándo comen, sino qué comen. Ciertos alimentos provocan una caída en el azúcar de la sangre, especialmente en las personas del grupo B. Si usted elimina estos alimentos y empieza a seguir la dieta apropiada para su grupo sanguíneo, sus niveles de azúcar en la sangre se van mantener normales después de las comidas. El problema con el «apacentamiento» —hacer muchas pequeñas comidas a lo largo del día— es que interfiere con los síntomas naturales de hambre en su cuerpo; puede empezar a sentir que está hambriento todo el tiempo, una situación no muy conveniente si usted está tratando de perder peso.

El tipo B es similar al tipo O en su reacción al gluten que se encuentra en el germen de trigo y los productos de harina integral. La lectina del gluten se suma a los problemas causados por otros alimentos retardadores del metabolismo. Cuando el alimento no se digiere eficientemente y el organismo no lo «quema» como combustible, se almacena como grasa.

El gluten de trigo en sí mismo no afecta tan severamente al tipo B como lo hace con el tipo O. Sin embargo, cuando usted agrega trigo a las mezclas de maíz, lentejas, trigo sarraceno y maní, el resultado final es igualmente dañino. Las personas del grupo sanguíneo B que necesitan perder peso deberían evitar definitivamente el trigo.

De acuerdo con mi experiencia, el tipo B logra controlar eficazmente su peso cuando evita estos alimentos, junto con otros que contienen lectinas tóxicas. Usted no tiene impedimentos fisiológicos naturales para perder peso, como los problemas de tiroides que afectan al tipo O. Tampoco padece trastornos digestivos. Todo lo que necesita hacer para perder peso es atenerse a su dieta.

A algunas personas les sorprende que el tipo B no sea más propenso a tener problemas con el control de peso, ya que su dieta alienta el consumo de alimentos lácteos. ¡Por supuesto que si usted consume demasiados alimentos altos en calorías, va a aumentar de peso! Pero la ingesta moderada de alimentos lácteos en realidad contribuye a lograr un equilibrio metabólico en el grupo sanguíneo B. Los verdaderos responsables del aumento de peso son los alimentos que inhiben el uso eficiente de la energía y favorecen el almacenamiento de las calorías como grasa.

Éstas son las características salientes de la pérdida de peso para el tipo B:

Alimentos que contribuyen al aumento de peso

Maíz	*inhibe la eficiencia de la insulina*
	retarda el ritmo metabólico, causa hipoglucemia
Lentejas	*inhiben la asimilación apropiada de nutrientes*
	afectan la eficiencia metabólica, causan hipoglucemia
Maní	*afecta la eficiencia metabólica*
	causa hipoglucemia, inhibe la función del hígado
Semilla de sésamo	*afecta la eficiencia metabólica, causa hipoglucemia*
Trigo sarraceno	*inhibe la digestión*
	afecta la eficiencia metabólica, causa hipoglucemia

Trigo	*retarda los procesos digestivo y metabólico*
	hace que el alimento se almacene como grasa, y no que se «queme» como energía
	inhibe la eficiencia de la insulina

Alimentos que contribuyen a la pérdida de peso

Vegetales de hoja verde	*favorecen la eficiencia metabólica*
Carne	*favorece la eficiencia metabólica*
Huevos/productos lácteos	*favorecen la eficiencia metabólica de bajo contenido graso*
Hígado	*favorece la eficiencia metabólica*
Té de palo dulce*	*contrarresta la hipoglucemia*

* Jamás tome suplementos de palo dulce (orozuz) sin una supervisión médica. El té de palo dulce es aceptable.

INCORPORE ESTAS PAUTAS EN EL SIGUIENTE
DIAGRAMA DE LA DIETA PARA EL TIPO B

Carnes y aves

Tipo B	Semanal	Si su origen es		
Alimento	*Porción*	*Africano*	*Caucásico*	*Asiático*
Carnes rojas Magras	112-168 g (H) 56-140 g (M y niños	3-4 p	2-3 p	2-3 p
Pollo	112-168 g (H) 56-140 g (M y niños	0-2p	0-3 p	0-2 p

* Las recomendaciones por porción son simplemente pautas que pueden ayudarle a adecuar su dieta de acuerdo con sus tendencias ancestrales.

Parece haber una conexión directa entre el estrés, los problemas de autoinmunidad y la carne roja en el sistema del tipo B. Esto se debe al hecho de que los antepasados del tipo B estaban mejor adaptados a otros tipos de carnes. (¡Después de todo, no habían tantas reses en la tundra siberiana!) Si usted se siente fatigado o padece de una inmunodeficiencia, en lugar de comer carne vacuna o pavo, debería consumir otras carnes, como la de cordero, carnero o conejo, varias veces por semana.

De acuerdo con mi experiencia, una de las más difíciles adaptaciones que el tipo B debe hacer es renunciar al pollo. El pollo contiene en su tejido muscular una lectina aglutinante para el tipo de sangre B. Si usted está acostumbrado a comer más pollo que carne roja, puede consumir otro tipo de ave como pavo o faisánidos. Si bien son similares al pollo en muchos aspectos, ninguna de ellas contiene la lectina peligrosa.

Las novedades en torno del pollo son inquietantes para muchas personas porque ha llegado a ser una parte fundamental de muchas dietas étnicas. Además, se le ha dicho a la gente que coma pollo en lugar de carne vacuna, porque es más «saludable». Pero ésta es otra razón por la cual una recomendación dietética no se puede aplicar a todos. El pollo puede ser más magro (aunque no siempre) que la carne roja, pero éste no es el problema. El quid de la cuestión es la capacidad de una lectina aglutinante para atacar su torrente sanguíneo y conducir a potenciales apoplejías o inmuno-deficiencias. Por lo tanto, aun cuando el pollo pueda ser un alimento favorito, le sugiero que comience a desacostumbrarse de él.

Muy beneficiosas (carnes)

Carnero	Cordero
Conejo	Venado

Neutras

Búfalo	Hígado	Ternera
Carne picada	Pavo	Vaca
Faisán		

No aconsejables

Cerdo	Ganso	Perdiz
Codorniz	Jamón	Pollo
Corazón	Pato	Tocino
Gallina Cornualles		

Pescados y mariscos

Tipo B	Semanal	Si su origen es		
Alimento	*Porción*	*Africano*	*Caucásico*	*Asiático*
Pescados recomendados	112-168 g	4-6 p	3-5 p	3-5 p

El tipo B prospera con los pescados, especialmente los peces de aguas profundas, como el bacalao y el salmón, que son ricos en aceites nutritivos. El pescado blanco, como el lenguado, el hipogloso y el rodaballo también son excelentes fuentes de proteína de alta calidad para el tipo B. Evite todos los mariscos, cangrejo, langosta, camarón, mejillón, etcétera. Contienen lectinas que interfieren con el sistema del tipo B. Es interesante observar que gran parte de la población original del tipo B estaba formada por tribus judías que prohibían el consumo de mariscos. Quizá su régimen alimenticio era un reconocimiento de que los mariscos eran deficientemente digeridos por el tipo B.

Muy beneficiosos

Abadejo	Lenguado	Perca oceánica
Bacalao	Lucio	Pez monje
Besugo	Lucio pequeño	Rodaballo
Caballa	(sollo)	Sábalo
Esturión	Mahimahi	Salmón
Hipogloso	Merluza	Sardina
Huevas de esturión	Mero	Trucha marina
(caviar)		

Neutros

Abalones	Cazón (tiburón)	Perca plateada
Albacora (atún)	Cubera	Pez espada
Arenque (en vinagre)	Cubera roja	Pez vela
Arenque (fresco)	Esturión blanco	Salpa
Bagre	Lofolátilo	Trucha arco iris
Calamares	Perca blanca	Vieiras
Carpa		

No aconsejables

Almeja	Cangrejo	Pulpo
Anchoa	Caracol	Ranas
Anguila	Langosta	Róbalo
Barracuda	Langostino	(perca de mar)
Beluga	Mejillón	Salmón ahumado
Camarones	Ostras	Tortuga
(gambas)	Perca rayada	

Huevos y productos lácteos

Tipo B	Semanal	Si su origen es		
Alimento	*Porción*	*Africano*	*Caucásico*	*Asiático*
Huevos	1 huevo	3-4 p	3-4 p	5-6 p
Quesos	56 g	3-4 p	3-5 p	2-3 p
Yogur	½ a ¾ taza	0-4 p	2-4 p	1-3 p
Leche	½ a ¾ taza	0-3 p	4-5 p	2-3 p

El tipo B es el único grupo sanguíneo que puede disfrutar de una variedad de alimentos lácteos. Esto es así porque el principal azúcar en el antígeno del tipo B es la D-galactosamina, el mismo azúcar presente en la leche. Los alimentos lácteos se incorporaron a la dieta humana por primera vez en el punto culminante del desarrollo del tipo B, junto con la domesticación de los animales. (A propósito, los huevos no contienen la lectina que se encuentra en los tejidos musculares del pollo.)

Sin embargo, existen características ancestrales que complican las cosas. Si usted es de origen asiático, al principio puede tener problemas para adaptarse a los alimentos lácteos, no porque su sistema sea resistente a ellos, sino porque su cultura ha sido tradicionalmente renuente. Los productos lácteos se introdujeron por primera vez en las sociedades asiáticas con la invasión de las hordas mongoles. Para la mente asiática, los productos lácteos eran el alimento de los bárbaros, y por eso no se acostumbraron a comerlos. El estigma persiste hasta hoy, si bien en Asia hay grandes cantidades de personas del grupo sanguíneo B cuya dieta basada en soja es perjudicial para sus sistemas.

Las personas del tipo B de origen africano también pueden tener dificultades para adaptarse a los alimentos lácteos. El grupo sanguíneo B está escasamente representado en África, y muchos africanos no toleran la lactosa.

Estas intolerancias no se deben confundir con alergias. Las alergias son respuestas inmunes que hacen que su sangre produzca un anticuerpo para el alimento. Las intolerancias son problemas digestivos que usted puede tener con ciertos alimentos. Son causadas por la migración, la asimilación cultural y otros factores, por ejemplo, cuando el tipo B se trasladó a África, donde los alimentos lácteos no eran predominantes.

¿Qué puede hacer? Si usted es intolerante a la lactosa, utilice una preparación con enzima lactasa, que facilitará la digestión de los alimentos lácteos. Más tarde, después de haber seguido su Dieta del tipo B durante varias semanas, paulatinamente introduzca los alimentos lácteos, comenzando con los productos fermentados o cultivados, como el yogur y el kefir (leche de cabra fermentada), que pueden ser mejor tolerados que los productos de leche fresca, como el helado, la leche entera y el queso crema. He observado que el tipo B intolerante a la lactosa a menudo es capaz de incorporar alimentos lácteos después de haber corregido los problemas generales en su dieta.

Con frecuencia se recomiendan los alimentos de soja como sustituto de los lácteos. Usted puede comer alimentos de soja, ya que en su mayor parte son benignos para el tipo B. Pero no aportan los numerosos beneficios para la salud que obtiene el grupo sanguíneo A. Parte de mi preocupación acerca de recomendar la soja para el tipo B es el peligro de que la gente la utilice como sustituto, en remplazo de la carne, el pescado y los lácteos que el tipo B realmente necesita para un estado de salud óptimo.

Muy beneficiosos

Kefir (leche de cabra fermentada)	Mozzarella	Yogur con frutas
	Queso Cottage	Yogur
Leche de cabra	Queso de cabra	congelado
Leche desnatada	Queso de granja	Yogur
o 2%	Queso de oveja	Ricotta

Neutros

Camembert	Gouda	Neufchatel
Caseína	Gruyère	Provolone
Colby	Jarlsberg	Queso Brie
Cheddar	Leche de soja	Queso crema
Edam (queso de bola)	Leche entera	Queso de soja
	Mantequilla	Sorbete
Emmenthal	Munster	Suero de leche

No aconsejables
Helado
Queso americano (tipo Cheddar)
Roquefort

Aceites y grasas

Tipo B	Semanal	Si su origen es		
Alimento	*Porción*	*Africano*	*Caucásico*	*Asiático*
Aceites	1 cucharada	3-5 p	4-6 p	5-7 p

Incorpore el aceite de oliva a su dieta para permitir una digestión apropiada y una evacuación saludable. Utilice al menos una cucharada cada día. La mantequilla clarificada (de búfalo o vaca) también se puede utilizar en la cocción. Evite los aceites de sésamo, de girasol y de maíz, que contienen lectinas perjudiciales para el tubo digestivo del grupo sanguíneo B.

Muy beneficiosos
Aceite de oliva

Neutros
Aceite de hígado de bacalao
Aceite de linaza (semilla de lino)

No aconsejables

Aceite de canola   Accite de maní
Aceite de cártamo   Aceite de semilla de algodón
Aceite de girasol   Aceite de sésamo
Aceite de maíz

Frutos secos y semillas

Tipo B	Semanal	Si su origen es		
Alimento	*Porción*	*Africano*	*Caucásico*	*Asiático*
Frutos secos y semillas	6-8	3-5 p	2-5 p	2-3 p
Mantequillas de nueces	1 cucharada	2-3 p	2-3 p	2-3 p

La mayoría de las nueces y semillas no son aconsejables para el tipo B. El maní, las semillas de sésamo y las de girasol, entre otras, contienen lectinas que interfieren con la producción de insulina en el grupo sanguíneo B.

A los asiáticos del tipo B podría resultarles difícil renunciar a las semillas y productos elaborados sobre la base del sésamo, pero en este caso, su tipo de sangre se manifiesta más perentoriamente que su cultura.

Neutras

Almendras	Mantequilla	Nuez de Pará
Avellana	de almendra	Nuez del nefelio
australiana	Nuez	Nuez pacana
Castañas		

No aconsejables

Avellanas	Mantequilla de	Semilla de amapola
Maní	sésamo (tahini)	Semilla de
Mantequilla	Nuez de acajú	calabaza
de girasol	Piñones	Semilla de girasol
Mantequilla	(del pino)	Semilla de sésamo
de maní	Pistacho	

Legumbres

Tipo B	Semanal	Si su origen es		
Alimento	*Porción*	*Africano*	*Caucásico*	*Asiático*
Legumbres recomendadas	1 taza, secos	3-4 p	2-3 p	4-5 p

Las personas del grupo sanguíneo B pueden comer algunas legumbres, pero muchas, como las lentejas, los garbanzos, los porotos/frijoles/judías moteados y los de careta contienen lectinas que interfieren con la producción de insulina.

Por lo general, los asiáticos del grupo sanguíneo B toleran mejor las legumbres que los otros pueblos del tipo B, porque están culturalmente acostumbrados. Pero aun los asiáticos deberían limitar su ingesta de estos alimentos a los que son muy beneficiosos, y comerlos frugalmente.

Muy beneficiosos

Alubias	Poroto/frijol/judía blanco común
Germen de soja	Poroto de media luna

Neutros

Arvejas/chícharos/ guisantes	Haba cochinera	Poroto jicama
	Habichuela verde	Porotos rojos
Chaucha/ejote/judía verde	Porotos/frijoles/ judías blancos	Poroto tamarindo

No aconsejables

Garbanzo	Poroto/frijol/judía de careta	Poroto moteado
Lentejas rojas		Porotos negros
Lentejas verdes		

Cereales

Tipo B	Semanal	Si su origen es		
Alimento	*Porción*	*Africano*	*Caucásico*	*Asiático*
Todos los cereales	1 taza, secos	2-3 p	2-4 p	2-4 p

Cuando el tipo B está bien equilibrado —es decir, cuando sigue los principios fundamentales de la dieta—, el trigo puede no ser un problema. Sin embargo, este cereal no es bien tolerado por la mayoría de las personas del grupo sanguíneo B. El trigo contiene una lectina que ataca los receptores de insulina de las células del tejido adiposo, impidiendo la fijación de la insulina. El resultado es una disminución en la eficiencia de la insulina y la imposibilidad de «quemar» las grasas.

El tipo B también debería evitar el centeno. Éste contiene una lectina que se asienta en el sistema vascular, y provoca trastornos en la sangre y posibles accidentes cerebrovasculares. (Es interesante observar que las principales víctimas de la enfermedad vascular a veces llamada fuego de San Antonio, son personas del tipo B que forman parte de la gran población judía del este europeo. El pan de centeno es parte de su tradición cultural.)

El maíz y el trigo sarraceno son factores importantes para el aumento de peso en el grupo sanguíneo B. Más que cualquier otro alimento, ellos contribuyen al metabolismo lento, la irregularidad insulínica, la retención de líquido y la fatiga.

Una vez más, la clave para el tipo B es el equilibrio. Coma granos y cereales variados. El arroz y la avena son excelentes opciones. También le recomiendo que pruebe la escanda (espelta) que es muy beneficiosa para este grupo sanguíneo.

Muy beneficiosos

Arroz inflado	Harina de avena	Salvado de
Escanda	(cuáquer)	avena
Mijo	Salvado de arroz	

Neutros

Crema de arroz	Granola
Fécula	Harina de papas/patatas

No aconsejables

Amaranto	Harina de maíz	Salvado de trigo
Cebada	Hojuelas de maíz	Trigo
Centeno	Kamut	desmenuzado
Crema de trigo	Kasha (gachas	Trigo sarraceno
Germen de trigo	de trigo)	

Panes y panecillos

Tipo B	Diaria	Si su origen es		
Alimento	*Porción*	*Africano*	*Caucásico*	*Asiático*
Panes, galletas	1 rebanada	0-1 p	0-1 p	0-1 p
Panecillos	1 panecillo	0-1p	0-1 p	0-1 p

Las recomendaciones con respecto a los panes y panecillos son similares a las de los cereales. Evite el trigo, el maíz, el trigo sarraceno y el centeno. Esto todavía le deja una amplia variedad de panes para elegir. Pruebe los panes esenio o Ezequiel, que se venden en las tiendas de productos naturistas. Estos panes «puros» son sumamente nutritivos. Si bien hay panes de trigo germinado, el núcleo del grano problemático se destruye en el proceso de germinado, y son perfectamente saludables.

Muy beneficiosos

Pan de arroz no refinado	Pan de mijo Pan esenio	Pan Ezequiel Tortas de arroz

Neutros

Pan árabe Pan de alta proteína sin trigo	Pan de escanda Pan de harina de soja Pan libre de gluten	Panecillos de salvado de avena Pumpernickel

No aconsejables

Pan de centeno Pan de centeno 100% Pan de trigo duro	Pan de trigo integral Pan multigranos Panecillos de maíz	Panecillos de salvado de trigo Rosca de trigo

Granos (harinas) y pastas

Tipo B	**Semanal**	**Si su origen es**		
Alimento	*Porción*	*Africano*	*Caucásico*	*Asiático*
Granos (o harinas)	1 taza, secos	3-4 p	3-4 p	2-3 p
Pastas	1 taza, secas	3-4 p	3-4 p	2-3 p

Las opciones de granos, harinas y pastas para el tipo B son totalmente coherentes con las recomendaciones para los panes y cereales. Sin embargo, quisiera aconsejarle que modere su ingesta de pasta y arroz. Usted no necesita muchos de esos nutrientes si come las carnes, los pescados y productos lácteos recomendados.

Muy beneficiosos
Harina de avena
Harina de arroz

Neutros

Arroz, basmati	Fideos de sémola	Harina de
Arroz blanco	Harina blanca	Graham
Arroz no	Harina de	Harina blanca
refinado	escanda	Quinua
Fideos de espinaca		

No aconsejables

Alcaucil, pasta	Harina de cebada	Harina de
Arroz de la India	Harina de centeno	trigo duro
Couscous	Harina de gluten	Harina integral
(Cuscús)	Harina de	de trigo
Fideos soba	trigo, bulgur	

Vegetales

Tipo B	Diaria	Todos los orígenes
Alimento	*Porción*	
Crudo	1 taza, preparado	3-5 p
Cocido o al vapor	1 taza, preparado	3-5 p

Hay muchos vegetales nutritivos y de alta calidad beneficiosos para el grupo sanguíneo B; por lo tanto, saque ventaja de ello, consumiendo de tres a cinco porciones diarias. Hay sólo un puñado de vegetales que el tipo B debería evitar, pero tómese a pecho estas indicaciones.

Elimine completamente los tomates de su dieta. El tomate es un vegetal singular, denominado panhemoglutinante. Esto significa que contiene lectinas que pueden aglutinar todos los tipos de sangre. Si bien la lectina del tomate tiene escaso efecto sobre los tipos de sangre O y AB, los tipos A y B muestran reacciones violentas, por lo general bajo la forma de irritaciones de las paredes estomacales.

También debe descartar el maíz de su lista, ya que contiene las lectinas alteradoras de la eficiencia metabólica e insulínica que ya se mencionaron antes. Asimismo, evite las aceitunas: su moho puede provocar reacciones alérgicas.

Dado que el tipo B suele ser más vulnerable a los virus y enfermedades autoinmunes, coma abundantes vegetales de hoja verde, que contienen magnesio, un importante agente antiviral. El magnesio también es útil para los niños del tipo B que padecen eczemas.

En su mayor parte, el mundo vegetal es su reino. A diferencia de los otros tipos de sangre, usted puede disfrutar completamente de las papas/patatas y batatas/boniatos, de los repollos/coles y hongos, y de muchos otros alimentos deliciosos que nos ofrece la naturaleza.

Muy beneficiosos

Batatas/boniatos	Hongo oriental	Poroto/frijol/judía
Berenjena	(shiitake)	de media luna
Berza común	Pastinaca	Remolacha/
Brócoli	Perejil	betarraga
Col china	Pimiento	Repollitos/coles
Coliflor	jalapeño	de Brusela
Hojas de	Pimientos	Repollo/col
betarraga	amarillos	blanco
Hojas de col	Pimientos rojos	Repollo/col
rizada	Pimientos	colorado
Hojas de mostaza	verdes	Zanahorias

Neutros

Achicoria	Bok choi (col china)	Cardo suizo
Ajo	Brotes de alfalfa	Cebolla de
Alga marina	Brotes de bambú	verdeo
Apio	Calabaza (todos	Cebolla
Berro	los tipos)	roja

Cebollas amarillas
Colirrábano
Chalotes
Diente de león
Endibia
Eneldo
Escalonia
Escarola
Espárrago
Espinaca

Hinojo
Hongo oriental enoki
Hongos abalones
Jengibre
Lechuga (todos los tipos)
Nabo
Papas/patatas blancas
Pepino

Perifollo
Puerro
Quimbombó
Rábano japonés, Daikon
Rábano picante
Radicheta
Rutabaga
Zapallitos/ calabacín

No aconsejables

Aceitunas griegas
Aceitunas negras
Aceitunas verdes
Alcaucil/alcachofa
Brotes de rábano

Maíz amarillo
Maíz blanco
Palta/aguacate
Rábanos
Tempeh (soja fermentada)

Tomate
Tofú (de soja)
Tupinambo
Zapallo/calabaza

Frutas

Tipo B	Diaria	Todos los orígenes
Alimento	*Porción*	
Todas las frutas recomendadas	1 fruta o 90-140 g	3-4 p

Notará que hay muy pocas frutas que el grupo sanguíneo B deba evitar, y en todo caso son muy poco frecuentes. A la mayoría de las personas de este grupo no les importará suprimir las granadas, los caquis y los higos de tuna de su dieta.

El ananá/piña puede ser particularmente beneficioso para los individuos del tipo B que son susceptibles a la hinchazón, especialmente si no están acostumbrados a consumir carnes y productos lácteos en su dieta. La bromelia, una enzima presente en el ananá/piña, le ayuda a digerir su alimento con más facilidad.

En general, usted puede escoger sus frutas sin restricciones de la lista siguiente. El tipo B suele tener un sistema digestivo muy equilibrado, con un alto nivel alcalino-ácido saludable. Por eso puede comer algunas frutas que son demasiado ácidas para otros tipos de sangre.

Todos los días, procure incorporar una o dos frutas de la lista de *Muy beneficiosas* para sacar ventaja de sus propiedades medicinales favorables para su tipo de sangre.

Muy beneficiosas

Ananá/piña	Ciruela morada	Uva negra
Arándano	Ciruela verde	Uva roja
Bananas/plátanos	Papaya	Uva verde

Neutras

Bayas de saúco	Guayaba	Nectarinos
Cerezas	Higos frescos	Pasa de Corinto,
Damasco/	Higos secos	negra
chabacano/	Kiwi	Pasa de Corinto,
albaricoque	Limas	roja
Dátiles	Limones	Pasas de uva
Durazno/	Mandarinas	Pera
melocotón	Mangos	Pomelo
Frambuesa	Manzanas	Prunas
Frambuesa	Melón, todo tipo	Quinotos
americana	Mora	Sandía
Frutillas/fresas	Naranjas	Zarzamora
Grosella silvestre		

No aconsejables

Caqui	Granada
Carambola	Higo de tuna
Coco	Ruibarbo

Zumos y líquidos

Tipo B	Diaria	Todos los orígenes
Alimento	*Porción*	
Todos los zumos recomendados	1 taza (225 ml)	2-3 p
Agua	1 taza (225 ml)	4-7 p

La mayoría de los zumos y jugos de frutas y vegetales son saludables para el grupo sanguíneo B. Si usted desea un zumo diario que contribuya al buen funcionamiento de sus sistemas nervioso e inmune, pruebe la siguiente bebida cada mañana después de levantarse. La he llamado «cóctel fluidificador de la membrana», pero le aseguro que obtendrá mucho más de lo que su nombre implica.

Mezcle 1 cucharada de aceite de semilla de lino, 1 cucharada de gránulos de lecitina de alta calidad y ¾ a 1 taza de zumo de fruta. Agite y beba. La lecitina es una enzima presente en los animales y plantas que contiene propiedades mejoradoras del sistema inmune y del metabolismo. Puede encontrar los gránulos de lecitina en las farmacias homeopáticas y en algunas tiendas de productos naturistas.

El cóctel fluidificador proporciona altos niveles de colina, serina y etanolamina, fosfolípidos que son muy beneficiosos para el tipo B. Puede sorprenderle comprobar que es muy sabroso, porque la lecitina emulsiona el aceite, permitiendo que se mezcle con el zumo.

Muy beneficiosos

Zumo de ananá/piña   Zumo de papaya
Zumo de arándano   Zumo de uvas
Zumo de col

Neutros

Agua con limón	Zumo de damasco/	Zumo de pepino
Sidra de manzana	chabacanos/	Zumo de pomelo
Zumo de apio	albaricoque	Zumo de prunas
Zumo de ciruela	Zumo de manzana	Zumo de
negra	Zumo de naranja	zanahoria

No aconsejables
Zumo de tomate

Especias

Las personas del grupo sanguíneo B se sienten mejor con las hierbas «fuertes» como el jengibre, el rábano picante, el curry y la pimienta de Cayena. Las excepciones son la pimienta blanca y la negra que contienen lectinas problemáticas. En el extremo opuesto, las hierbas dulces suelen irritar el estómago de estas personas, de modo que evite la malta de cebada, el jarabe de maíz, la maicena y la canela. Las excepciones son el azúcar blanca y el azúcar morena, la miel y las melazas que son neutras para el sistema digestivo del tipo B. Puede consumir estos azúcares con moderación. También puede comer pequeñas cantidades de chocolate, ¡pero considérelo como un condimento, no como un alimento básico!

Muy beneficiosas

Curry	Pimienta de Cayena
Jengibre	Rábano picante
Perejil	

Neutras

Agar	Ají picante	Albahaca
Ajedrea	Ajo	Alcaparras

Alcaravea
Alga marina
Alga roja
Algarrobo
Anís
Arrurruz
  (maranta)
Azafrán
Azúcar blanca
Azúcar morena
Bergamota
Cardamomo
Cebollinos
  (ajo moruno)
Clavo de especia
Comino
Coriandro
Cremor tártaro

Cúrcuma
Chocolate
Estragón
Jarabe de arroz
Jarabe de arroz
  no refinado
Mejorana
Melazas
Menta
Menta verde
Miel
Miel de arce
Mostaza (en
  polvo)
Nuez moscada
Orégano
Páprika
Peppermint

Perifollo
Pimentón
Pimienta en
  grano
Romero
Sal
Salsa de soja
Salvia
Tamarindo
Tomillo
Vainilla
Vinagre balsámico
Vinagre de sidra
Vinagre de vino
  blanco
Vinagre de vino
  tinto

No aconsejables

Canela
Extracto de almendras
Gelatina, pura
Jarabe de maíz
Maicena (almidón de maíz)

Malta de cebada
Pimienta blanca
Pimienta inglesa
Pimienta negra molida
Tapioca

Condimentos

Básicamente, los condimentos son neutros o perjudiciales para todos los tipos. Las personas del grupo sanguíneo B pueden digerir casi todos los condimentos comunes, excepto el ketchup (con su peligrosa lectina del tomate), pero el sentido común nos sugiere que limitemos nuestra ingesta de alimentos que no proporcionan un verdadero beneficio.

Neutros

Aderezo de ensalada
  (bajo en grasa, de los
  ingredientes
  permitidos)
Encurtidos ácidos
Encurtidos dulces
Encurtidos kosher
Jaleas (de las frutas
  recomendadas)
Mayonesa

Mermelada condimentada
  de manzana
Mermeladas (sólo de las
  frutas recomendadas)
Mostaza (salsa)
Pepinos encurtidos
  c/eneldo
Salsa inglesa
  (Worcestershire)
Sazonadores

No aconsejables
Ketchup

Infusiones de hierbas

El tipo B no obtiene grandes beneficios de la mayoría de las infusiones, y sólo unas pocas son perjudiciales. En conjunto el tipo B equilibra las cosas. Lo logra con las infusiones de hierbas beneficiosas, el jengibre para entonar, la menta (peppermint) para suavizar el tubo digestivo, y así sucesivamente.

El ginseng es muy recomendable para este grupo sanguíneo porque parece tener un efecto positivo sobre el sistema nervioso. Pero tenga en cuenta que puede actuar como un estimulante, de modo que bébalo en las primeras horas del día.

El palo dulce (oruzuz) es particularmente bueno para el grupo sanguíneo B. Posee propiedades antivirales que reducen su susceptibilidad a las enfermedades autoinmunes. Además, muchas personas del tipo B experimentan una disminución del nivel de azúcar en la sangre después de las comidas (hipoglucemia), y el palo dulce les ayuda a regular esos niveles.

Más recientemente, he descubierto que el palo dulce es un poderoso elixir para las personas que padecen el síndrome de fatiga crónica (ver el capítulo 9).

Muy beneficiosos

Fruto del rosal	Palo dulce
Ginseng	Peppermint (menta)
Hoja de frambueso	Perejil
Jengibre	Salvia

Neutros

Abedul blanco	Echinacea	Morera
Alfalfa	Hierba de San Juan	Olmo americano
Alsine	Hierba gatera	Raíz de Oruzuz
Bardana	Hoja de fresa	Saúco
Cayena	Manzanilla	Té verde
Corteza de	Marjoleto	Tomillo
roble blanco	Marrubio	Valeriana
Diente de león	Menta verde	Verbena
Dong quai	Milenrama	Zarzaparrilla

No aconsejables

Alholva (fenegreco)	Fárfara (uña de	Sena
Aloe	caballo)	Tilo
Barba de maíz	Genciana	Trébol rojo (o
Candelaria, verbasco	Lúpulo	pratense)
Escutelaria	Ruibarbo	

Bebidas en general

Las personas del grupo sanguíneo B se sienten mejor cuando limitan sus bebidas al té verde y las infusiones herbáceas, el agua y los zumos. Si bien las bebidas como el café, el té común y el vino no representan un daño real, la meta de la Dieta para su tipo de sangre es elevar su rendimiento al máximo, no permanecer en un estado neutral. Si usted es bebedor de té o de café (no descafeinado) trate de reemplazar estas bebidas por té verde, que tiene cafeína pero también proporciona algunos beneficios antioxidantes.

Muy beneficiosas
Té verde

Neutras

Café descafeinado	Té negro descafeinado
Café no descafeinado	Vino blanco
Cerveza	Vino tinto
Té negro corriente	

No aconsejables

Agua de seltz	Gaseosa Cola	Licores destilados
Agua mineral	Gaseosa Diet	Otras gaseosas

PLANEAMIENTO DE LAS COMIDAS
PARA EL TIPO B

*(De los platos marcados con * se proporciona la receta)*

Los siguientes menús y recetas de muestra le darán una idea de una dieta típica beneficiosa para las personas del grupo sanguíneo B. Fueron desarrollados por la licenciada Dina Khader, una nutricionista que ha utilizado exitosamente las Dietas para el tipo de sangre con sus pacientes.

Estos menús son moderados en calorías y equilibrados para la eficiencia metabólica del tipo B. El individuo promedio estará en condiciones de mantener su peso sin esfuerzo, e incluso de perder peso siguiendo estas sugerencias. Aun así, se ofrecen alimentos alternativos si usted prefiere una comida más ligera o si desea limitar su ingesta de calorías mientras continúa con una dieta equilibrada y satisfactoria. (La comida alternativa se transcribe en forma paralela al alimento que reemplaza.)

Ocasionalmente verá un ingrediente en una receta que aparece en la lista de los no aconsejables. Si se trata de un ingrediente muy insignificante (como una pizca de especia), usted puede ser capaz de tolerarlo, según su condición física y su acatamiento estricto a la dieta. No obstante, las comidas y recetas han sido especialmente seleccionadas para el tipo B.

A medida que usted se familiarice con las recomendaciones para la Dieta del tipo B, estará en condiciones de crear sus propios planes de menú y adaptar sus recetas favoritas para hacerlas más afines al tipo B.

Menú estándar	Alternativas para el control del peso
PLAN 1 DE COMIDAS	
Desayuno	
Cóctel fluidificador (optativo)	
2 rebanadas de pan Ezequiel con	1 rebanada de pan Ezequiel
Queso de yogur-hierbas*	
huevo escalfado	
té verde	
Almuerzo	
Ensalada griega: lechuga, pepino, escalonias, apio, queso de oveja o cabra, aceite y limón	
banana/plátano	
infusión de hierbas helada	

Merienda
Pastel de manzana y quinua*
infusión de hierbas

1 cucharada de queso
  cottage bajo en grasa
  con rodajas de pera

Cena
Guiso de cordero/espárragos*
Arroz no refinado al azafrán*
vegetales al vapor (brócoli, col
  china, etc.)
yogur congelado
(vino si se desea)

cordero asado con
  espárragos

Plan 2 de comidas

Desayuno
Cóctel fluidificador (optativo)
cereal de salvado de arroz con
  plátano y leche desnatada
zumo de uva
café

Almuerzo
rodaja fina de queso
  (Emmenthal o Munster),
  rodaja fina de pechuga
  de pavo
2 rebanadas de pan de escanda
mostaza o mayonesa
ensalada de verdura
infusión de hierbas

2 rodajas de pechuga de
  pavo

1 rebanada de pan de
  escanda (espelta)
  únicamente mostaza

Merienda
yogur frutal endulzado
infusión de hierbas

Cena
Pescado asado*
vegetales cocidos al vapor

Batatas/boniatos al horno con romero*
frutas frescas mezcladas
infusión de hierbas o café
(vino tinto o blanco si se desea)

PLAN 3 DE COMIDAS

Desayuno
Cóctel fluidificador (optativo)
Granola de nuez-arce con   Arroz inflado con leche
  leche de cabra*   de cabra
1 huevo pasado por agua
zumo de pomelo
té verde

Almuerzo
Ensalada de espinaca*
½ taza de atún envasado al agua ½ taza de atún al aceite
  con mayonesa   1 rebanada de pan esenio
2 tortas de arroz
infusión de hierbas

Merienda
Pan frutal de albaricoque*   yogur bajo en grasa con
manzana   pasas de uva
café o té

Cena
Deliciosos Fettuccine Alfredo*
ensalada de verdura
yogur congelado
infusión de hierbas
(vino tinto o blanco si se desea)

Recetas

Queso de yogur-hierbas

2 envases de 900 ml de yogur entero, no graso
2 dientes de ajo triturados
1 cucharadita de tomillo
1 cucharadita de albahaca
1 cucharadita de orégano
Sal y pimienta a gusto
1 cucharada de aceite de oliva

Vierta el yogur en una estopilla o una vieja funda de almohada. Ate la estopilla con una cuerda y deje que el yogur drene sobre el fregadero o la tina de baño durante 4 ½ a 5 horas.

Retire el yogur de la estopilla y mézclelo con todas las especias y el aceite en un bol. Cúbralo y refrigérelo durante 1 a 2 horas antes de servir. Es muy sabroso servido con vegetales crudos.

Pastel de manzana y quinua

1 ¾ taza de harina de quinua
1 taza de pasas de Corinto u otra fruta seca (permitida)
½ taza de nueces pacanas trituradas
½ cucharadita de bicarbonato de soda
½ cucharadita de polvo de hornear (libre de aluminio)
½ cucharadita de sal
½ cucharadita de clavo de especia molido
2 tazas de puré de manzana sin endulzar
1 gran huevo orgánico
1 taza de azúcar Sucanat o azúcar de arce
½ taza de mantequilla dulce, no salada

Caliente previamente el horno a 180 °C. Espolvoree ½ taza de harina sobre las pasas y las nueces y deje aparte. Mezcle el bicarbonato de soda, el polvo de hornear, la sal y los clavos con el resto de la harina de quinua.

Mezcle las frutas secas y nueces con el puré de manzana. Bata el huevo y mezcle bien el azúcar y la mantequilla.

Vierta la preparación sobre un molde y hornee durante 40 a 45 minutos o hasta que un tenedor insertado en el centro del pastel salga limpio.

GUISO DE CORDERO/ESPÁRRAGOS

450 gramos de brotes de espárragos frescos
225 gramos de carne de cordero, cortada en cubos
1 cebolla mediana, picada
3 cucharadas de mantequilla orgánica, no salada
1 taza de agua
sal y pimienta a gusto
zumo de 1 limón

Corte los brotes de espárrago en trozos de 5 cm de largo, descartando la porción dura. Lávelos y escúrralos.

Saltee la carne y la cebolla en mantequilla hasta que esté ligeramente dorada. Agregue el agua, la sal y las especias. Cueza hasta que la carne esté tierna. Incorpore los espárragos. Hierva a fuego lento durante 15 minutos o hasta que estén tiernos. Añada el zumo de limón.

Rinde 2 porciones.

ARROZ NO REFINADO AL AZAFRÁN

3 cucharadas de aceite de oliva extra virgen
1 cebolla grande o una cebolla roja

1 cucharadita de coriandro molido
1 cucharadita de nuez moscada
2 vainas de cardamomo (utilice sólo las semillas de adentro)
1 cucharadita de fibras de azafrán
2 cucharaditas de agua de rosas
2 tazas de arroz basmati (no refinado)
4 tazas de agua filtrada (hirviendo)

Caliente el aceite y saltee a fuego bajo la cebolla con todas las especias, excepto el azafrán, durante 10 minutos. En un plato separado, desmenuce las fibras de azafrán y agréguelo a la mezcla hirviente.

Añada la mitad del agua de rosas a la mezcla de la cebolla. Cocine durante otros 15 minutos y luego vierta el arroz con el agua hirviendo. Cueza durante 35 a 40 minutos. Poco antes de servir, agregue el resto del agua de rosas.

Rinde 4 porciones.

PESCADO ASADO

Receta de Cheryl Miller*

6 cucharadas de mantequilla no salada, o aceite
1 cucharadita de salsa de ají picante
1 cucharada de ajo moruno fresco
4 filetes de su pescado favorito
1 taza de cereal de arroz inflado, desmenuzado
2 cucharadas de perejil fresco, picado

Derrita la mantequilla, agregue la salsa de ají picante y el ajo moruno. Vierta 4 cucharaditas en un recipiente rectangular de vidrio para horno. Disponga los filetes, espolvoréelos con el cereal desmenuzado. Vierta el resto de la mezcla de mantequilla sobre los filetes.

Hornee durante 10 a 15 minutos. Distribuya el perejil sobre la preparación y sirva de inmediato.

Rinde 4 porciones.

* Mi paciente y amiga Cheryl Miller es una excelente cocinera. Ella me dio esta receta, y es simplemente deliciosa.

BATATAS AL HORNO CON ROMERO

5 a 6 batatas/boniatos medianas, cortadas en cuartos
¼ taza de aceite de oliva extra virgen
1 cucharada de romero fresco o 2 cucharaditas de romero seco
una pizca de pimienta de Cayena

Mezcle todos los ingredientes y póngalos en un recipiente de vidrio Pyrex. Hornee a una temperatura de 180 °C a 190 °C durante una hora. Éste es un plato ideal para comer con una ensalada de verdura o vegetales al horno.

Rinde 4 porciones.

GRANOLA DE NUEZ-ARCE CON LECHE DE CABRA

4 tazas de avena desmenuzada
1 taza de salvado de arroz
½ taza de arándanos secos
½ taza de pasas de Corinto
1 taza de nueces trituradas
1 cucharadita de extracto de vainilla
¾ taza de aceite de canola orgánico
∫ taza de miel de arce

Caliente previamente el horno a 130 °C. En un bol grande mezcle la avena, el salvado de arroz, la fruta seca, las nueces y la vainilla. Incorpore el aceite y revuelva suavemente.

Vierta la miel de arce y mezcle bien hasta que quede una pasta uniformemente húmeda. La mezcla debería ser blanda y pegajosa. Extienda la mezcla sobre una bandeja para horno, y hornee durante 90 minutos hasta que la mezcla esté dorada y seca. (Remueva cada 15 minutos para que se tueste de manera pareja.)

Deje enfriar y conserve en un recipiente hermético.

ENSALADA DE ESPINACA

2 atados de espinaca fresca
una pizca de sal a gusto
1 atado de cebollas de verdeo, picadas
zumo de 1 limón
pimienta a gusto

Lave bien la espinaca. Escúrrala y córtela en tiras pequeñas. Espolvoree con un poco de sal. Después de algunos minutos, elimine el exceso de agua. Agregue las cebollas de verdeo, el zumo de limón, el aceite, la sal y la pimienta. Sirva de inmediato.

Rinde 6 porciones.

PAN FRUTAL DE DAMASCO

1 ¼ taza de yogur entero, no graso
1 huevo orgánico
½ taza de damascos/chabacanos/albaricoques en conserva
(o zumo de fruta endulzado)
2 tazas de harina de arroz no refinado
1 cucharadita de nuez moscada molida
1 ¼ cucharadita de bicarbonato de soda

1 taza de damascos/chabacanos/albaricoques secos,
desmenuzados
(o cualquier otra fruta seca)
½ taza de pasas de Corinto

Unte con un poco de mantequilla un molde para pan, y caliente previamente el horno a 180 °C. En un bol de tamaño mediano, mezcle el yogur, el huevo y la fruta de conserva (o el zumo endulzado). Agregue 1 taza de harina y la mitad de las especias con el bicarbonato. Remueva hasta que quede una pasta uniformemente húmeda. Incorpore la harina y las especias restantes. Si la pasta resulta demasiado espesa puede agregarle algunas gotas de agua fría. Por último, añada los damascos secos y las pasas. Vierta la pasta sobre el molde untado y hornee durante 40 a 45 minutos hasta que el pan esté a punto.

Retire el pan del molde y déjelo enfriar sobre una rejilla.

Rinde aproximadamente 8 porciones.

DELICIOSOS FETTUCCINI ALFREDO

225 gramos de fettuccini de escanda o arroz
1 cucharada de aceite de oliva extra virgen
¾ taza de suero de leche
⅓ taza y dos cucharadas de
queso parmesano (rallado)
¼ taza de cebolla de verdeo, picada
2 cucharadas de albahaca fresca picada
(o 1 cucharadita de albahaca deshidratada)
¼ cucharadita de ajo en polvo o ajo fresco triturado
¼ cucharadita de ralladura de limón

Cocine los fettuccini de acuerdo con las instrucciones del envase hasta que queden «al dente». Escurra los fideos; y vuélvalos a poner en la cacerola. Agregue el aceite de oliva; revuelva bien para untar los fideos.

En la misma cacerola de los fideos, incorpore el suero, el queso parmesano, las cebollas, la albahaca y el ajo. Cocine todo junto a fuego mediano-alto hasta que burbujee, revolviendo constantemente.

Decore con 2 cucharadas de parmesano y albahaca fresca. Sirva con la ralladura de limón.

Rinde 4 porciones de guarnición.

CONSULTOR DE SUPLEMENTACIÓN PARA EL TIPO B

El papel de los complementos —ya se trate de vitaminas, minerales o hierbas— es agregar los nutrientes que faltan en su dieta, y proporcionar la protección extra donde usted la necesita. El objetivo de la suplementación para el grupo sanguíneo B es:

- Mejorar una dieta ya equilibrada
- Asegurar la eficiencia insulínica
- Reforzar la inmunidad viral
- Mejorar la concentración y claridad mental

El grupo sanguíneo B es un caso especial (podríamos decir afortunado). En general, usted puede evitar las enfermedades graves siguiendo la Dieta para su tipo de sangre. En efecto, como su dieta es tan rica en vitaminas A, B, E y C, además de contener abundante calcio y hierro, usted no necesita una suplementación de estas vitaminas y minerales. Por lo tanto, disfrute de su condición única, ¡pero siga su dieta!

Los siguientes suplementos son los pocos que pueden beneficiar al grupo sanguíneo B.

Magnesio

Mientras que los otros grupos sanguíneos corren el riesgo de sufrir una deficiencia de calcio, el riesgo del tipo B es la deficiencia de magnesio. El magnesio es el catalizador para el mecanismo metabólico del tipo B. Es el punto decisivo, lo que hace metabolizar más eficientemente los hidratos de carbono. Dado que usted es tan eficiente para asimilar el calcio, el riesgo es crear un desequilibrio entre sus niveles de calcio y magnesio. Si esto ocurriera, usted correría más riesgos con los virus (o la inmunidad disminuida), la fatiga, la depresión y los trastornos nerviosos potenciales. En estos casos, quizá se debería considerar una prueba con suplementación de magnesio (300-500 mg). Además, muchos niños de este grupo sanguíneo padecen eczemas, y la suplementación con magnesio a menudo puede resultar beneficiosa.

Cualquier forma de suplementación es válida, si bien son más los pacientes que registran un efecto laxante con el citrato de magnesio que con las otras formas de administración. Una cantidad excesiva de magnesio puede afectar los niveles de calcio en su organismo, al menos en teoría. Por lo tanto, asegúrese de consumir también alimentos ricos en calcio, como los productos lácteos de cultivo. ¡La clave es el equilibrio!

Los mejores alimentos ricos en magnesio para el tipo B:
    todas las verduras, granos y
    legumbres recomendados

Hierbas/fitoquímicos recomendados para el tipo B

PALO DULCE *(Glycyrrhiza glabra)*. El palo dulce (u oruzuz) es una planta ampliamente utilizada por los naturistas en todo el mundo. Ofrece al menos cuatro beneficios: como tratamiento para las úlceras de estómago, como agente antiviral contra el herpes, para tratar el síndrome de fatiga y para combatir la hipoglucemia.

El palo dulce es una planta para ser respetada: las dosis importantes en las personas no indicadas pueden causar retención de sodio e hipertensión arterial. Si usted es del grupo sanguíneo B y padece de hipoglucemia, una enfermedad en la cual el azúcar de la sangre disminuye después de una comida, puede tomar una taza o dos de té de palo dulce una vez concluida la cena o el almuerzo. Si usted sufre de síndrome de fatiga crónica le aconsejo que utilice otras preparaciones, además del DGL y el té de palo dulce, y solamente bajo la supervisión de un médico. El palo dulce utilizado libremente en forma de suplementación puede ser tóxico.

ENZIMAS DIGESTIVAS. Si usted es del tipo B y no está acostumbrado a comer carne o productos lácteos, al principio puede experimentar ciertas dificultades con su dieta específica. Durante un tiempo, tome una enzima digestiva con sus comidas principales, y se habituará más rápidamente a las proteínas concentradas. La bromelia, una enzima presente en el ananá/piña, se puede adquirir en forma de suplemento en los comercios de alimentos naturistas.

HIERBAS ADAPTOGÉNICAS. Estas hierbas mejoran la capacidad de concentración y retención de la memoria, ocasionalmente un problema para las personas del tipo B nerviosas o con afecciones virales. La mejor de estas hierbas es el ginseng siberiano *(Eleutherococcus senticosus)* y la *Ginkgo biloba*, ambas ampliamente disponibles en las farmacias y herboristerías. En estudios efectuados en Rusia, el ginseng siberiano ha mostrado incrementar la velocidad y precisión de los operadores de teletipos. La *Ginkgo biloba* es la droga más frecuentemente prescripta en Alemania, donde más de 5 millones de personas la toman diariamente. Aumenta la microcirculación del cerebro, razón por la cual a menudo se prescribe para los ancianos. Habitualmente se promueve como un estimulante cerebral, un estimulante para la mente.

LECITINA. La lecitina, un depurador de la sangre que se encuentra principalmente en la soja, permite a los antígenos B de las membranas celulares desplazarse más fácilmente y proteger mejor el sistema inmune. Las personas del grupo sanguíneo B deberían obtener este beneficio de los gránulos de lecitina, no de la soja misma, ya que ésta no tiene un efecto concentrado. El Cóctel fluidificador de la membrana, al que me referí en la Dieta para el tipo B, es un excelente estimulante para su sistema inmune, y de sabor agradable.

PERFIL ESTRÉS/EJERCICIO DEL TIPO B

La respuesta del tipo B al estrés representa un equilibrio de la actividad nerviosa mental del tipo A y la reacción físicamente más agresiva del tipo O. Las personas del grupo sanguíneo B moderan cada una de estas cualidades y por eso responden con armonía y equilibrio —aprovechando los mejores atributos de los otros tipos de sangre.

La respuesta del tipo B al estrés es una sofisticación evolutiva requerida por un medio multidimensional. Los seres humanos ansiosos de prolongar la vida necesitaban conquistar nuevas tierras, así como la habilidad y paciencia para cultivar esas tierras. Recuerde que el tipo B primitivo estaba representado tanto por bárbaros como por agricultores.

Como integrante del grupo sanguíneo B, en la mayoría de los casos usted enfrenta muy bien el estrés, porque se desenvuelve con más facilidad en las situaciones desconocidas. Usted es menos luchador que el tipo O, pero físicamente más vigoroso que el tipo A.

El tipo B prospera con ejercicios que no sean ni demasiado intensos ni completamente orientados a la relajación mental. El equilibrio ideal para la mayoría de los individuos de este grupo sanguíneo consiste en actividades moderadas que incluyan a otras personas, como las caminatas en grupo, las excursiones en bicicleta, las artes marciales menos agresivas, el tenis y el aerobismo. Usted no se siente tan bien cuando practica un deporte demasiado competitivo, como el squash, el fútbol o el baloncesto.

El programa de ejercicio más eficaz para el tipo B debería ser de tres días por semana de actividad física más intensa y dos días por semana de ejercicios de relajación.

Ejercicio	Duración	Frecuencia
Aerobismo	45-60 min.	3 v por semana
Tenis	45-60 min.	3 v por semana
Artes marciales	30-60 min.	3 v por semana
Calistenia	30-45 min.	3 v por semana
Caminata	30-60 min.	3 v por semana
Ciclismo	45-60 min.	3 v por semana
Natación	30-45 min.	3 v por semana
Caminata enérgica	30-60 min.	3 v por semana
Trote (jogging)	30-45 min.	3 v por semana
Entrenamiento con pesas	30-45 min.	3 v por semana
Golf	60 min.	2 v por semana
Tai chi	45 min.	2 v por semana
Hatha Yoga	45 min.	2 v por semana

PAUTAS DE EJERCICIO PARA EL TIPO B

Para el ejercicio físico

Los tres componentes de un programa de ejercicio de alta intensidad son el período de calentamiento, el período de ejercicio aeróbico, y el período de enfriamiento. El calentamiento es muy importante para prevenir lesiones, porque ayuda a bombear sangre hacia los músculos, preparándolos para el ejericico, ya sea caminar, correr, nadar, andar en bicicleta, o jugar un partido. Este período comprende los movimientos de estiramiento y flexibilidad para evitar los desgarramientos de músculos y tendones.

El ejercicio se puede dividir en dos tipos básicos: los ejercicios isométricos, en los cuales se crea una tensión en los músculos estacionarios; y los ejercicios isotónicos, como correr o nadar, que pueden producir resistencia muscular a través de una serie de movimientos. Los ejercicios isométricos se pueden utilizar para tonificar músculos específicos, que luego se pueden vigorizar mediante el ejercicio isotónico activo. Los ejercicios isométricos se pueden llevar a cabo empujando o tirando de un objeto inmóvil, o mediante la contracción o estiramiento de los músculos opuestos.

A fin de lograr el máximo beneficio cardiovascular del ejercicio aeróbico, usted debe incrementar los latidos de su corazón hasta aproximadamente un 70 por ciento de su ritmo cardiaco máximo. Una vez que haya alcanzado ese incremento durante el ejercicio, continúe practicando para mantener ese ritmo durante treinta minutos. Esta rutina se debería repetir al menos tres veces cada semana.

Para calcular su ritmo cardiaco máximo:

1. Reste su edad de 220.
2. Multiplique la diferencia por el 70% (0,70). Si usted tiene más de sesenta años de edad, o no está en buenas condiciones físicas, multiplique el resto por el 60% (0,60).
3. Multiplique el resto por el 50% (0,50). Por ejemplo, una mujer saludable de cincuenta años de edad debe restar 50 de 220, para obtener un ritmo cardiaco máximo de 170. Si multiplica 170 por 0,70 le dará 119 latidos por minuto, que es el nivel máximo que debería lograr. Si multiplica 170 por

0,50 le dará 85 que es el nivel más bajo en su categoría.

Para los ejercicios de relajación

El yoga y el tai chi son la manera perfecta de equilibrar las actividades más físicas de su semana.

El tai chi chuan, o tai chi, es un ejercicio que estimula la flexibilidad del movimiento corporal. Los ademanes elegantes, gráciles y lentos del tai chi apenas evocan los manotazos, puntapiés y esquivadas de los ataques originales que representan. En China, el tai chi es practicado por grupos que se reúnen en las plazas públicas para ejecutar los movimientos al unísono. Puede ser una técnica de relajación muy eficaz, si bien su dominio requiere concentración y paciencia.

El yoga combina la integridad interna con el control de la respiración y las posturas adoptadas para permitir una concentración completa sin la distracción de las preocupaciones mundanas. El hatha yoga es la forma de yoga más común practicada en Occidente.

Si usted aprende las posturas básicas del yoga, puede crear una rutina mejor adaptada a su estilo de vida. Sin embargo, algunos pacientes me han expresado su inquietud de que la adopción de las prácticas del yoga pueda estar en conflicto con sus creencias religiosas. Temen que la práctica del yoga signifique que han adoptado el misticismo oriental. Pero yo les pregunto «¿Si a usted le apetece la comida italiana, eso lo hace italiano?» La meditación y el yoga son lo que usted hace de ellos. Conjeture y medite sobre aquellos temas que son importantes para usted. Las posturas son neutrales; son sólo movimientos comprobados y siempre vigentes.

Yoga: técnicas simples de relajación

El yoga comienza y termina con la relajación. Contraemos permanentemente nuestros músculos, pero rara vez pensamos en hacer lo contrario: liberarnos y relajarnos. Podemos sentirnos mejor y más saludables si regularmente nos liberamos de las tensiones que provocan en nuestros músculos los esfuerzos y el estrés de la vida.

La mejor postura para la relajación es acostarse hacia arriba. Disponga sus brazos y piernas de tal manera que experimente una comodidad total a nivel de sus caderas, hombros y espalda. La meta de la relajación profunda es permitir que mente y cuerpo se relajen hasta alcanzar un estado de calma, de la misma manera que las aguas agitadas de un estanque con el tiempo se calman hasta aquietarse.

Comience con la respiración abdominal. Cuando un bebé respira, se mueve su abdomen, no su pecho. No obstante, muchos de nosotros hemos llegado a adoptar inconscientemente el hábito ineficiente y antinatural de la respiración torácica restringida. Uno de los objetivos del yoga es hacer que usted adquiera conciencia del verdadero centro de su respiración. Observe las características de su respiración. ¿Es rápida, poco profunda e irregular, o suele contener su aliento? Deje que su respiración adopte una forma más natural, plena, profunda, regular y sin contracción. Trate de aislar sus músculos respiratorios más bajos; vea si puede respirar sin mover su pecho. Los ejercicios respiratorios se hacen siempre fluidamente y sin tensión alguna. Coloque una mano sobre su ombligo y sienta el movimiento de su respiración. Relaje sus hombros.

Comience el ejercicio exhalando completamente. Cuando inhale, imagine que soporta un gran peso, como un libro grande, sobre su ombligo y que trata de levantar este peso, por medio de su inhalación, hacia el cielo raso.

Después, cuando exhale, simplemente deje que este peso imaginario presione sobre su abdomen, ayudándole a exhalar. Exhale más aire del que normalmente podría exhalar, como si «exprimiera» más aire de sus pulmones.

Esto actuará como un estiramiento para el diafragma y le ayudará a liberar la tensión en este músculo. Haga intervenir los músculos abdominales para facilitar la relajación. Cuando inhale, inspire profundamente, como si levantara un peso imaginario. Trate de coordinar y aislar completamente la respiración abdominal, sin mover el tórax ni las costillas.

COMENTARIO FINAL:
LA CUESTIÓN DE LA PERSONALIDAD

Enfrentados con la mezcla de razas, nuevas tierras y climas desconocidos, los primitivos exponentes del grupo sanguíneo B tenían que ser flexibles y creativos para sobrevivir. Requerían un acatamiento menos armonioso y organizado que los pueblos establecidos del grupo A, así como menos determinación que los cazadores del tipo O.

Estas mismas características existen en las células del grupo B. Biológicamente, este grupo es más flexible que los tipos A y O, o que el tipo AB, menos vulnerable a muchas de las enfermedades comunes en los otros grupos sanguíneos. El tipo B que vive en armonía, trabaja, se ejercita y se alimenta de una manera equilibrada, es el sobreviviente por excelencia.

En muchos aspectos, el tipo B tiene lo mejor de todos los mundos posibles. Tiene elementos de la actividad mental más sensiblemente agitada del tipo A, con las respuestas físicas abruptas y la agresión del tipo O. Quizás el tipo B se relaciona más fácilmente con los diferentes tipos de personalidad porque está genéticamente más en armonía y, por lo tanto, se siente menos inclinado al desafío y la confrontación. Puede apreciar los puntos de vista de los demás; manifiesta empatía.

Un dato estadístico interesante: si bien el tipo de sangre B constituye solamente el 9 por ciento de la población de los Estados Unidos, ¡un 30 a 40 por ciento de todos los millonarios norteamericanos son del tipo B!

Los chinos, los japoneses y muchas otras sociedades asiáticas están compuestas por un alto número de personas del grupo sanguíneo B. La antigua medicina china, natural y compleja, pone un gran énfasis en el equilibrio de los estados emocional y fisiológico. La alegría desenfrenada (un estado deseable para la mayoría de los occidentales) es considerada por los médicos chinos como una condición peligrosa para el equilibrio cardiaco. Equilibrio y armonía; ésta es la verdadera clase de medicina del tipo B.

Las poblaciones de judíos ortodoxos son principalmente del tipo B, sin importar su localización geográfica. La religión y cultura judías representan la fusión de la mente, el espíritu y la materia. En la tradición judía, la inteligencia, la paz y la espiritualidad están a la par de la potencia física y la disposición para la lucha. Para muchos pueblos, ésta parece ser una contradicción. En realidad, son las energías armoniosas del tipo B en acción.

7

Plan del Grupo AB

Tipo AB: El enigma

- Fusión moderna de los tipos A y B
- La respuesta del camaleón a las condiciones ambientales y alimenticias cambiantes
- Tubo digestivo sensible
- Sistema inmune excesivamente tolerante
- Espiritualmente, responde mejor al estrés, con vigor físico y energía creativa
- Responde mejor al estrés con una acción calma
- Un misterio evolutivo

_____

LA DIETA DEL TIPO AB

Con menos de mil años de antigüedad, el tipo de sangre AB es biológicamente complejo y raro (2 a 5 por ciento de la población mundial). No encaja fácilmente en ninguna de las otras categorías. Los antígenos múltiples a veces hacen que el tipo AB se parezca al A, a veces al B, y otras veces a una fusión de ambos, una sangre de tipo centauro.

Esta multiplicidad de cualidades puede ser positiva o negativa, de acuerdo con las circunstancias. Por eso la Dieta del tipo AB requiere que usted lea la lista de alimentos muy cuidadosamente, y que se familiarice con las dietas de los tipos A y B para comprender mejor los parámetros de su dieta.

Básicamente, la mayoría de los alimentos que están contraindicados para el tipo A o el tipo B probablemente no sean convenientes para el tipo AB, si bien hay algunas excepciones. Los panhemoglutinantes, que son lectinas capaces de aglutinar todos los tipos de sangre, parecen ser mejor tolerados por el tipo B, quizá porque la reacción de estas lectinas es contrarrestada por los dobles anticuerpos A y B. Los tomates son un excelente ejemplo. Los tipos A y B no pueden tolerar estas lectinas, mientras que el tipo AB puede comer tomates sin efectos detectables.

Las personas del grupo sanguíneo AB a menudo son más fuertes y activas que las más sedentarias del grupo A. Esta acumulación adicional de vigor quizá se deba a su memoria genética que todavía contiene vestigios recientes de sus antepasados esteparios del grupo B.

EL FACTOR PÉRDIDA DE PESO

En lo que respecta al aumento de peso, el tipo AB refleja la herencia mixta de sus genes A y B. A veces esto significa problemas específicos. Por ejemplo, como el tipo A tiene más baja cantidad de ácido gástrico, junto con la adaptación del tipo B a las carnes. Por lo tanto, si bien usted está genéticamente programado para el consumo de carnes, carece de suficiente ácido gástrico para metabolizarlas con eficiencia, y la carne que come suele ser almacenada como grasa. Para perder peso, usted tiene que restringir su consumo de carnes, comiendo pequeñas cantidades que puede suplementar con vegetales y tofú (queso de soja).

El tipo AB tiene la misma respuesta insulínica que el tipo B cuando come alubias o porotos/frijoles/judías de media luna, maíz, trigo sarraceno o semillas de sésamo (si bien debido a sus características del tipo A no necesita evitar el maní ni las lentejas). La producción inhibida de insulina causa hipoglucemia y una reducción del azúcar de la sangre después de las comidas, lo cual conduce a un metabolismo menos eficiente de los alimentos.

El tipo AB no tiene la reacción severa de los tipos O y B al gluten del trigo. Pero también en este caso, si pretende adelgazar debe evitar el trigo, que suele hacer más ácido su tejido muscular. El tipo AB utiliza las calorías más eficientemente cuando su tejido es algo alcalino.

Alimentos que favorecen el aumento de peso

Carnes rojas	*deficientemente digeridas*
	almacenadas como grasa
Alubias	*inhiben la eficiencia insulínica*
	causan hipoglucemia
	retardan el ritmo metabólico
Poroto/frijol/judía de media luna	*inhibe la eficiencia insulínica*
	causa hipoglucemia
	retarda el ritmo metabólico
Semillas de sésamo	*causan hipoglucemia*
Maíz	*inhibe la eficiencia insulínica*

Trigo sarraceno	*causa hipoglucemia*
Trigo	*retarda el metabolismo*
	uso ineficiente de las calorías
	inhibe la eficiencia insulínica

Alimentos que favorecen la pérdida de peso

Tofú	*promueve la eficiencia metabólica*
Pescados	*promueven la eficiencia metabólica*
Lácteos	*mejoran la producción de insulina*
Verduras	*mejoran la eficiencia metabólica*
Alga marina	*mejora la producción de insulina*
Ananá/piña	*facilita la digestión*
	estimula la evacuación intestinal

UTILICE ESTAS PAUTAS JUNTO CON LAS
RECOMENDACIONES PARA LA DIETA DEL TIPO AB

Carnes y aves

Tipo AB	**Semanal**	**Si su origen es**		
Alimento	*Porción**	*Africano*	*Caucásico*	*Asiático*
Carnes rojas magras	112-168 g (H) 56-140 g (M y niños)	1-3 p	1-3 p	1-3 p
Aves de corral	112-168 g (H) 56-140 g (M y niños)	0-2 p	0-2 p	0-2 p

* Las recomendaciones por porción son simples pautas que pueden ayudarle a perfeccionar su dieta de acuerdo con las propensiones ancestrales.

En cuanto al consumo de carnes rojas y aves, el tipo AB comparte características tanto del tipo A como del B. Como el tipo A, usted no produce suficiente ácido gástrico para digerir eficazmente la proteína animal abundante. La clave para usted es el tamaño de la porción y la frecuencia. El grupo sanguíneo AB necesita un poco de proteína animal, especialmente de los tipos de carne que representan su herencia del grupo ancestral B: cordero, carnero, conejo y pavo, en lugar de carne vacuna. La lectina que irrita el tubo digestivo y la sangre del tipo B tiene el mismo efecto sobre usted, de modo que deseche el pollo.

También evite todas las carnes ahumadas y curadas. Estos alimentos pueden causar cáncer de estómago en las personas con bajos niveles de ácido gástrico, característica que usted comparte con el tipo A.

Muy beneficiosas

Carnero	Cordero
Conejo	Pavo

Neutras

Faisán
Hígado

No aconsejables

Búfalo	Corazón	Perdiz
Carne de res	Gallina Cornualles	Pollo
Carne picada	Ganso	Ternera
Cerdo	Jamón	Tocino
Codorniz	Pato	Venado

Pescados y mariscos

Tipo AB	Semanal	Si su origen es		
Alimento	*Porción*	*Africano*	*Caucásico*	*Asiático*
Pescados recomendados	112-168 g	3-5 p	3-5 p	4-6 p

Hay una amplia variedad de pescados para el tipo AB, y constituyen una excelente fuente de proteína para usted. Como el tipo A, usted tiene dificultades para digerir las lectinas presentes en el lenguado y el rodaballo. También comparte con el tipo A la susceptibilidad al cáncer de mama. Si usted tiene antecedentes familiares de cáncer de mama, incorpore los caracoles en su dieta. El caracol comestible, *Helix pomatia*, contiene una poderosa lectina que aglutina específicamente las células mutantes —similares a las del tipo A— de dos de las formas más comunes de cáncer de mama (ver el capítulo 10). Ésta es una forma positiva de aglutinación; la lectina del caracol se desembaraza de las células enfermas.

Muy beneficiosos

Albacora (atún)	Lucio	Pez vela
Bacalao	Lucio	Sábalo
Besugo	norteameriano	Salmón
Caballa	Merluza	Sardina
Caracol	Mero	Trucha arco iris
Cubera roja	Perca oceánica	Trucha marina
Esturión	Pez monje	

Neutros

Abalones	Calamares	Cazón (tiburón)
Arenque (fresco)	Carpa	Cubera
Bagre	Caviar	Eperlano

Esturión blanco	Perca amarilla	Pez espada
Lenguado	Perca blanca	Salpa
Lofolátilo	Perca plateada	Vieiras
Mejillones		

No aconsejables

Abadejo	Camarones	Perca rayada
Almeja	(gambas)	Pulpo
Anchoa	Cangrejo	Rana
Anguila	Hipogloso	Róbalo
Arenque	Langosta	Rodaballo
(encurtido)	Langostino	Salmón
Barracuda	Lenguado gris	ahumado
Beluga	Ostras	Tortuga

Lácteos y huevos

Tipo AB	Semanal	Si su origen es		
Alimento	*Porción*	*Africano*	*Caucásico*	*Asiático*
Huevos	1 huevo	3-5 p	3-4 p	2-3 p
Quesos	56 gramos	2-3 p	3-4 p	3-4 p
Yogur	112-168 g	2-3 p	3-4 p	1-3 p
Leche	112-168 g	1-6 p	3-6 p	2-5 p

En lo que respecta a los alimentos lácteos, el tipo AB calza en la horma del «B». Usted se beneficia con los alimentos lácteos, especialmente con los productos cultivados y fermentados, como el yogur, el kefir y la crema agria (fermentada) no grasa, que es más fácilmente digerida.

El principal factor que debe controlar es su producción excesiva de mucus. Como el tipo A, usted ya produce una gran cantidad de mucus y no necesita más. Preste atención a los síntomas de problemas respiratorios, como la sinusitis o las infecciones del oído, que podrían indicar una restricción de los productos lácteos.

Los huevos son una muy buena fuente de proteína para el tipo AB. Si bien tienen un alto contenido de colesterol, y el grupo sanguíneo AB (como el grupo A) tiene cierta propensión a las afecciones cardiacas, la investigación ha mostrado que los principales responsables no son los alimentos que contienen colesterol sino más bien las grasas saturadas.

Aun así, cuando usted come huevos puede incrementar su cantidad de proteína y disminuir su ingesta de colesterol si utiliza dos claras de huevo por cada yema. (Tenga en cuenta que la lectina presente en el tejido muscular del pollo no se encuentra en los huevos.)

Muy beneficiosos

Crema agria (no grasa)	Leche de cabra	Queso de granja
	Mozzarella	Queso de oveja
Kefir (leche fermentada)	Queso cottage	Ricotta
	Queso de cabra	Yogur

Neutros

Caseína	Munster	Queso de soja*
Emmenthal	Neufchatel	Queso Gouda
Gruyère	Queso Cheddar	Queso Jarlsburg
Leche de soja*	Queso crema	Queso suizo
Leche desnatada, o 2%	Queso de bola	Suero

* Buenas alternativas lácteas.

No aconsejables

Camembert	Mantequilla	Queso provolone
Helado	Queso Brie	Queso Roquefort
Leche cortada	Queso parmesano	Sorbete
Leche entera		

Aceites y grasas

Tipo AB	Semanal	Si su origen es		
Alimento	*Porción*	*Africano*	*Caucásico*	*Asiático*
Aceites	1 cucharada	1-5 p	4-8 p	3-7 p

Las personas del grupo sanguíneo AB deberían utilizar el aceite de oliva en lugar de las grasas animales, las grasas vegetales hidrogenadas u otros aceites vegetales. El aceite de oliva es una grasa monoinsaturada que se cree que contribuye a reducir el colesterol de la sangre. También puede utilizar pequeñas cantidades de mantequilla de leche de búfalo clarificada, una mantequilla semifluida muy popular en la India (si la consigue).

Muy beneficiosos
Aceite de oliva

Neutros
Aceite de canola
Aceite de hígado
  de bacalao

Aceite de linaza
  (semilla de lino)
Aceite de maní

No aconsejables
Aceite de cártamo
Aceite de girasol
Aceite de maíz

Aceite de semilla
  de algodón
Aceite de sésamo

Frutos secos y semillas

Tipo AB	Semanal	Si su origen es		
Alimento	*Porción*	*Africano*	*Caucásico*	*Asiático*
Frutos secos y semillas	6-8	2-5 p	2-5 p	2-3 p
Mantequillas de nueces	1 cucharada	3-7 p	3-7 p	2-4 p

Los frutos secos y semillas presentan un cuadro variado para el tipo AB. Cómalas en cantidades reducidas y con precaución. Si bien pueden ser una buena fuente de proteína suplementaria, todas las semillas contienen lectinas inhibidoras de la insulina que las hacen problemáticas para el grupo sanguíneo AB. Por otro lado, usted comparte con el tipo A la preferencia por el maní, que es un reforzador eficaz del sistema inmune.

El tipo AB también suele experimentar problemas de vesícula biliar, de modo que son preferibles las mantequillas de nueces a las nueces mismas.

Muy beneficiosas
Castañas   Mantequilla de maní/cacahuete
Maní   Nuez, de nogal

Neutras
Almendra   Nuez de Pará
Avellana australiana   Nuez pacana
Mantequilla de almendra   Piñones (de pino)
Nefelio   Pistachos
Nuez de acajú

No aconsejables
Avellana   Mantequilla de girasol

Mantequilla de sésamo   Semilla de sésamo
  (tahini)   Semillas de zapallo/
Semilla de amapola   calabaza
Semilla de girasol

Legumbres

Tipo AB	Semanal	Si su origen es		
Alimento	*Porción*	*Africano*	*Caucásico*	*Asiático*
Legumbres recomendadas	1 taza, secos	3-5 p	2-3 p	4-6 p

Las legumbres presentan otro panorama variado para las personas del grupo sanguíneo AB. Por ejemplo, las lentejas son un alimento importante para combatir el cáncer en el tipo AB, si bien no son aconsejables para el tipo B. Se sabe que contienen antioxidantes que combaten el cáncer. Por otra parte, las alubias y los porotos/frijol/judía de media luna, que afectan la producción de insulina en el tipo A, tienen el mismo efecto en el tipo AB.

Muy beneficiosos
Lentejas verdes   Poroto de soja, rojo
Poroto/frijol/judía   Poroto moteado
  blanco común   Porotos colorados

Neutros
Arvejas/chícharos/   Lenteja roja
  guisantes   Poroto/frijol/judía
Chauchas/ejotes/   jicama
  judías verdes   Poroto tamarindo
Haba cochinera

No aconsejables

Alubias	Poroto de media luna
Garbanzo	Porotos negros
Poroto/frijol/judía de careta	

Cereales

Tipo AB	Semanal	Si su origen es		
Alimento	*Porción*	*Africano*	*Caucásico*	*Asiático*
Cereales recomendados	1 taza, secos	2-3 p	2-3 p	2-4 p

Las pautas para el grupo sanguíneo AB coinciden con las recomendaciones para los tipos A y B. En general, usted se beneficia con los granos, incluso de trigo, pero necesita limitar su consumo de este cereal porque el núcleo interno de su grano es generador de ácido en el tipo AB. Tampoco se recomienda si usted está tratando de perder peso. Las personas de este grupo sanguíneo con una excesiva producción de mucus, causada por asma o infecciones frecuentes, también deberían limitar el consumo de trigo, ya que agudiza el problema. Tendrá que experimentar por usted mismo para determinar cuánta cantidad de trigo puede comer. Aquí no nos estamos refiriendo al ácido gástrico, sino al equilibrio ácido-alcalino de sus tejidos musculares. El tipo AB se siente mejor cuando sus tejidos son ligeramente alcalinos. Si bien el núcleo interno del grano de trigo es alcalino en los tipos de sangre O y B, llega a ser ácido en los tipos A y AB.

Limite su ingesta de germen y salvado de trigo a una vez por semana. La harina de avena (cuáquer), las hojuelas de soja, el mijo, la fécula, el arroz molido y los gránu-

los de soja son cereales apropiados para el tipo AB, pero
debería evitar el trigo sarraceno y el maíz.

Muy beneficiosos

Arroz inflado	Grano de avena	Salvado de arroz
Escanda	Mijo	Salvado de avena

Neutros

Amaranto	Germen de trigo	Hojuelas de soja
Cebada	Granola	Salvado de trigo
Crema de arroz	Gránulos de soja	Trigo desmenuzado
Fécula		

No aconsejables

Harina de maíz	Kasha (gachas
Hojuelas de maíz	de trigo molido)
(p/desayuno)	Trigo sarraceno

Panes y panecillos

Tipo AB	Diaria	Si su origen es		
Alimento	*Porción*	*Africano*	*Caucásico*	*Asiático*
Panes, galletas	1 rebanada	0-1 p	0-1 p	0-1 p
Panecillos	1 panecillo	0-1 p	0-1 p	0-1 p

Las pautas de consumo de panes y panecillos para el
grupo sanguíneo AB son similares a las de cereales y granos. En general, son alimentos favorables, pero si usted
produce excesivo mucus o está excedido de peso, estos
trastornos hacen desaconsejable el consumo de trigo entero. Las harinas de soja y arroz son buenos sustitutos del
trigo para usted. Tenga en cuenta que los panes de trigo

germinado que se venden comercialmente a menudo contienen pequeñas cantidades de grano germinado y son básicamente panes de trigo integral. Lea los marbetes de ingredientes. Evite los panes y panecillos de maíz. Si bien el pan esenio y el pan Ezequiel (disponibles en los comercios de alimentos naturistas) son de trigo germinado, la lectina del gluten se destruye en el proceso de germinación.

Muy beneficiosos

Crocantes de centeno	Pan de centeno 100%	Pan de trigo germinado
Pan de arroz, no refinado	Pan de harina de soja	Pan esenio
Pan de centeno	Pan de mijo	Pan Ezequiel
		Tortas de arroz

Neutros

Pan árabe	Pan de trigo duro	Panecillos de salvado de avena
Pan ázimo		
Pan de alta proteína	Pan de trigo integral	Panecillos de salvado de trigo
Pan de escanda, espelta	Pan libre de gluten	Pumpernickel
		Rosca de pan, trigo

No aconsejables

Panes y panecillos de maíz

Granos (harinas) y pastas

Tipo AB	Diaria	Si su origen es		
Alimento	*Porción*	*Africano*	*Caucásico*	*Asiático*
Granos	1 taza, secos	2-3 p	3-4 p	3-4 p
Pastas	1 taza, secas	2-3 p	3-4 p	3-4 p

El grupo sanguíneo AB se beneficia con una dieta rica en arroz en lugar de pastas, si bien puede comer fideos de sémola o espinaca una o dos veces por semana. Una vez más, sustituya el maíz y el trigo sarraceno por el centeno y la avena. Limite su ingesta de salvado y germen de trigo a una comida semanal.

Muy beneficiosos

Arroz basmati	Harina de arroz
Arroz blanco	Harina de avena (cuáquer)
Arroz de la India (tuscarora)	Harina de centeno
Arroz no refinado	Harina de trigo germinado

Neutros

Couscous (Cuscús)	Harina de cebada	Harina de
Fideos de espinaca	Harina de escanda	trigo duro
Fideos de sémola	Harina de Graham	Harina de
Gluten de harina	Harina de trigo	trigo integral
Harina blanca	bulgur	Quinua

No aconsejables

Fideos soba
Gachas de trigo sarraceno
Pasta de alcauciles/alcachofas

Vegetales

Tipo AB	Diaria	Todos los orígenes
Alimento	*Porción*	
Vegetales crudos	1 taza, preparados	3-5 p
Cocidos o al vapor	1 taza, preparados	3-5 p

Los vegetales frescos son una fuente importante de fitoquímicos, las sustancias naturales de los alimentos que tienen un efecto tónico preventivo contra las afecciones cardiacas y el cáncer, enfermedades que afectan a los tipos A y AB más a menudo, como resultado de sus sistemas inmunes más débiles. Las personas del grupo sanguíneo AB deberían comer vegetales varias veces por día. Pueden optar entre una amplia variedad, casi todos los vegetales que son beneficiosos para los tipos A o B también son buenos para usted.

La única excepción es el panhemoglutinante de los tomates que afecta a todos los tipos de sangre. Como el tipo de sangre AB tiene tantos componentes genéticos y la lectina no es específica, usted puede evitar los efectos nocivos. He hecho pruebas con individuos del tipo AB que consumían una gran cantidad de tomates, y sus escalas indicanas fueron claras.

El tipo AB debería hacer del tofú (queso de soja) una parte regular de su dieta, en combinación con pequeñas cantidades de carne y alimentos lácteos. El tofú también tiene propiedades preventivas muy reconocidas para combatir el cáncer.

Como el tipo B, el grupo sanguíneo AB debe evitar el maíz fresco y los productos basados en esta gramínea.

Muy beneficiosos

Ajo	Diente de león	Remolacha
Apio	Hojas de mostaza	Repollo/col
Batata/boniato	Hojas de remolacha/	rizada
Berenjena	beterraga	Tempeh (granos
Berza común	Pastinaca (chiviría)	de soja
Brócoli	Pepinos	fermentados)
Brote de alfalfa	Perejil	Tofú
Coliflor		

Neutros

Aceituna griega
Aceitunas verdes
Acelga
Achicoria
Alcaravea
Alga marina
Berro
Berza verde
Bok choy
  (col china)
Brotes de bambú
Calabaza, todo tipo
Cebolla amarilla
Cebolla de verdeo
Cebolla roja
Colinabo
Coriandro
Chalotes

Daikón (rábano
  japonés)
Endibias
Escalonia
Escarola
Espárragos
Espinaca
Hinojo
Hongo, Enoki
Jengibre
Lechugas
  (varios tipos)
Nabos
Papa/patata
  blanca
Patata roja
Perifollo
Puerro

Quimbombó
Rábano picante
Radicheta
Repollitos/coles
  de Bruselas
Repollo chino
Repollo rojo
Repollo/col
  blanco
Rutabaga
Setas
  (champiñones)
Tomate
Zanahorias
Zapallitos/
  calabacines
Zapallo/calabaza

No aconsejables

Aceitunas negras
Ají jalapeño
Ají pimiento
Alcaucil
Brotes de rábano

Hongo shiitake
Maíz amarillo
Maíz blanco
Palta/aguacate
Patata de caña

Pimiento (ají)
  amarillo
Pimiento (ají)
  verde
Rábano

Frutas

Tipo AB	Diaria	Todos los orígenes
Alimento	*Porción*	
Todas las frutas recomendadas	1 fruta o 90-140 g	3-4 p

El tipo AB hereda principalmente del tipo A las intolerancias y preferencias por ciertas frutas. Prefiere las frutas más alcalinas, como las uvas, ciruelas y frutillas/fresas, que pueden ayudarle a equilibrar los granos generadores de ácido en sus tejidos musculares.

Ciertas frutas tropicales no son especialmente recomendables para las personas del grupo sanguíneo AB, en particular los mangos y la guayaba. Pero el ananá/piña es un buen recurso para facilitar la digestión.

Conviene evitar también las naranjas, aun cuando puedan figurar entre sus favoritas. Son irritantes para el estómago del tipo AB, y además interfieren con la absorción de minerales importantes. Para que no se confunda, le reitero que la reacción ácido/alcalina ocurre de dos maneras diferentes: en el estómago y en los tejidos musculares. Cuando digo que las naranjas ácidas son irritantes para el estómago del tipo AB, me refiero a la irritación estomacal que causan en el sensible estómago alcalino de este grupo sanguíneo. Si bien el ácido gástrico por lo general es bajo en el tipo AB, el ácido contenido en las naranjas irrita sus delicadas paredes estomacales. El pomelo está estrechamente relacionado con las naranjas y también es una fruta ácida, pero tiene efectos positivos sobre el estómago del tipo AB, mostrando una tendencia alcalina después de la digestión. Los limones también son excelentes para este grupo sanguíneo: facilitan la digestión y eliminan el mucus del sistema.

Dado que la vitamina C es un antioxidante importante, especialmente para la prevención del cáncer de estómago, consuma otras frutas ricas en esta vitamina, como el pomelo o el kiwi.

La lectina de la banana/plátano interfiere con la digestión del tipo AB. Le aconsejo sustituirla por otras frutas ricas en potasio, como los damascos/chabacanos/albaricoques, los higos y ciertos melones.

Muy beneficiosas

Ananá/piña	Fambuesa americana	Limones
Arándanos	Grosella silvestre	Pomelo
Cerezas	Higos, frascos	Uva negra
Ciruela roja	Higos, secos	Uvas rojas
Ciruela verde	Kiwi	Uvas verdes

Neutras

Damasco/chabacano/	Melón miel	Pasas
albaricoque	Melón, varios	de uva
Dátiles	tipos	Peras
Durazno/melocotón	Moras	Prunas
Frambuesas	Papaya	Quinotos
Frutilla/fresa	Pasa de Corinto	Sandías
Limas	negra	Saúco
Mandarinas	Pasa de Corinto	Zarzamora
Manzanas	roja	

No aconsejables

Banana/plátano	Granada	Mangos
Caqui	Guayaba	Naranjas
Carambola	Higo de tuna	Ruibarbo
Coco		

Zumos y líquidos

Tipo AB	Diaria	Todos los orígenes
Alimento	*Porción*	
Todos los zumos recomendados	1 taza (225 ml)	2-3 p
Agua	1 taza (225ml)	4-7 p

Las personas del grupo sanguíneo AB deberían comenzar cada día bebiendo un vaso de agua caliente con el zumo recién exprimido de medio limón para despejar el sistema del mucus acumulado durante el sueño. El agua con limón también ayuda para la evacuación. Prosiga con un vaso de zumo diluido de pomelo o papaya.

Ponga énfasis en los zumos de frutas muy alcalinas como la cereza negra, el arándano o la uva.

Muy beneficiosos

Zumo de apio	Zumo de papaya	Zumo de uva
Zumo de arándano	Zumo de repollo/	Zumo de
Zumo de cereza negra	col	zanahorias

Neutros

Sidra de manzana	Zumo de manzana
Zumo de ananá/piña	Zumo de pepinos
Zumo de ciruela	Zumo de pomelo
Zumo de damasco/ chabacano/albaricoque	

No aconsejables
Zumo de naranja

Especias

Las algas y la sal marinas se deberían utilizar en reemplazo de la sal común de mesa. Su contenido de sodio es bajo —un problema para el grupo sanguíneo AB— y las algas ofrecen beneficios muy importantes para el sistema inmune y el corazón. También son recomendables para el control del peso. El aderezo hecho con soja es muy bueno para el tipo AB y también sirve para preparar una sopa o salsa deliciosa.

Evite todas las pimientas y el vinagre porque son ácidos. En lugar del vinagre, utilice zumo de limón con aceite y hierbas para aderezar las verduras y ensaladas.

Y no tema utilizar cantidades generosas de ajo. Es un tónico poderoso y un antibiótico natural, especialmente para el tipo AB.

El azúcar y el chocolate se permiten en pequeñas cantidades. Utilícelos como si fueran condimentos.

Muy beneficiosas

Aderezo de soja	Curry	Rábano picante
Ajo	Perejil	

Neutras

Agar	Comino	Miel
Ajedrea	Coriandro	Mostaza en polvo
Ajo moruno	Cremor tártaro	Nuez moscada
Albahaca	Cúrcuma	Páprika
Alga marina	Chocolate	Peppermint
Alga marina roja	Eneldo	Perifollo
Algarrobo	Estragón	Pimentón
Arrurruz o maranta	Gaulteria	Romero
Azafrán	Hoja de laurel	Sal
Azúcar blanca	Jarabe de arce	Salsa de soja
Azúcar morena	Jarabe de arroz	Salvia
Bergamota	Mejorana	Tamarindo
Canela	Melazas	Tomillo
Cardamomo	Menta	Vainilla
Clavo de especia	Menta verde	

No aconsejables

Ají picante	Jarabe de maíz	Pimienta negra
Alcaparras	Malta de cebada	Tapioca
Almidón de maíz	Pimienta blanca	Vinagre
o maicena	Pimienta de	blanco
Anís	Cayena	Vinagre de
Gelatina pura	Pimienta en	sidra
Extracto de	grano	Vinagre de
almendra	Pimienta inglesa	vino tinto

Condimentos

Procure evitar todos los condimentos en vinagre o salmuera, debido a la susceptibilidad al cáncer de estómago. También evite el ketchup, que contiene vinagre.

Neutros

Aderezo de ensalada (bajo en grasa y de ingredientes recomendados)	Mayonesa
	Mermeladas (de las frutas recomendadas)
Jaleas (de las frutas recomendadas)	Mostaza

No aconsejables

Encurtidos al eneldo	Encurtidos en vinagre	Encurtidos kosher
		Ketchup
Encurtidos dulces		

Infusiones de hierbas

Las personas del grupo sanguíneo AB deberían tomar infusiones de hierbas para reforzar el sistema inmune y desarrollar una protección contra las afecciones cardiovasculares y el cáncer. La alfalfa, la bardana, la manzanilla y la echinacea son excelentes estimulantes del sistema inmune. El marjoleto y el palo dulce son muy beneficiosos para la salud cardiovascular. El té verde tiene efectos muy positivos sobre el sistema inmune. Las infusiones de diente de león, raíz de bardana y hojas de frutilla/fresa contribuyen a la absorción del hierro y previenen la anemia.

Muy beneficiosos

Alfalfa	Ginseng	Manzanilla
Bardana	Hoja de frutilla/	Marjoleto
Echinacea	fresa	Palo dulce
Escaramujo de	Jengibre	Té verde
rosa		

Neutros

Abedul blanco	Hierba gatera	Peppermint
Alsine	Hoja de frambueso	Perejil
Cayena	Marrubio	Salvia
Corteza de roble	Menta verde	Saúco
blanco	Milenrama	Tomillo
Diente de león	Morera	Valeriana
Dong quai	Olmo	Verbena
Hierba de	norteamericano	Zarzaparrilla
San Juan		

No aconsejables

Alholva	Escutelaria	Ruibarbo
Aloe	Fárfara, uña	Sena
Barba de maíz	de caballo	Tilo
Bolsa de pastor	Genciana	Trébol rojo
Candelaria, verbasco	Lúpulo	

Bebidas en general

El vino tinto es una buena bebida para las personas del grupo sanguíneo AB debido a sus efectos cardiovasculares positivos. Se cree que un vaso de vino tinto cada día disminuye el riesgo de afecciones cardiacas, tanto en hombres como en mujeres.

Una taza o dos de café descafeinado (o no descafeinado) por día incrementa su producción de ácido gástrico y también tiene las mismas enzimas que se encuentran en la soja. Para obtener una mejor combinación de beneficios beba café y té verde en forma alternada.

Muy beneficiosas
Café descafeinado
Café no descafeinado
Té verde

Neutras
Agua de seltz   Vino blanco
Agua mineral   Vino tinto
Cerveza

No aconsejables
Gaseosa Cola   Otras gaseosas
Gaseosa Diet   Té negro, descafeinado
Licores destilados   Té negro, no descafeinado

PLANEAMIENTO DE LAS COMIDAS PARA EL TIPO AB

(De los platos marcados con * se proporciona la receta)

Los siguientes menús y recetas de muestra le darán una idea de una dieta beneficiosa para el grupo sanguíneo AB. Fueron desarrollados por la licenciada Dina Khader, una nutricionista que ha utilizado exitosamente las Dietas para el tipo de sangre con sus pacientes.

Estos menús son moderados en calorías y han sido equilibrados para favorecer la eficiencia metabólica en el tipo AB. El individuo promedio estará en condiciones de mantener su peso sin esfuerzo, e incluso de perder peso, siguiendo estas sugerencias. Aun así, se ofrecen algunas alternativas alimenticias si usted prefiere una comida más ligera o si desea limitar su ingesta de calorías siguiendo una dieta equilibrada y satisfactoria. (La comida alternativa figura en forma paralela al plato que reemplaza.)

Ocasionalmente usted verá un ingrediente en una receta que aparece en la lista de los que conviene evitar. Si se trata de un ingrediente insignificante (como una pizca de especia), usted puede ser capaz de tolerarlo, de acuerdo con sus condiciones físicas y su adhesión estricta a la dieta. No obstante, se han seleccionado las comidas y recetas más apropiadas para el tipo AB.

A medida que usted se familiarice con las recomendaciones de la Dieta para el tipo AB, estará en condiciones de crear su propio menú y adaptar sus recetas favoritas para hacerlas apropiadas al tipo AB.

Menú estándar	Alternativas para el control del peso
PLAN 1 DE COMIDAS	
Desayuno	
agua con limón (al levantarse)	
1 taza de zumo de pomelo diluido	
2 rebanadas de pan Ezequiel	1 rebanada de pan
queso de yogur-hierbas*	Ezequiel
café	1 huevo escalfado
Almuerzo	
112 gramos de pechuga de pavo en fetas	
2 rebanadas de pan de centeno	1 rebanada de pan de
ensalada César	centeno o
2 ciruelas	2 galletas de centeno
infusión de hierbas	

Merienda
Quesadilla de tofú*
infusión de hierbas helada

½ taza de yogur bajo en
grasas con frutas

Cena
Omelette de tofú*
vegetales fritos
ensalada de frutas
café descafeinado
(vino tinto si se desea)

PLAN 2 DE COMIDAS

Desayuno
agua con limón (al levantarse)
zumo de pomelo diluido
Granola de arce-nuez con leche
  de soja*
café

Almuerzo
Tabbouleh (ensalada libanesa)*
manzana o racimo de uvas
infusión de hierbas helado

Merienda
Bizcochos de hojuelas de
  algarrobo
café o infusión de hierbas*

melón miel con una
  cucharada de queso
  ottage

Cena
conejo asado*
ensalada de chauchas/ejotes/
  judías verdes*
arroz basmati
yogur congelado
café descafeinado
(vino tinto si se desea)

brócoli y coliflor al vapor

PLAN 3 DE COMIDAS

Desayuno
agua con limón (al levantarse)
zumo de pomelo diluido
1 huevo escalfado
2 rebanadas de pan esenio   1 rebanada de pan esenio
  con mantequilla de   con mermelada de bajo
  almendra orgánica   contenido de azúcar
café

Almuerzo
hamburguesas de sardina-tofú*
  o Lasagna de tofú al pesto*   fritura de vegetales-tofú
ensalada de verduras
2 ciruelas
infusión de hierbas

Merienda
yogur-zumo de fruta endulzado

Cena
salmón asado con eneldo
  fresco y limón
arroz no pulimentado al   espárragos
  azafrán*
ensalada de espinaca*
café descafeinado
(vino tinto si se desea)

Recetas

Queso de yogur-hierbas

2 envases de 70 ml de yogur entero, no graso
2 dientes de ajo triturados
1 cucharadita de tomillo
1 cucharadita de albahaca
1 cucharadita de orégano
1 cucharada de aceite de oliva

Vierta el yogur en una estopilla o en una vieja funda de almohada. Ate la estopilla con una cuerda y deje que el yogur drene sobre un fregadero o una bañera durante 4 ½ a 5 horas.

Retire el yogur de la estopilla y mézclelo en un bol con todas las especias y el aceite. Cubra y enfríe durante 1 a 2 horas antes de servir. Es muy sabroso servido con vegetales crudos.

Quesadilla (cheesecake) de tofú
(Receta de Yvonne Chapman)

675 gramos de tofú prensado
²/₃ taza de leche de soja
¼ cucharadita de sal (optativa)
2 cucharaditas de zumo de limón fresco
corteza rallada de un limón
1 cucharadita de extracto de vainilla

Mezcle todos los ingredientes juntos.

MASA DE TARTA (P/QUESADILLA)

¾ *taza de harina de maíz integral (o harina de centeno)*
½ *taza de harina de avena*
½ *cucharadita de sal*
½ *taza de aceite*
2 cucharadas de agua fría

Mezcle todos los ingredientes, vierta el aceite, luego el agua, hasta unir bien la mezcla. Extienda la masa sobre la base y los costados de un molde de tarta de 20 cm de diámetro. Pinche la base varias veces con un tenedor. Rellene la masa de tarta con la mezcla de tofú y hornee a 150 °C durante 30 a 45 minutos.

Rinde aproximadamente 8 porciones.

OMELETTE DE TOFÚ

450 gramos de tofú blando, exprimido y reducido a puré
5-6 champiñones cortados
225 gramos de escalonias ralladas
1 cucharadita de jerez
1 cucharadita de salsa de soja tamari, sin trigo
1 cucharada de perejil fresco, picado
1 cucharadita de harina de arroz no pulimentado
4 huevos orgánicos, ligeramente batidos
aderezos permitidos a gusto
2 cucharaditas de aceite de oliva extra-virgen

Mezcle todos los ingredientes excepto el aceite. Caliente el aceite en una gran sartén. Vierta la mitad de la mezcla y cubra la sartén. Cocine a fuego lento aproximadamente 15 minutos hasta que el huevo se haya cocido. Retire de la sartén y mantenga caliente.

Repita el proceso y utilice el resto de la mezcla.

Sirva 3 a 4 porciones.

GRANOLA DE ARCE-NUEZ CON LECHE DE SOJA

4 tazas de avena desmenuzada
1 taza de salvado de arroz
½ taza de pasas de Corinto
½ taza de arándanos secos
1 taza de nueces o almendras trituradas
1 cucharadita de extracto de vainilla
¼ taza de aceite de canola orgánico
¾ taza de miel de arce

Caliente previamente el horno a 130 °C. En un bol grande mezcle la avena, el salvado, las frutas secas, las nueces y la vainilla. Incorpore el aceite y remueva de forma pareja.

Vierta la miel de arce y mezcle bien hasta que quede una pasta uniformemente húmeda. La pasta debería ser pegajosa y desmenuzable. Extienda la mezcla sobre una bandeja de horno y hornee durante 90 minutos, removiendo cada 15 minutos para obtener un tostado parejo, hasta que la mezcla esté dorada y seca.

Deje enfriar y guarde en un recipiente hermético.

TABBOULEH (ENSALADA LIBANESA)

1 taza de mijo, cocido
1 racimo de cebollas de verdeo, picadas
4 racimos de perejil, picado
1 racimo de menta, picada o 2 cucharadas de menta seca
1 pepino grande, pelado y cortado (optativo)
⅓ taza de aceite de oliva
zumo de 3 limones
1 cucharada de sal

Coloque el mijo en un bol grande. Agregue los vegetales picados y mezcle bien. Incorpore el aceite, el zumo de limón y la sal. Sirva sobre hojas de lechuga fresca. Coma el tabbouleh con hojas de lechuga o de vid tiernas, o con un tenedor. Ideal como aperitivo sabroso o como ensalada para el almuerzo campestre.

Rinde 4 porciones.

BIZCOCHOS DE HOJUELAS DE ALGARROBO

⅓ taza de aceite de canola
½ taza de miel de arce pura
1 cucharadita de extracto de vainilla
1 huevo orgánico
1 cucharadita de bicarbonato de soda
1 ¾ tazas de harina de avena o de arroz
½ taza de hojuelas de algarrobo (no endulzadas)

Unte con aceite dos bandejas de hornear y caliente previamente el horno a 190 °C. En un bol de tamaño mediano, mezcle el aceite, la miel de arce y la vainilla. Bata el huevo e incorpórelo a la mezcla de aceite. Agregue gradualmente la harina y el bicarbonato hasta formar una pasta espesa. Distribuya las hojuelas de algarrobo y con una cuchara vierta la pasta sobre las bandejas de hornear. Hornee durante 10 a 15 minutos hasta que los bizcochos estén ligeramente dorados. Retire del horno y deje enfriar.

Rinde 3 ½ a 4 docenas de bizcochos.

CONEJO ASADO

2 conejos
1 taza de vinagre de sidra de manzana
1 cebolla pequeña, picada
1 cucharadita de sal

¼ taza de agua
1 taza de harina de arroz o
miga de pan (libre de trigo) desmenuzada
¼ cucharadita de pimienta
una pizca de canela
⅓ taza de margarina

Limpie los conejos y córtelos en porciones. Escabeche la carne en el vinagre, la cebolla y el agua salada durante unas pocas horas antes de cocinarla. Luego cuele.

Mezcle la harina, la sal y las especias en un plato. Sumerja los trozos de conejo en la margarina derretida, luego en la harina o la mezcla de miga desmenuzada hasta que queden bien cubiertos.

Cocine en horno a 190 °C durante 30 a 40 minutos.

Rinde 4 a 6 porciones.

ENSALADA DE CHAUCHAS

1 atado de chauchas/ejotes/judías verdes
zumo de 1 limón
3 cucharadas de aceite de oliva
2 dientes de ajo, triturados
2 a 3 cucharaditas de sal

Lave las chauchas frescas y tiernas. Quíteles los brotes e hilos. Córtelas en trozos de 5 centímetros.

Cocine hasta que estén tiernas, hirviéndolas en agua abundante. Escurra. Cuando se hayan enfriado, colóquelas en un bol de ensalada. Sazone a gusto con el zumo de limón, el aceite de oliva, el ajo y la sal.

Rinde 4 porciones.

HAMBURGUESAS DE SARDINA-TOFÚ
(RECETA DE YVONNE CHAPMAN)

1 lata de sardinas sin espinas
2 rodajas de 2,5 cm de tofú firme o semi-blando
¼ cucharadita de rábano picante en polvo
una pizca de vinagre de sidra
aceite de oliva

Desmenuce las sardinas con un tenedor hasta ablandarlas. Haga una pasta con el tofú y las sardinas. Espolvoree con el rábano en polvo. Agregue una pizca de vinagre. Continúe mezclando los ingredientes hasta que estén bien unidos.

Forme hamburguesas pequeñas. Caliente una pequeña cantidad de aceite de oliva en una sartén pesada. Dore las hamburguesas de ambos lados, o dórelas en una parrilla. Esta receta combina bien con una ensalada.

Rinde 2 porciones.

LASAGNA DE TOFÚ AL PESTO

450 gramos de tofú blando,
reducido a un puré con 2 cucharadas de aceite de oliva
1 taza de mozzarella desmenuzada (parcialmente
desnatada), o ricotta parcialmente desnatada
1 huevo orgánico (optativo)
2 paquetes de espinaca congelada,
o espinaca fresca cortada
1 taza de agua
1 cucharadita de sal
1 cucharadita de orégano
9 lasagnas de arroz o escanda, cocidas
4 tazas de salsa pesto (puede utilizar menos)

Mezcle el tofú y la mozzarella con el huevo, la espinaca, el agua y los aderezos. Vierta una taza de salsa en un recipiente de horno de 23 por 33 centímetros aproximadamente. Ponga una capa de lasagna, luego la mezcla de queso, y por último la salsa. Repita y termine con otra capa de lasagna y salsa por encima. Cocine en horno a 180 °C durante 30 a 45 minutos, o hasta que esté a punto.

ARROZ NO REFINADO AL AZAFRÁN

3 cucharadas de aceite de oliva extra virgen
1 cebolla grande
1 cucharadita de coriandro molido
1 cucharadita de nuez moscada
1 cucharadita de fibras de azafrán
2 cucharadas de agua de rosas
2 tazas de arroz basmati
4 tazas de agua filtrada (hirviendo)

Caliente el aceite y saltee la cebolla con todas las especias durante 10 minutos a fuego bajo. En un plato separado desmenuce el azafrán y vierta el agua de rosas en un pequeño bol.

Añada a la mezcla de cebolla 1 cucharada de agua de rosas. Cocine otros 15 minutos a fuego lento y luego incorpore el arroz con el agua hirviendo. Cocine durante 35 a 40 minutos. Poco antes de servir agregue el resto del agua de rosas.

Rinde 4 porciones.

ENSALADA DE ESPINACA

2 paquetes de espinaca fresca
1 atado de escalonias, picadas

zumo de 1 limón
¼ cucharada de aceite de oliva o de linaza
sal y pimienta a gusto
ají picante (optativo)

Lave bien la espinaca. Escúrrala y córtela. Espolvoree con sal. Después de unos minutos, elimine el exceso de agua. Agregue las escalonias, el zumo de limón, el aceite, la sal y la pimienta. Sirva de inmediato.

Rinde 6 porciones.

CONSULTOR DE COMPLEMENTOS PARA EL TIPO AB

El papel de los complementos —ya se trate de vitaminas, minerales o hierbas— es agregar nutrientes que pueden faltar en su dieta a fin de suministrarle protección donde usted la necesita. El objetivo de la suplementación para el tipo AB es:

- Fortalecer el sistema inmune
- Proporcionar antioxidantes para combatir el cáncer
- Vigorizar el corazón

El grupo sanguíneo AB presenta un cuadro algo variado en cuanto a la suplementación. Si bien usted comparte el sistema inmune vulnerable y la predisposición a enfermedades del tipo A, afortunadamente su dieta del tipo AB suministra una rica variedad de nutrientes para contrarrestar esos inconvenientes.

Por ejemplo, el tipo AB obtiene de su dieta abundante vitamina A, vitamina B-12, niacina y vitamina E, y recibe una protección alimenticia contra el cáncer y las afecciones cardíacas. Sólo sugeriría una suplementación adicional si, por algún motivo, una persona del grupo AB no pudiera seguir la dieta. Incluso el hierro, que brilla por su ausencia en la dieta vegetariana del tipo A, está directamente disponible en los alimentos del tipo AB. Sin embargo, hay algunos suplementos que pueden beneficiar al tipo AB.

Vitamina C

Las personas del grupo sanguíneo AB, con porcentajes de cáncer de estómago más altos debido a la baja producción de ácido gástrico, se pueden beneficiar con suplementos adicionales de vitamina C. Por ejemplo, el nitrito, un compuesto que resulta del ahumado y curado de las carnes, puede ser un problema para estas personas, porque el riesgo de cáncer es mayor en los individuos con niveles de ácido gástrico más bajos. La vitamina C, como antioxidante, previene este riesgo (aun así, usted debería evitar los alimentos ahumados y curados). Pero esto no quiere decir que usted deba ingerir cantidades masivas de vitamina C. He comprobado que el paciente del grupo AB no responde bien a las altas dosis de vitamina C (más de 1.000 mg), porque suelen afectar su estómago. La ingesta de 2 a 4 cápsulas de 250 mg por día, preferiblemente obtenidas a partir del escaramujo de rosa, no causarán trastornos digestivos.

Los mejores alimentos ricos en vitamina C para el tipo AB:

ananá/piña	cerezas	limón
brócoli	frutillas/fresas	pomelo

Zinc (con precaución)

He comprobado que una pequeña cantidad de suplementación con zinc (tan reducida como 3 mg/día) a menudo significa un importante aporte para proteger a los niños del tipo AB contra las infecciones, especialmente las del oído. Sin embargo, la suplementación con zinc es un arma de doble filo. Si bien las dosis periódicas reducidas mejoran la inmunidad, las dosis mayores a largo plazo la deterioran y pueden interferir con la absorción de otros minerales. ¡Sea precavido con el zinc! Está ampliamente disponible como suplemento y se vende sin receta, pero usted no debería utilizarlo sin supervisión médica.

Los mejores alimentos ricos en zinc para el tipo AB:

las carnes recomendadas
  (especialmente la carne
  oscura de pavo)

huevos

legumbres

Selenio

El selenio puede ser beneficioso para el grupo sanguíneo AB, ya que parece actuar como un componente de las propias defensas antioxidantes del organismo. Sin embargo, se han registrado casos de toxicidad por selenio en personas que habían recibido una suplementación excesiva. Consulte con su médico antes de tomar este mineral.

Hierbas/fitoquímicos recomendados para el tipo AB

MARJOLETO *(Crataegus oxyacantha).* Con una tendencia hacia las afecciones cardiacas, el grupo sanguíneo AB deberá ser precavido en cuanto a la protección de su sistema cardiovascular. El hecho de seguir la Dieta del tipo AB reducirá sustancialmente el riesgo, pero si usted tiene antecedentes familiares de afección cardiaca o endurecimiento de las arterias, puede necesitar seguir un programa preventivo. Un fitoquímico con propiedades preventivas excepcionales se encuentra en el marjoleto *(Crataegus oxyacantha).* El marjoleto tiene un gran número de efectos antioxidantes. Aumenta la elasticidad de las arterias y fortalece el músculo cardiaco, mientras al mismo tiempo disminuye la presión arterial y ejerce un suave efecto solvente sobre las placas en las arterias. Oficialmente aprobado para su uso farmacético en Alemania, el marjoleto es casi desconocido en otras partes. Los extractos y tinturas son fácilmente accesibles a través de los médicos naturópatas, las farmacias y las herboristerías. No tengo palabras para elogiar sus propiedades con suficiente énfasis. Las monografías oficiales del gobierno alemán demuestran que la planta carece por completo de efectos secundarios. En mi opinión, los extractos de marjoleto se deberían utilizar para fortalecer los cereales para el desayuno, como se hace con las vitaminas.

HIERBAS MEJORADORAS DE LA INMUNIDAD. Dado que el sistema inmune del tipo AB suele ser vulnerable a los virus e infecciones, ciertas hierbas mejoradoras de la inmunidad como la echinacea *(Echinacea purpurea)*, pueden ayudar a prevenir gripes y resfriados y asegurar el control del sistema inmune frente al cáncer. Muchas personas toman echinacea en forma líquida o de tabletas. Está ampliamente disponible. La hierba china huang-ki *(Astragalus membranaceous)* también se toma como un tónico inmunizador, pero no es fácil de conseguir. En ambas hierbas los ingredientes activos son los azúcares que actúan como mitógenos estimulando la proliferación de glóbulos blancos. Como usted recordará, los glóbulos blancos defienden el sistema inmune.

HIERBAS CALMANTES. Las personas del grupo AB harían bien en utilizar relajantes herbáceos suaves, como la manzanilla y la raíz de valeriana. Estas hierbas se preparan como infusiones y se deberían tomar con frecuencia. La valeriana tiene un aroma penetrante, que llega a ser agradable una vez que usted se acostumbra a él.

QUERCETINA. La quercetina es un bioflavonoide que se encuentra con abundancia en los vegetales, particularmente en la cebolla amarilla. Los suplementos de quercetina están disponibles en las herboristerías y comercios de alimentos naturistas, por lo general en forma de cápsulas de 100 a 500 mg. Es un poderoso antioxidante, varias veces más potente que la vitamina E. La quercetina constituye un poderoso aporte a sus estrategias de prevención del cáncer.

CARDO DE MARÍA *(Silybum marianum)*. Como la quercetina, el cardo de María es un eficaz antioxidante con la propiedad adicional de alcanzar muy altas concentraciones en el hígado y los conductos biliares. El grupo AB suele sufrir de trastornos digestivos, particularmente de hígado y vesícula. Si su familia tiene antecedentes de afecciones hepáticas, vesiculares o de páncreas, agregue una suplementación de cardo de María (fácilmente accesible en la mayoría de las herboristerías y farmacias naturistas) a su dieta. Los pacientes cancerosos tratados con quimioterapia deberían utilizar una suplementación de esta hierba para proteger su hígado del daño potencial.

BROMELIA (Enzima del ananá/piña). Si usted es del tipo AB y sufre de hinchazón u otros síntomas de asimilación deficiente, tome un suplemento de esta enzima. La bromelia tiene una capacidad moderada para descomponer las proteínas de la dieta, contribuyendo a su absorción en el tubo digestivo del tipo AB.

PERFIL ESTRÉS/EJERCICIO DEL TIPO AB

La capacidad para revertir los efectos negativos del estrés reside en su tipo de sangre. Como ya vimos en el capítulo 3, el estrés en sí mismo no es el problema; sino cómo usted reacciona frente a él. El tipo AB ha heredado las mismas pautas del estrés del tipo A. En este aspecto, usted no se parece al tipo B.

El tipo AB reacciona a la primera fase del estrés —la fase de alarma— intelectualmente. La adrenalina se descarga en su cerebro, y se produce ansiedad, irritabilidad e hiperactividad. Cuando el estrés provoca vibraciones en su sistema, usted se debilita. La sensibilidad exacerbada de su sistema nervioso desgasta gradualmente sus delicados anticuerpos protectores. Usted está demasiado fatigado para combatir las infecciones y bacterias que están esperando atacar como cocodrilos rastreros a su presa debilitada.

Pero si usted adopta técnicas de relajación, como el yoga o la meditación, puede lograr grandes beneficios, contrarrestando el estrés negativo con concentración y relajación. El tipo AB no responde bien a la confrontación continua, y necesita considerar y practicar el arte de la relajación para serenarse.

Si un individuo del grupo sanguíneo AB permanece en su estado natural tenso, el estrés puede producir afecciones cardiacas y diferentes formas de cáncer. Los ejercicios que proporcionan calma y concentración son el remedio que libera al tipo AB de la garra del estrés.

El tai chi chuan, representación ritual del boxeo chino, con movimientos lentos; y el hatha yoga, el método de relajación indio, son experiencias calmantes y concentradoras. Los ejercicios isotónicos moderados, como la caminata, la natación y el ciclismo son beneficiosos para el tipo AB. Cuando aconsejo ejercicios calmantes, no significa que usted no pueda practicar una gimnasia más activa. En realidad, la clave es su compromiso mental en su actividad física.

Por ejemplo, los deportes y ejercicios demasiado competitivos sólo agotarán su energía nerviosa, lo pondrán tenso nuevamente y dejarán su sistema inmune expuesto a la enfermedad y las infecciones.

Se recomiendan los ejercicios siguientes para el tipo AB. Preste especial atención a la duración de las sesiones.

Para lograr un alivio sostenido de la tensión y recuperar la energía, usted necesita llevar a cabo uno o más de estos ejercicios tres a cuatro veces por semana.

Ejercicio	Duración	Frecuencia
Tai chi	30-45 min.	3-5 v por semana
Hatha yoga	30 min.	3-5 v por semana
Aikido	60 min.	2-3 v por semana
Golf	60 min.	2-3 v por semana
Ciclismo	60 min.	2-3 v por semana
Caminata enérgica	20-40 min.	2-3 v por semana
Natación	30 min.	3-4 v por semana
Danza	30-45 min.	2-3 v por semana
Aerobismo (bajo impacto)	30-45 min.	2-3 v por semana
Caminata	45-60 min.	2-3 v por semana
Estiramiento	15 min.	cada vez que se ejercite

PAUTAS DE EJERCICIO PARA EL TIPO AB

El tai chi chuan, o tai chi, es un ejercicio que mejora la flexibilidad del movimiento corporal. Los ademanes lentos, elegantes y gráciles del tai chi parecen enmascarar los rápidos puñetazos, puntapiés y esquivadas del deporte que representan. En China, el tai chi es practicado diariamente por grupos que se reúnen en las plazas públicas para ejecutar los movimientos al unísono. Es una técnica de relajación muy eficaz, si bien su dominio requiere concentración y paciencia.

El yoga también es eficaz para controlar el estrés del tipo AB. Combina la integridad interna con el control de la respiración y las posturas destinadas a permitir una concentración completa sin la distracción de las preocupaciones mundanas. El hatha yoga es la forma más común de yoga practicada en Occidente.

Si usted aprende las posturas básicas del yoga, puede crear una rutina mejor adaptada a su estilo de vida. Muchas personas del grupo sanguíneo AB que han adoptado la relajación del yoga me han dicho que no salen de sus casas hasta no haber hecho su yoga.

Sin embargo, algunos pacientes piensan que el hecho de adoptar las prácticas del yoga puede estar en conflicto con sus creencias religiosas. Temen que la práctica del yoga signifique que han adoptado el misticismo oriental. Pero yo les pregunto: «¿Si a usted le apetece la comida italiana, eso lo hace ser italiano?» La meditación y el yoga son lo que usted hace de ellas. Conjeture y medite sobre los temas que son importantes para usted. Las posturas son neutrales; son sólo movimientos comprobados y siempre vigentes.

Yoga: técnicas simples de relajación

El yoga comienza y termina con la relajación. Contraemos nuestros músculos en forma constante, pero rara vez pensamos en hacer lo contrario, distenderlos y relajarnos. Podemos sentirnos mejor y ser más saludables si regularmente nos liberamos de las tensiones musculares causadas por el estrés y los esfuerzos de la vida cotidiana.

La mejor posición para la relajación es acostado boca arriba. Acomode sus brazos y piernas para poder sentirse totalmente cómodo a nivel de cadera, hombros y espalda. La meta de la relajación profunda es dejar que mente y cuerpo se relajen hasta alcanzar un estado de calma reconfortante, de la misma manera que el agua agitada de un estanque finalmente se aquieta hasta permanecer calma.

Comience con la respiración abdominal. Cuando un bebé respira, se mueve su abdomen, no su pecho. Sin embargo, muchos de nosotros hemos llegado a adoptar inconscientemente el hábito antinatural e ineficiente de la respiración torácica restringida. Uno de los objetivos del yoga es hacer que usted tome conciencia del verdadero centro de la respiración. Observe las características de su respiración. ¿Es rápida, poco profunda e irregular, o usted suele contener su respiración? Deje que su respiración adopte una característica más natural, que sea intensa, profunda, regular y sin contención. Simplemente, trate de aislar sus músculos respiratorios inferiores; vea si puede respirar sin mover su pecho. Los ejercicios respiratorios siempre se hacen fluidamente sin ningún esfuerzo. Ponga una mano sobre su ombligo y sienta el movimiento de su respiración. Relaje sus hombros.

Comience el ejercicio exhalando completamente el aire. Cuando inhale, imagine que un peso importante, como un gran libro, reposa sobre su ombligo, y que usted está tratando de levantarlo hacia el cielo raso a través de su inhalación. Luego, cuando exhale, simplemente deje que este peso imaginario presione hacia abajo contra su abdomen, ayudándole a exhalar. Exhale más aire del que usted normalmente exhala, como si «exprimiera» el aire de sus pulmones. Esto servirá para distender el diafragma y le ayudará a liberar aun más la tensión de este músculo. Haga intervenir todos sus músculos abdominales. Cuando inhale, hágalo tan profundamente como si estuviera levantando un peso imaginario hacia el cielo raso. Procure aislar y coordinar completamente la respiración abdominal sin mover el tórax ni las costillas.

Aun cuando usted realice ejercicios más aeróbicos durante el transcurso de su semana, trate de integrar las rutinas relajantes y calmantes que le ayudarán a controlar mejor su tipo de estrés.

Comentario final:
La cuestión de la personalidad

A los individuos del grupo AB que analizan la personalidad de acuerdo con el tipo de sangre les encanta jactarse de que Jesucristo era del grupo sanguíneo AB. Sus evidencias provienen de las pruebas de sangre efectuadas sobre el Sudario de Turín. Es una idea interesante, si bien tengo mis dudas, ya que se supone que Jesús vivió mil años antes de la aparición del tipo de sangre AB.

Pero así es el grupo sanguíneo AB. Ellos no siempre reparan en los detalles. El tipo AB es una fusión del nervioso y sensible tipo A con el más equilibrado y centrado tipo B. El resultado es una personalidad espiritual y un poco chispeante que abarca todos los aspectos de la vida sin ser particularmente consciente de las consecuencias. Estas características son claramente evidentes en el grupo sanguíneo AB. El sistema inmune de este grupo es el más propicio para todos los virus y enfermedades del planeta. Si el tipo O tiene puertas de seguridad en su sistema inmune, el tipo AB ni siquiera tiene una cerradura en su puerta.

Naturalmente, estas cualidades hacen al tipo AB muy atractivo y popular. Es fácil querer a las personas que nos reciben con los brazos abiertos, no nos guardan rencor cuando los desairamos, y siempre dicen las cosas más diplomáticas en cada situación. Por eso no sorprende que muchos sanadores y maestros espirituales sean del tipo AB.

El problema es que, así como sus sistemas inmunes son tan indiscriminados, uno comienza a sospechar que no profesan lealtad a ningún grupo. Se dijo que Benedict Arnold,* nuestro más famoso traidor a la nación, era del tipo AB.

---

* General estadounidense (1741-1801). Comandante de West Point que negoció con el general inglés Clinton la entrega del fuerte. (*Nota del T.*).

Desde un punto de vista positivo, se considera al tipo AB como uno de los más interesantes y cautivantes de los grupos sanguíneos. Pero su carisma natural a menudo puede conducir a la congoja. John F. Kennedy y Marilyn Monroe eran del tipo AB, y aun cuando hayan muerto hace tiempo, ambos siguen siendo importantes. La conexión del público con ellos fue tan intensa que hasta hoy persiste en la mente de los norteamericanos. Pero a pesar de toda su gloria, su carisma pagó un alto precio.

TERCERA PARTE

LA SALUD DE SU GRUPO SANGUÍNEO

8

Estrategias médicas:
Conexión del tipo de sangre

Ahora usted ya está al tanto del fuerte vínculo entre su tipo de sangre y su salud. Espero que también comience a ver que puede ejercer un control significativo, aun cuando tenga susceptibilidad hacia una determinada enfermedad. Su Plan de grupo sanguíneo es la piedra angular para una vida saludable.

En los próximos tres capítulos, analizaremos más detalladamente los problemas médicos específicos que preocupan a todos, y cómo puede usted utilizar la información sobre su tipo de sangre para hacer las mejores elecciones por su bien. Comenzaremos con las drogas y tratamientos comunes en la vida moderna.

Las drogas han sido utilizadas como medicamentos durante miles de años. Cuando un chamán o un curandero preparaba una poción, esa poción tenía no sólo autoridad médica, sino poder espiritual. Si bien la infusión a menudo era maloliente y repugnante, contenía algo mágico, y el paciente bebía gustosamente la amarga poción con la esperanza de una cura.

Las cosas no han cambiado demasiado.

Hoy los médicos prescriben medicamentos con prodigalidad, y nosotros les damos un uso excesivo. Éste es un problema grave. Pero a diferencia de otros naturópatas que rechazan toda la farmacopea moderna, yo creo que debemos adoptar un punto de vista más flexible y razonable. La mayor parte de las preparaciones médicas han sido concebidas para ser eficaces en un amplio espectro de la población, y se deberían utilizar para tratar las enfermedades potencialmente más graves y peligrosas.

Pero analicemos los medicamentos en perspectiva: todas las drogas son venenosas. Las drogas buenas que el hombre ha descubierto a través de los siglos son venenos selectivos. Muchas otras son venenos más amplios y menos selectivos. Un ejemplo de estas últimas es el difundido arsenal de drogas utilizadas por los oncólogos para la quimioterapia. En el proceso de destruir células cancerosas, muchas de estas drogas también atacan indiscriminadamente a las células sanas. (No es mi intención difamar a los oncólogos. Simplemente es el nivel de desarrollo alcanzado con los métodos modernos.)

Lo bueno es que esa quimioterapia a veces surte efecto. Pero lo malo es que esa quimioterapia surte efecto pero el paciente a menudo sucumbe debido a las complicaciones relacionadas con el tratamiento. Es una cuestión intrincada.

La ciencia moderna ha presentado a la comunidad médica una serie sorprendente de medicamentos, y todos ellos son recetados por médicos bien intencionados en todo el mundo. ¿Pero somos suficientemente precavidos en el uso de antibióticos y vacunas? ¿Cómo sabe qué medicamentos son mejores para usted, para su familia o para sus hijos?

Una vez más, el tipo de sangre tiene la respuesta.

MEDICAMENTOS DE VENTA LIBRE

Hay una amplia variedad de medicamentos de venta libre (MVL), o sin receta, para cada enfermedad común, desde las jaquecas a los dolores articulares, la congestión o la indigestión. Esos medicamentos parecen ser remedios eficaces, convenientes y baratos para esas afecciones.

Como médico naturópata procuro evitar la prescripción de medicamentos MVL cada vez que puedo. En la mayoría de los casos, utilizo alternativas naturales que tienen el mismo o mejor efecto. Además, hay peligros inherentes en la utilización de muchas preparaciones MVL:

- Las propiedades de la aspirina en cuanto a la anticoagulación de la sangre pueden ser un problema para el tipo O, que ya posee una sangre fluida. Además, pueden enmascarar los síntomas de una infección o enfermedad grave.
- Los antihistamínicos pueden elevar la presión arterial, un riesgo en particular para los tipos A y AB. También pueden causar insomnio y agravar los problemas de próstata.
- El uso habitual de laxantes en realidad puede provocar estreñimiento, y alterar el proceso natural de la evacuación. También pueden ser perjudiciales para las personas con la enfermedad de Crohn, un problema principalmente para el tipo O.
- Los remedios para la tos, la garganta y el pecho a menudo tienen efectos secundarios, que comprenden hipertensión arterial, vahídos y somnolencia.

Antes de tomar un remedio MVL para tratar un dolor de cabeza, un dolor cólico abdominal o cualquier otra afección, investigue las posibles causas de su problema. A menudo, se relacionan con su dieta o estrés. Por ejemplo, usted podría preguntarse:

- ¿Mi dolor de cabeza es consecuencia del estrés?
- ¿Mi molestia estomacal ha sido causada por comer alimentos indigeribles para mi tipo de sangre?
- ¿Mis problemas de sinusitis son el resultado de la ingesta de demasiados alimentos generadores de mucus? ¿O por comer alimentos liberadores de histamina (como el trigo para el grupo sanguíneo O)?

- ¿Mi virus de la gripe es el resultado de una debilidad en el sistema inmune?
- ¿Mi congestión o bronquitis ha sido causada por una excesiva producción de mucus en mis vías respiratorias?
- ¿Mi dolor de muela ha sido causado por una infección que requiere un tratamiento médico inmediato?
- ¿Mi dependencia excesiva de los laxantes comerciales interfiere con la evacuación natural, provocándome diarreas?

Le sugiero que busque atención médica si sus síntomas son crónicos o severos. El dolor, la debilidad, la tos, la fiebre, la congestión y la diarrea pueden ser síntomas de trastornos más serios. Usted podrá aliviarlos con medicamentos pero no estará enfrentando la causa de origen.

Los siguientes remedios son sustitutos naturales de las drogas MVL, y son muy eficaces para tratar dolores persistentes, molestias e irregularidades. Los puede adquirir en diferentes formas —que incluyen tés, compresas, tinturas, extractos, polvos y cápsulas— en su proveedor de alimentos naturistas o farmacia naturópata.

Para preparar su propia infusión de hierbas, hierva el agua y ponga en infusión las hierbas naturales durante aproximadamente cinco minutos.

Observe atentamente la clave que indica las consideraciones específicas para cada tipo de sangre.

Clave
- ● Evitar el tipo O
- ■ Evitar el tipo A
- ▼ Evitar el tipo B
- † Evitar el tipo AB
- ★ Advertencia especial para todos los tipos de sangre

Dolor de cabeza

manzanilla   valeriana
damiana ●   corteza de sauce blanco *(salix)*
matricaria

Sinusitis

alhola ▼ †   tomillo

Artritis

alfalfa ●   sal (de baño) Epson
boswelia   infusión de romero
calcio

Dolor de oído

gotas para el oído de ajo-candelaria-aceite de oliva

Dolor de muela

masaje de la encía con   masaje de la encía con
   ajo desmenuzado   aceite de clavos de especia

Indigestión, acidez

bromelia (del ananá/piña)   peppermint
genciana ● †   jengibre

Dolores abdominales (retortijones), flatulencia

infusión de manzanilla   infusión de peppermint
infusión de hinojo   suplemento probiótico
jengibre   con factor bífido

Náuseas

cayena ■   infusión de palo dulce
jengibre

Gripe, influenza

echinacea   corteza de alerce (ARA-6) ★
ajo   infusión de escaramujo de rosa

Fiebre

hierba gatera ■   verbena
matricaria   corteza de sauce blanco

Tos

fárfara (uña de caballo) ● ▼   tilo ▼
marrubio

Dolor de garganta

gárgaras de infusión de alholva ▼
gárgaras de salvia y ranunculácea

Congestión

infusión de palo dulce   ortiga
candelaria (verbasco) ▼   verbena

Estreñimiento

zumo de aloe vera ● ▼ †   psyllium
fibra ★ *   olmo norteamericano
corteza de alerce ★

Diarrea

vaccinio (arándano)   Cultivo de yogur
bayas de saúco   *(Lactus acidophilus)*
hoja de frambueso

Dolores menstruales

matasarna

* La fibra natural está disponible en muchas frutas,
  vegetales y granos. Verifique la lista de alimentos
  para su tipo de sangre antes de elegir una fuente de
  fibra.

Vacunas: sensibilidades del tipo de sangre

El tema de la vacunación es un asunto con implicaciones emocionales, tanto en la comunidad médica tradicional como en los círculos médicos alternativos. Desde el punto de vista más ortodoxo, la vacunación representa la primera línea de defensa en la medicina preventiva. En los distintos niveles gubernamentales, se está poniendo un énfasis creciente en la vacunación universal obligatoria. ¿Cuáles son las consecuencias de esta estrategia?

Las vacunas han sido un beneficio indudable para la humanidad; han salvado miles de vidas y evitado sufrimiento innecesario. En las pocas circunstancias en las cuales han surgido problemas, las vacunas ocasionalmente han generado reacciones adversas con individuos particularmente hipersensibles. Nuestros conocimientos sobre el sistema inmune todavía no han revelado si las vacunas tienen efectos más profundos, al disminuir posiblemente algunas de nuestras inmunidades innatas al cáncer. No obstante, muchos científicos y funcionarios públicos del ámbito de la salud actúan como si fuera algo antipatriótico cuestionar si cada nueva vacuna debería ser inyectada en la sangre de nuestra población nacional.

Mientras tanto, el público se desconcierta. Los padres desean saber qué vacunas, si alguna, deberían recibir sus hijos. Los ancianos, los individuos hipersensibles, las mujeres embarazadas y otras personas se preocupan por los efectos de las vacunaciones. No debería sorprendernos que no exista una sola respuesta para todos. Su respuesta a las vacunas tiene mucho que ver con su tipo de sangre.

Sensibilidades del tipo O a las vacunas

Los padres de los niños del grupo sanguíneo O deberían estar alerta ante cualquier signo de inflamación, fiebre o dolor articular con todas las vacunas, ya que el sistema inmune del tipo O es propenso a este tipo de reacciones.

Evite la forma inyectable de la vacuna antipolio con los niños del tipo O, y en su lugar opte por la preparación oral. Como el grupo sanguíneo O tiene sistemas inmunes hiperactivos, reacciona mejor con una forma menos potente de la vacuna.

Un niño recién vacunado debería ser vigilado cuidadosamente durante un par de días para asegurarse de que no surjan complicaciones. No le administre acetominofeno, el medicamento de venta libre más frecuentemente recomendado para los problemas relacionados con las vacunas. De acuerdo con mi experiencia, los niños del grupo sanguíneo O suelen reaccionar mal a esta droga. Un remedio natural que surte efecto para el tipo O está disponible en casi todas las herboristerías. Se trata de una hierba denominada matricaria *(Chrysanthemum perthenium)*, obtenida de la flor del crisantemo común. En forma de tintura líquida, la matricaria se puede administrar a un niño cada pocas horas. Cuatro a ocho gotas de la tintura en un vaso de zumo son suficientes para lograr un efecto positivo.

Si usted es una mujer embarazada del grupo sanguíneo O, la vacuna contra la gripe entraña algunos peligros, especialmente si el padre de su bebé es del grupo A o AB. Esta vacuna puede estimular la producción de anticuerpos A en su sistema, capaces de atacar y dañar al feto.

Sensibilidades de los tipos A y AB a las vacunas

Los niños de los grupos sanguíneos A y AB responden bien a las vacunas. Un programa completo de vacunación —que incluya la vacuna contra la tos convulsa— ha de producir pocos efectos secundarios.

A diferencia del tipo O, los niños de los grupos A y AB deben recibir la forma inyectable de la vacuna antipolio, porque su mucus digestivo no reacciona bien a la vacuna oral.

Sensibilidades del tipo B a las vacunas

Los niños del grupo sanguíneo B a veces tienen reacciones neurológicas serias a las vacunaciones. Los padres deberían estar muy alertas ante cualquier síntoma que indique una complicación, ya se trate de una alteración en el andar o el «gateo» del niño, o un cambio de personalidad de cualquier tipo. Si usted pretende vacunar a su bebé del tipo B, asegúrese de que esté completamente sano, sin resfriados, gripe ni infecciones del oído. Como los del grupo O, los niños del grupo sanguíneo B deben recibir la forma oral de la vacuna antipolio.

¿Por qué el tipo B reacciona tan mal a las vacunas? Este grupo sanguíneo produce una cantidad enorme de antígenos B en su sistema nervioso. Creo que se produce una reacción cruzada en el sistema inmune del tipo B cuando se inocula una vacuna que hace reaccionar al organismo atacando sus propios tejidos. Puede ser la vacuna en sí misma la que genera esta reacción cruzada. O quizá sea una de las sustancias químicas utilizadas para intensificar la eficacia de la vacuna. Incluso puede ser el medio de cultivo utilizado para desarrollar la vacuna. Todavía no lo sabemos.

Las mujeres embarazadas del grupo B también deban evitar la vacuna contra la gripe, especialmente si el padre del niño es del tipo A o AB. La vacuna antigripal puede incrementar su producción de anticuerpos anti-A, lo cual puede afectar el desarrollo saludable del feto.

LOS PRO Y LOS CONTRA DE LA TERAPIA CON ANTIBIÓTICOS

Si el médico o pediatra de su hijo le receta a menudo antibióticos para un simple resfriado o gripe, le doy un consejo prudente: busque otro médico.

El indebido uso constante de antibióticos es un factor decisivo en la incapacidad creciente para erradicar enfermedades. El uso excesivo de estas drogas promueve el desarrollo de patógenos progresivamente más resistentes, que requieren antibióticos más enérgicos para su tratamiento. Mucho más eficaz que cualquiera de los antibióticos actualmente fabricados es la prescripción natural de la dieta y el descanso adecuados y la reducción del estrés.

Por lo general, hay una brecha entre el tiempo en que usted desarrolla una infección y el tiempo que requiere su sistema inmune para responder. Es como marcar el número telefónico de emergencias médicas; usted sabe que no van a estar en la puerta de su casa un segundo después de responder a su llamada. Los antibióticos pueden atacar la infección con más rapidez, pero interceptan la llamada de emergencia de su organismo: el sistema inmune. Los antibióticos básicamente interceptan la respuesta inmune; la responsabilidad de su organismo de combatir una infección es asumida por el medicamento.

Nos apresuramos a tratar la fiebre con antibióticos, pero la fiebre por lo general es un buen síntoma. Indica que el ritmo metabólico de nuestro organismo se ha puesto en acción, extinguiendo a los invasores al hacer el medio suficientemente inhóspito para los organismos infecciosos.

En mi propia práctica he comprobado que una mayoría de personas pueden eliminar una infección sin el uso de un antibiótico. ¿Sabía que los antibióticos solamente reducen el nivel de la infección? Todavía se requiere de su sistema inmune para terminar la batalla. Cuando usted deja que su organismo libre por sí mismo la batalla, sin la intervención de los antibióticos, desarrolla no sólo una memoria de los anticuerpos específicos para la infección actual y cualquier otra similar a ella, sino que también adquiere la capacidad para combatir más eficazmente la próxima vez que sea atacado o desafiado.

Muchas personas son alérgicas a diferentes antibióticos, pero por lo general producen pocas afecciones médicas serias. Sin embargo, muy a menudo el uso intensivo y continuado de los antibióticos destruye no sólo a la infección sino a todas las bacterias beneficiosas del tubo digestivo. Algunas personas experimentan diarreas, y las mujeres frecuentemente padecen infecciones recurrentes y persistentes. En estos casos, se pueden tomar suplementos de una bacteria digestiva beneficiosa, la *L. acidophilus*, ya sea en forma de tabletas o como yogur para restablecer el adecuado equilibrio bacteriano en el tubo digestivo.

Desde luego, hay circunstancias en las cuales se necesita y se debería utilizar un antibiótico apropiado. Si le han administrado un antibiótico, tome un suplemento de bromelia (enzimática) para asegurar que su antibiótico se disemine rápidamente y penetre en el tejido en forma más directa. Esta enzima está presente en el ananá/piña, de modo que usted puede tomar zumo de ananá o tabletas de bromelia cuando esté sometido a un tratamiento con antibióticos.

Los padres de niños enfermos bajo tratamiento con antibióticos deberían utilizar el reloj despertador para administrarles una dosis adicional durante las horas de sueño. Esto asegura una concentración más rápida de la droga para combatir la infección.

Una vez más: si usted necesita antibióticos, tómelos. Si una infección se prolonga, indudablemente debería considerar el uso de un antibiótico. Sólo le sugiero que permita al sistema inmune de su organismo hacer aquello para lo que ha sido creado: resistir.

Sensibilidades del tipo O a los antibióticos

El tipo O debería evitar los antibióticos del tipo de la penicilina. Su sistema inmune es más sensible —desde el punto de vista alérgico— a esta clase de drogas.

Evite también las sulfas como el Bactrim. En el tipo O pueden ocasionar erupciones.

También trate de evitar los antibióticos macrólidos. La eritromicina y los macrólidos más recientes como Zitromax y Biaxin pueden agravar las tendencias a la hemorragia en el tipo O. Sea especialmente precavido con este problema si usted actualmente está tomando medicamentos fluidificadores de la sangre, como Coumadin o warfarina.

Sensibilidades del tipo A a los antibióticos

Los antibióticos del tipo carbaceem, como el Lorabid, parecen surtir efecto en el tipo A. Tiene muy pocos efectos secundarios. La mayoría de los pacientes del tipo A responden bien a los antibióticos derivados de la penicilina y las sulfas. Son preferibles a la tetraciclina o a los antibióticos más recientes del tipo macrólidos.

Si se prescribe un antibiótico macrólido a un paciente del grupo sanguíneo A, es preferible la eritromicina al Zitromax o la claritromicina. Estos dos últimos antibióticos pueden causar trastornos digestivos e interferir con el metabolismo del hierro en el sistema del tipo A.

Sensibilidades de los tipos AB y B a los antibióticos

Evite en lo posible los antibióticos basados en quinolona, como Floxin y Cipro. Si debe utilizarlos, tómelos (como hacen los europeos) en dosis más reducidas que las prescriptas. Cuando siga un tratamiento con antibióticos, esté atento a cualquier síntoma de alteración del sistema nervioso, como la visión borrosa, la desorientación, el vértigo o el insomnio. Los tipos AB y B deberían interrumpir inmediatamente el uso de estos medicamentos y consultar con sus médicos.

La terapia con antibióticos en el consultorio odontológico

Para los dentistas es una práctica habitual utilizar antibióticos como medida preventiva contra la infección. Los pacientes con prolapso de la válvula mitral, una afección cardiaca, casi siempre reciben un tratamiento con antibióticos para prevenir cualquier posibilidad de infección bacteriana y su consecuente daño en la válvula mencionada.

Sin embargo, un estudio reciente publicado en la revista médica británica *Lancet* no mostró ningún beneficio con el tratamiento de antibióticos para la mayoría de los pacientes antes de un procedimiento dental invasivo. Aun así, si usted es un «no-secretor» (ver el Apéndice E) corre mucho más riesgo que un secretor de contraer infecciones posteriores a una cirugía dental. Hay muchos casos de bacterias estreptococos que causan endocarditis (una inflamación de la membrana del músculo cardiaco) y fiebre reumática en los individuos no-secretores, porque éstos producen niveles de anticuerpos protectores mucho más bajos en las mucosas de la boca y la garganta. Por otro lado, los individuos secretores tienen niveles más altos de esos anticuerpos inmunológicos que atrapan a las bacterias y las destruyen antes de que puedan penetrar en el torrente sanguíneo.

Los no-secretores deben iniciar siempre una terapia antibiótica preventiva antes de cualquier intervención dental intrusiva, desde la limpieza profunda a la cirugía oral.

Si usted es del tipo O podría prescindir de la terapia antibiótica, a no ser que exista una infección radicular profunda o la posibilidad de una hemorragia intensa. En su lugar, pruebe los remedios herbáceos con actividad antiestreptocócica, como la ranunculácea *Hydratis canadensis*.

Los tipos A, B y AB pueden necesitar discutir las terapias alternativas con su odontólogo o médico, si tienen una respuesta desfavorable a los antibióticos.

Muchos dentistas se niegan a tratar pacientes que no aceptan el uso profiláctico de los antibióticos. Si usted es un individuo saludable sin antecedentes previos de infecciones, puede considerar acudir a otro consultorio para su atención odontológica.

Cirugía: una mejor recuperación

Una intervención quirúrgica intrusiva es traumática para su sistema. Jamás la tome a la ligera, aun cuando se trate de una cirugía menor. Acondicione su sistema inmune por anticipado, sin importar cuál sea su tipo de sangre.

Las vitaminas A y C tienen un efecto profundo sobre la curación de las heridas y reducen al mínimo la formación de tejido cicatrizal. Todos los tipos de sangre se pueden beneficiar con la suplementación previa a la cirugía. Comience por tomar vitaminas A y C al menos cuatro o cinco días antes de la intervención, y prosiga durante al menos una semana después. Todos mis pacientes que han seguido esta recomendación informan que tanto ellos como sus cirujanos se han sorprendido con la rapidez de su recuperación.

Dosis de suplementación quirúrgica recomendada		
Tipo de sangre	*Vitamina C diaria*	*Vitamina A diaria*
Tipo O	2.000 mg	30.000 UI
Tipo A	500 mg	10.000 UI
Tipo AB, Tipo B	1.000 mg	20.000 UI

Precauciones quirúrgicas para el tipo O

Las personas del grupo sanguíneo O a menudo experimentan mayores pérdidas de sangre que los otros grupos durante y después de una cirugía, porque tienen niveles más bajos de factores coagulantes en el suero. Antes de una cirugía, asegúrese de contar con suficiente vitamina K en su sistema; es esencial para la coagulación. El repollo, la espinaca y las hojas de col rizada contienen gran cantidad de esta vitamina, si bien usted puede necesitar suplementar su dieta con clorofila líquida. Los suplementos de clorofila están disponibles en farmacias y herboristerías.

Los individuos del tipo O con antecedentes de flebitis que estén bajo tratamiento de fluidificadores de la sangre deberían consultar con sus médicos en cuanto a las dosis de suplementación. (Vale la pena acotar que la sangre más fluida del tipo O no necesariamente protege contra los coágulos de sangre. La flebitis a menudo comienza con una afección inflamatoria de las venas que afecta el flujo sanguíneo.)

El tipo O también puede mejorar su metabolismo y su sistema inmune con una actividad física enérgica. Si para usted es posible hacer esto antes de la intervención quirúrgica, el ejercicio le permitirá a su organismo enfrentar mucho más eficazmente el estrés de la cirugía y cicatrizar con más rapidez.

Precauciones quirúrgicas para el tipo B

Los individuos del tipo B tienen la suerte de ser menos propensos a experimentar complicaciones posquirúrgicas. Deben recibir las dosis de vitaminas ya indicadas.

Las personas de este grupo sanguíneo que padecen una enfermedad debilitante también pueden necesitar infusiones herbáceas inmunógenas antes de la cirugía. La raíz de bardana (*Arctium lappa*) y la echinacea (*echinacea purpurea*) son excelentes inmunógenos. Algunas tazas de infusión tomadas todos los días durante varias semanas pueden ser un estimulante positivo para su sistema inmune.

Precauciones quirúrgicas para los tipos A y AB

Los tipos A y AB son más proclives a las infecciones bacterianas posquirúrgicas. Estas infecciones pueden resultar un impedimento importante para la recuperación y suelen agravar una situación ya difícil. Para estos grupos sanguíneos recomiendo adoptar un plan de suplementación vitamínica, mejorador del sistema inmune, durante una semana o dos antes de la cirugía. Deberían tomar diariamente vitamina B-12, o ácido fólico, y una suplementación con hierro, junto con los niveles ya sugeridos de vitaminas A y C. La concentración de vitaminas que usted necesita es difícil de obtener de las dietas de los tipos A y AB, por eso es mejor la suplementación.

El Floradix es una fuente de hierro líquido y hierbas que resulta suave para el tubo digestivo y es altamente asimilable. Recomiendo especialmente su uso, ya que el hierro por lo general es irritante para el tubo digestivo de los tipos A y AB. El Floradix se puede conseguir en las farmacias y herboristerías.

Benefíciese con dos de las mejores infusiones de hierbas inmunógenas: la raíz de bardana y la echinacea. Beba unas pocas tazas de estas infusiones todos los días, al menos durante un par de semanas antes de la cirugía.

Más que los otros grupos sanguíneos, los tipos A y AB a menudo experimentan un profundo estrés emocional, mental y físico debido al trauma de la cirugía. Las técnicas de relajación, como la meditación y la visualización, pueden ser de gran beneficio para los pacientes altamente impresionables de los tipos A y AB. Al practicar estas técnicas, usted puede ejercer una influencia profunda sobre su proceso de cicatrización. Algunos anestesistas trabajan con los pacientes en las visualizaciones mientras el paciente está bajo el efecto de la anestesia. Al respecto, le sugiero que consulte con su médico. Es un método ideal para el tipo A.

Después de la cirugía

La caléndula (*Calendula succus*) se suele usar para ayudar a cicatrizar las heridas y mantenerlas limpias. Hay una solución de esta hierba homeopática —una forma de la flor de la caléndula— que es un cicatrizante maravilloso para todos los cortes y rasguños en general. La solución tiene propiedades antibióticas moderadas y se puede guardar después de la aplicación. Asegúrese de comprar el zumo, *succus*, y no la tintura de *calendula*, que tiene un alto contenido de alcohol. En realidad, la tintura causará ardor si usted intenta limpiar una herida con ella.

Cuando la incisión cicatrice y los puntos se extraigan, una preparación tópica con vitamina E reducirá al mínimo la formación de tejido cicatrizal y la tensión de la piel. Muchas personas cortan una cápsula de vitamina E y simplemente la derraman sobre la cicatriz, pero los suplementos orales no han sido formulados para su aplicación cutánea. Utilice una crema o loción tópica preparada con ese propósito.

Preste atención a su tipo de sangre

Hay muchas vitaminas y suplementos herbáceos que ayudan al organismo a defenderse y curarse. La suplementación quirúrgica recomendada es lo menos que usted debería hacer para protegerse y fortalecerse.

Cada una de las dietas para los tipos de sangre contiene información pertinente que le permite hacer elecciones acertadas en cuanto a lo que debería y no debería comer y beber. Todas estas opciones pueden tener un efecto profundo sobre su salud y la calidad de su vida.

Al hacer las elecciones apropiadas sobre qué es lo mejor para su organismo, usted podrá influir significativamente tanto sobre su tratamiento como sobre la recuperación de la cirugía. Esto no sólo le garantiza un mayor control sobre su situación presente, sino que le permite asegurar su salud futura.

Los padres cuyos hijos están en edad de vacunación... las personas que padecen infecciones virales... las que enfrentan una cirugía, todas se pueden beneficiar al tomar conciencia de la conexión con el tipo de sangre. Esto tiene sentido. Además, resuelve el acertijo de por qué algunas personas responden bien a los tratamientos convencionales, mientras otras experimentan complicaciones y dolor. Le sugiero que se ponga en la situación de alguien que responde favorablemente.

9

El tipo de sangre:
Un poder sobre la enfermedad

Todas las personas que caen enfermas necesitan saber
«¿por qué me enfermé?». Aun con nuestro enorme arsenal tecnológico, a menudo no tenemos una respuesta segura para esta pregunta.

Aun así, resulta evidente que hay individuos más proclives a ciertas enfermedades debido a su tipo de sangre. Quizá sea éste el eslabón perdido, la manera de poder
comprender las causas celulares de la enfermedad, y planear maneras de combatirla y eliminarla más eficazmente.

POR QUÉ ALGUNAS PERSONAS SON
SUSCEPTIBLES... Y OTRAS NO LO SON

¿Puede recordar cuando era joven y tenía un amigo
íntimo que le pidió hacer algo que usted no estaba dispuesto a hacer? ¿Aspirar una bocanada de un cigarrillo
prohibido? ¿Tomar a hurtadillas un trago de whisky del
armario de su padre? ¿Aspiró esa bocanada? ¿Bebió ese
whisky?

Si lo hizo, usted mostró su susceptibilidad —su falta
de resistencia— a la sugerencia de un amigo.

La cuestión básica con la mayoría de las enfermedades es la susceptibilidad o falta de resistencia. Muchos
microbios tienen la capacidad de imitar a los antígenos
que se consideran propicios para el sistema defensivo de
un tipo de sangre en particular. Estos astutos microorga-

nismos miméticos eluden a los guardias de seguridad y logran acceso. Una vez en el sistema, rápidamente lo invaden y asumen el control.

¿Nunca se preguntó por qué una persona se conserva perfectamente sana mientras otra cae víctima de la influenza o la gripe del momento? Es porque el tipo de sangre de la persona saludable no es susceptible a esos invasores específicos.

LA CONEXIÓN CON EL TIPO DE SANGRE

Hay muchos factores causantes de la enfermedad que están claramente influidos por el tipo de sangre. Por ejemplo, las personas del grupo sanguíneo A con antecedentes familiares de afecciones cardiacas deberían analizar muy cuidadosamente sus dietas. Las carnes rojas y las grasas saturadas de todo tipo no son buenas opciones para un tubo digestivo no adaptado a procesarlas, lo cual da lugar a niveles más altos de triglicéridos y colesterol en el tipo A. El susceptible sistema inmune del tipo A también es más proclive al cáncer, ya que le resulta difícil reconocer a los adversarios.

Como ya he dicho, el tipo O es muy susceptible a la lectina aglutinante que se encuentra en el trigo entero. Esta lectina interactúa con las paredes del tracto intestinal del tipo O y genera una inflamación adicional. Si usted es del grupo sanguíneo O y padece la enfermedad de Crohn, colitis o síndrome de intestino irritable, el trigo actúa como un veneno en su sistema. Si bien el sistema inmune del tipo O es resistente, también es limitado. El tipo O original tenía muchos menos microbios que combatir, y el tipo de sangre no se adapta fácilmente a los virus complejos que prevalecen hoy.

Los perfiles de enfermedad del tipo B son independientes de los tipos O y A en virtud de los antígenos idiosincrásicos B. Suelen ser susceptibles a las enfermedades de lento desarrollo, a veces virósicas, que no se manifiestan durante muchos años —como la esclerosis múltiple y algunas afecciones neurológicas raras— y son generadas por las lectinas de los alimentos como el pollo y el maíz.

El tipo AB tiene el perfil de enfermedad más complejo, ya que posee ambos antígenos, A y B. Gran parte de sus susceptibilidades a la enfermedad son del tipo A, de modo que si uno tiene que categorizarlas diría que son más A que B.

La conexión entre el tipo de sangre, la salud y la enfermedad es una herramienta poderosa en nuestra búsqueda de la mejor manera de tratar al organismo según sus necesidades.

Aun así, debo hacer una advertencia para que usted no piense que le estoy proponiendo una fórmula mágica. Hay muchos factores en la vida de los individuos que contribuyen a la enfermedad. Sería excesivamente simplista e indudablemente insensato sugerir que el tipo de sangre es el único factor determinante. Si individuos del tipo O, de los tipos A y B, y del tipo AB tomaran cada uno un vaso de arsénico, todos morirían. Por la misma razón, si cuatro personas de diferentes tipos de sangre fueran fumadoras compulsivas, todas serían susceptibles al cáncer de pulmón.

La información sobre el tipo de sangre no es una panacea, pero es un conocimiento significativo que le permitirá alcanzar el máximo nivel de salud.

Volvamos a las enfermedades más comunes y perturbadoras, para las cuales podemos identificar una relación con el tipo de sangre. Ciertas conexiones entre tipo de sangre-enfermedad están más claramente definidas que otras. Todavía estamos aprendiendo. Pero cada día el tipo de sangre se revela como un factor dominante, el eslabón perdido en nuestra búsqueda de la salud.

Categorías*
- Enfermedades de la vejez
- Alergias
- Asma y fiebre del heno
- Enfermedades autoinmunes
- Enfermedades de la sangre
- Afecciones cardiovasculares
- Enfermedades infantiles
- Diabetes
- Trastornos digestivos
- Afecciones hepáticas
- Enfermedades de la piel
- Enfermedades de la mujer\Reproducción

* Nota: el cáncer es un tema tan complejo que le he consagrado todo el próximo capítulo.

ENFERMEDADES DE LA VEJEZ

Todas las personas envejecen, sin importar su tipo de sangre. ¿Pero por qué envejecemos —y cómo podemos detener el proceso? Estas preguntas nos han intrigado desde hace mucho tiempo. La promesa de una «fuente de la juventud» ha surgido en cada siglo. Hoy con nuestra tecnología médica sofisticada, y nuestro mayor conocimiento de los factores que contribuyen al envejecimiento, estamos más cerca de una respuesta.

Pero existe otro interrogante: ¿Por qué difieren tanto las pautas de envejecimiento individuales? ¿Por qué el corredor de cincuenta años, delgado y aparentemente en buen estado físico, cae muerto de un ataque al corazón, mientras una mujer de ochenta y nueve años de edad que jamás ha hecho un esfuerzo en su vida, sigue siendo saludable y resistente? ¿Por qué algunas personas desarrollan una demencia o la enfermedad de Alzheimer, mientras otras no lo hacen? ¿A qué edad llega a ser inevitable el deterioro físico?

Conocemos algunas piezas del rompecabezas. La genética juega un rol especial. Las variaciones únicas en los cromosomas contribuyen a las susceptibilidades que causan un deterioro más rápido en unas personas que en otras. Pero estos estudios están incompletos.

Sin embargo, he descubierto una conexión crítica entre el tipo de sangre y el envejecimiento, específicamente, una correlación entre la acción aglutinante de las lectinas y las dos principales asociaciones fisiológicas con la vejez, la insuficiencia renal y el deterioro cerebral.

A medida que envejecemos experimentamos una declinación gradual en el funcionamiento de los riñones, de modo que para el momento en que el individuo promedio alcanza la edad de setenta y dos años, sus riñones están funcionando sólo a un 25 por ciento de su capacidad.

Su funcionamiento renal es un reflejo del volumen de sangre que se purifica y vuelve a circular en su torrente sanguíneo. Este sistema de filtrado es muy delicado, suficientemente amplio para que los diferentes elementos fluidos de la sangre circulen, pero suficientemente limitado para impedir que todas las células pasen por él.

Consideremos cómo la acción aglutinante de las lectinas estropea el proceso. Dado que los riñones juegan un papel fundamental en el filtrado de la sangre, las acciones de algunas lectinas pueden, a través del tiempo, alterar el delicado proceso. Esas lectinas que encuentran su manera de penetrar en el flujo sanguíneo terminan aglutinando y alojándose en los riñones. El proceso es similar al de un desagüe atascado. Con el tiempo, el sistema de filtrado deja de funcionar. A medida que aumenta la aglutinación, menos sangre se puede purificar. Es un proceso lento, pero finalmente mortal. La insuficiencia renal es una de las principales causas del deterioro físico en la vejez.

La segunda asociación fisiológica importante con la

vejez ocurre en el cerebro. Aquí las lectinas juegan un rol igualmente destructivo. Los científicos han observado que la diferencia entre un cerebro anciano y un cerebro joven es que en el primero muchos elementos de las neuronas se han intrincado. Esta intrincación, que conduce a la demencia y al deterioro general (e incluso podría ser un factor en la enfermedad de Alzheimer) ocurre muy gradualmente a través de las décadas de la vida adulta.

¿Cómo llegan las lectinas al cerebro? Recuerde, las lectinas son de toda forma y tamaño; algunas son suficientemente pequeñas para atravesar las barreras cerebrales-sanguíneas. Una vez que llegan al cerebro comienzan a aglutinar las células de la sangre, interfiriendo con la actividad neuronal. El proceso ocurre a través de muchas décadas, pero finalmente las neuronas se enmarañan lo suficiente para tener un efecto sobre el funcionamiento cerebral.

Es evidente que al reducir o eliminar de su dieta la mayoría de las lectinas perjudiciales, usted puede conservar los riñones y el cerebro sanos durante un período más prolongado. Ésta es la razón por la cual algunas personas muy ancianas se mantienen mentalmente ágiles y físicamente activas.

Las lectinas contribuyen de una tercera manera al envejecimiento con sus efectos sobre las funciones hormonales. Está comprobado que a medida que las personas envejecen tienen más dificultades para asimilar y metabolizar los nutrientes. Éste es uno de los motivos por los cuales las personas ancianas a menudo llegan a estar desnutridas, aun cuando coman dietas normales. Los programas dietéticos a menudo requieren una suplementación adicional para los ancianos. Pero si las lectinas aglutinantes no están invadiendo el sistema e interfiriendo con la actividad hormonal, es probable que las personas ancianas puedan absorber los nutrientes tan eficazmente como lo hacían cuando eran jóvenes.

¡No estoy proponiendo que la solución para el tipo de sangre sea la fuente de la juventud! No es una fórmula para anular los efectos del envejecimiento que ya se han producido. Pero usted puede reducir el daño cerebral limitando su ingesta de lectinas a cualquier edad. Su Plan de grupo sanguíneo está destinado sobre todo a retardar el envejecimiento, permitiéndole detener el proceso durante toda su vida adulta.

ALERGIAS

Alergia a los alimentos

En mi opinión, ningún aspecto de la medicina alternativa está tan cerca del fraude como el concepto de la alergia al alimento. Se han realizado pruebas complejas y costosas sobre casi todos los pacientes, que han dado lugar a una lista de alimentos a los cuales esa persona es «alérgica».

Mis propios pacientes habitualmente califican cualquier reacción a algo que han comido como una «alergia alimenticia», si bien la mayoría de las veces no es un alergia lo que describen, sino más bien una intolerancia al alimento. Por ejemplo, si usted tiene un problema con la lactosa de la leche, no es alérgico a ella; sino que carece de una enzima para descomponerla. Usted es intolerante a la lactosa no alérgico a ella. Esta intolerancia no significa necesariamente que usted se vaya a enfermar si bebe leche. Por ejemplo, el tipo B que es intolerante a la lactosa a menudo puede incorporar productos lácteos a su dieta, si lo hace en forma gradual. También hay productos que incluyen enzima lactosa en las fórmulas lácteas, haciéndolas más digeribles para las personas intolerantes.

Una alergia alimenticia es una reacción muy diferente, no en el tubo digestivo, sino en el sistema inmune. Su sistema inmune literalmente crea un anticuerpo para un alimento. La reacción es repentina y severa, erupciones, tumefacciones, cólicos y otros síntomas específicos que indican que su organismo está luchando para liberarse del alimento ponzoñoso.

No todo en la naturaleza está perfectamente planeado y concebido. Ocasionalmente me he cruzado con una persona alérgica a un alimento que figura en su Dieta del tipo de sangre. La solución: simplemente eliminar el alimento perjudicial. El punto esencial es que usted tiene más para temer de las lectinas que ingresan a su sistema que de los alimentos alergénicos. Puede no sentirse mal cuando come el alimento, pero aun así está afectando su sistema. Las personas del grupo sanguíneo A también deberían tener en cuenta que si producen demasiado mucus puede parecer una alergia, cuando en realidad se trata de evitar los alimentos generadores de mucus.

ASMA Y FIEBRE DEL HENO

¡Los individuos del grupo sanguíneo O ganan sin esfuerzo todas las apuestas por la alergia! Son más propensos a sufrir asma, e incluso la fiebre del heno, que tanto los aflije, parece ser específica del tipo de sangre O. ¡Muchos tipos de polen contienen lectinas que estimulan la liberación de las poderosas histaminas! El prurito, el estornudo, la secreción nasal, el jadeo, la ronquera y los ojos lagrimeantes y enrojecidos son todos síntomas de alergia.

Muchas lectinas de los alimentos, especialmente del trigo, interactúan con la inmunoglobina-E, anticuerpo que se encuentra en la sangre. Estos anticuerpos estimulan a los glóbulos blancos llamados basófilos, a liberar no sólo histaminas sino otros poderosos alergenos químicos. Pueden causar severas reacciones alérgicas; inflamar los tejidos de la garganta y producir constricción en los pulmones.

Quienes padecen de asma y fiebre del heno realmente se sienten mejor cuando siguen la dieta recomendada para su tipo de sangre. Por ejemplo, las personas del grupo O que eliminan el trigo de su dieta a menudo se liberan de muchos de sus síntomas, como el estornudo, los problemas respiratorios, el ronquido o los trastornos digestivos persistentes.

El grupo sanguíneo A tiene un problema diferente. En lugar de reacciones ambientales, a menudo desarrollan un asma relacionada con las tensiones, como resultado de su aguda propensión al estrés (ver el Plan del grupo A). Cuando las personas del grupo A sufren de una excesiva producción de mucus causada por las opciones alimenticias inapropiadas, eso hace empeorar el asma relacionada con el estrés. Como usted recordará, las personas del tipo A producen naturalmente una gran cantidad de mucus y, cuando comen alimentos que generan mucus (como los productos lácteos), ese exceso de mucus puede exacerbar los problemas respiratorios. En ese caso, si estos individuos tratan de evitar los alimentos perjudiciales y si enfrentan positivamente las causas del estrés, su asma siempre mejora o se elimina.

A propósito, las personas del grupo sanguíneo B no son propensas a desarrollar alergias. Tienen un alto umbral para la alergia, a no ser que coman los alimentos indebidos. Por ejemplo, las lectinas del pollo y maíz perjudiciales para el grupo B provocarán alergias, incluso en los individuos más resistentes de este grupo.

El grupo sanguíneo AB parece tener menos problemas con las alergias, probablemente porque su sistema inmune es ambientalmente más flexible. La combinación de los anticuerpos de los tipos A y B le dan a este grupo una doble dosis de anticuerpos con los cuales combatir la intrusión ambiental.

Enfermedades autoinmunes

Las enfermedades autoinmunes son fallas del sistema inmune. Sus defensas desarrollan lo que equivale a una amnesia severa; ya no se reconocen a sí mismas. El resultado es que destruyen todo lo que encuentran, fabricando anticuerpos que atacan sus propios tejidos. Estos anticuerpos hostiles actúan como si estuvieran protegiendo su territorio, pero en realidad están destruyendo sus propios órganos y provocando reacciones inflamatorias. Los ejemplos de enfermedad autoinmune incluyen la artritis reumatoidea, el lupus, el síndrome de fatiga crónica/Epstein-Barr, la esclerosis múltiple y la esclerosis lateral amiotrófica (enfermedad de Lou Gehrig).

Artritis

Los individuos del grupo sanguíneo O son los principales afectados por la artritis. El sistema inmune del grupo O es ambientalmente intolerante, y hay muchos alimentos —entre ellos los granos y las papas/patatas— cuyas lectinas producen reacciones inflamatorias en sus articulaciones.

Hace varios años mi padre observó que el grupo O solía desarrollar un tipo perseverante de artritis, un deterioro crónico del cartílago óseo. Ésta es la clase de afección artrítica denominada osteoartritis, que se encuentra por lo general en los ancianos. El grupo A suele desarrollar una artritis inflamatoria, que es una forma reumatoidea más aguda de la enfermedad, una afección dolorosa y debilitante de múltiples articulaciones.

En mi propia práctica, la mayoría de mis pacientes que padecen de artritis reumatoidea son del grupo sanguíneo A. La anomalía del grupo A, con su sistema inmunológicamente tolerante que desarrolla esta forma de artritis, puede estar relacionada con las lectinas específicas del tipo A. Los animales de laboratorio inyectados con lectinas específicas-A desarrollaron una inflamación y deterioro articular indiferenciable de la artritis reumatoidea.

Probablemente exista una conexión con el estrés. Algunos estudios muestran que las personas con artritis reumatoidea suelen ser más excitables y menos resistentes emocionalmente. Cuando no tienen mecanismos eficaces para contrarrestar el estrés, la enfermedad progresa más rápidamente. Esto concuerda con lo que sabemos acerca del factor estrés y los individuos del grupo A que son inherentemente muy excitables. Estas personas con artritis reumatoidea deberían incoporar las técnicas de relajación diaria, así como ejercicios sedantes.

Síndrome de fatiga crónica

En los últimos años he tratado a muchas personas que padecían de una desconcertante enfermedad, llamada síndrome de fatiga crónica (SFC). El principal síntoma es una gran lasitud. Otros síntomas más avanzados incluyen dolores musculares y articulares, dolores de garganta persistentes, problemas digestivos, alergias y sensibilidad a las sustancias químicas.

Lo más importante que he aprendido de mi investigación y labor clínica es que el SFC puede no ser una enfermedad autoinmune, sino más bien una afección hepática. (La he considerado en esta sección porque aquí es donde la mayoría de la gente está acostumbrada a buscarla.)

Si bien el SFC se enmascara como un virus o una enfermedad autoinmune, la causa de origen es más probablemente un problema de metabolismo deficiente en el hígado. En otras palabras, el hígado es incapaz de eliminar las toxinas de las sustancias químicas. En mi opinión, solamente este tipo de problema hepático podría producir efectos inmunológicos así como efectos característicos de otros sistemas, como el digestivo o musculoesquelético.

He comprobado que las personas del tipo O que padecen el SFC reaccionan muy bien a los suplementos de palo dulce y potasio, además de la dieta específica. El palo dulce tiene muchos efectos sobre el organismo, pero en el hígado es donde más se distingue. En los conductos biliares (donde ocurre la desintoxicación) llega a ser más eficiente, brindando una mayor protección contra el daño químico. Esta eliminación preliminar del estrés a nivel hepático parece influir positivamente sobre las glándulas suprarrenales y el azúcar de la sangre, aumentando la energía y desarrollando una sensación de bienestar. Los ejercicios específicos para el tipo de sangre también parecen servir como un medio importante para ayudar a recuperar la actividad y el estado físico apropiados. (Advertencia: por favor, no utilice el palo dulce sin la supervisión de un médico.)

Historia clínica: Síndrome de fatiga crónica
del Dr. John Prentice, Everett, Washington
Karen, 44 años: grupo sanguíneo B
Mi colega, el Dr. John Prentice, puso a prueba el Plan de grupo sanguíneo por primera vez en un paciente con un severo SFC. No estaba totalmente convencido de que surtiera efecto, pero todos los esfuerzos para ayudar a este paciente muy enfermo habían fracasado, y se comunicó conmigo cuando se enteró del trabajo que estaba haciendo con los pacientes de SFC.

Karen era un caso agudo. Había sufrido una terrible fatiga durante toda su vida adulta, y había necesitado doce horas de sueño por noche desde que era adolescente. Se echaba una siesta siempre que podía. Durante los últimos siete años, su fatiga le impidió conservar un empleo. Además, padecía dolores constantes en el cuello, hombros y espalda, y sufría de jaquecas debilitantes. Hacía poco había comenzado a experimentar terribles ataques de ansiedad, con palpitaciones tan severas que acudió a un servicio de emergencias médicas. Sentía como si su circulación fuera a detenerse, junto con todo su cuerpo.

Karen era una mujer acaudalada, pero la mayor parte de su patrimonio lo había gastado en hacer visitas a los médicos. Había estado con más de cincuenta profesionales, tanto de la medicina convencional como alternativa, antes de recurrir al Dr. Prentice.

El Dr. Prentice sometió a Karen a un programa de adhesión estricta a la Dieta del tipo B, suplementación y régimen de ejercicios. Tanto Prentice como Karen se sorprendieron al ver que en sólo una semana ella había experimentado un enorme aumento de energía. A las pocas semanas, la mayoría de sus síntomas habían desaparecido.

El Dr. Prentice me dice que ahora Karen es una nueva persona. «Es como un mecanismo de relojería», dice. «Cuando ella se aparta del régimen, el cuerpo le recuerda sus severos síntomas, por eso se aferra a la dieta.» Me leyó una carta que le había escrito: «Tengo una vida completamente nueva. Todos mis síntomas prácticamente han desaparecido y mantengo dos empleos, tengo una gran energía constante durante catorce horas diarias. Creo que la dieta es la clave para este gran cambio. Estoy muy activa y siento que nada puede detenerme. ¡Gracias!

Esclerosis múltiple, enfermedad de Lou Gehrig

Tanto la esclerosis múltiple como la enfermedad de Lou Gehrig (esclerosis lateral amiotrófica) se dan con bastante frecuencia en el grupo sanguíneo B. Es un ejemplo de la tendencia de este grupo a contraer afecciones virales y neurológicas de un desarrollo muy lento. La asociación con el tipo B puede explicar por qué tantos judíos —con una gran proporción de sangre del tipo B— padecen de estas enfermedades más que otros grupos. Algunos investigadores creen que la esclerosis múltiple y la enfermedad de Lou Gehrig son causadas por un virus, contraído en la juventud, que es afín al tipo B. El virus no puede ser combatido por el sistema inmune del tipo B porque no puede producir anticuerpos anti-B. El virus se desarrolla lentamente y sin síntomas hasta veinte o más años después de haber ingresado al sistema.

Las personas del grupo sanguíneo AB también corren el riesgo de contraer estas enfermedades afines al tipo B, ya que sus organismos no producen anticuerpos anti-B. Los grupos O y A parecen ser relativamente inmunes gracias a sus vigorosos anticuerpos anti-B.

Historia clínica: Enfermedad autoinmune
Joan, 55 años: grupo sanguíneo O
Joan, la mujer de un dentista de mediana edad, era un ejemplo clásico de los estragos de las afecciones autoinmunes. Ella padecía síntomas severos de fatiga crónica/ Epstein-Barr, artritis, y un gran malestar causado por hinchazón y flatulencia. El sistema digestivo de Joan estaba tan afectado que casi todo lo que comía le causaba ataques de diarrea. Para el momento en que llegó a mi consultorio, había estado luchando contra estas dolencias durante más de un año. No hace falta decir que estaba terriblemente debilitada y con un gran dolor. Además, estaba muy desalentada. Como las afecciones autoinmunes pueden ser difíciles de detectar, muchas personas (incluso algunos médicos) no creen que los que padecen fatiga crónica estén realmente enfermos. ¡Imagínese la humillación y frustración de sentirse mortalmente enfermo pero escuchar que la gente le diga que el mal está en su cabeza!

Peor aún, los médicos de Joan habían experimentado una serie de terapias medicamentosas, con esteroides, que la hicieron sentir aún más enferma y contribuyeron a su hinchazón. También le habían dicho que adoptara una dieta rica en granos y vegetales, y que limitara o eliminara las carnes rojas, exactamente lo opuesto de lo que el tipo O debería hacer.

A pesar de la severidad de los síntomas de Joan, el tratamiento fue bastante simple, un programa de desintoxicación, la Dieta del tipo O y un régimen de suplementos nutritivos. A las dos semanas, Joan había experimentado una mejora significativa. A los seis meses, se sentía «normal» nuevamente. Hasta hoy, el nivel de energía de Joan es bueno, su digestión es saludable y su artritis reaparece solamente cuando comete un desliz con un sandwich o un helado ocasional.

Historia clínica: Lupus
Del Dr. Thomas Kruzel, N.D., Gresham, Oregon
Marcia, 30 años: grupo sanguíneo A

Mi colega, el Dr. Kruzel, estaba interesado en probar los tratamientos para el tipo de sangre, pero al principio era escéptico. Se trataba de un caso de lupus eritematoso (con nefritis) que le mostró la verdadera importancia de la determinación del tipo de sangre para el tratamiento de la enfermedad.

Marcia, una frágil muchacha que padecía de lupus, fue llevada hasta el consultorio del Dr. Kruzel por su hermano, después de haber salido de la sala de terapia intensiva del hospital. Había sufrido una insuficiencia renal a causa de complicaciones inmunes relacionadas con su enfermedad. Marcia había estado sometida a diálisis durante varias semanas y se había previsto hacerle un trasplante renal en los siguientes seis meses.

El Dr. Kruzel leyó su historia clínica y observó que la

dieta de Marcia era muy rica en lácteos, trigo y carne roja, todos alimentos peligrosos para una persona del grupo sanguíneo A en sus condiciones. Le ordenó una estricta dieta vegetariana con hidroterapia y preparados homeopáticos. A los dos meses, el estado de salud de Marcia había mejorado, y había disminuido su necesidad de diálisis. Sorprendentemente, en un período de dos meses, Marcia había abandonado completamente la diálisis y la fecha del trasplante renal previsto se canceló. Tres meses más tarde todavía seguía progresando.

ENFERMEDADES DE LA SANGRE

No debería sorprender que las enfermedades relacionadas con la sangre, como la anemia y los problemas de coagulación, sean específicos del grupo sanguíneo.

Anemia perniciosa

El grupo sanguíneo A constituye el mayor número de pacientes de anemia perniciosa, pero la enfermedad no tiene nada que ver con la dieta vegetariana del tipo A. La anemia perniciosa es el resultado de una deficiencia de vitamina B-12, y este grupo sanguíneo tiene la mayor dificultad para asimilar la vitamina B-12 de los alimentos que come. El grupo AB también tiene una propensión a la anemia perniciosa, si bien no tan grande como el grupo A.

La razón de esta deficiencia es que para metabolizar la vitamina B-12, el organismo requiere altos niveles de ácido gástrico y la presencia de factor intrínseco, una sustancia química producida por las mucosas del estómago, responsable de la asimilación de dicha vitamina. Los tipos A y AB tienen niveles más bajos de ese factor intrínseco que los otros tipos de sangre, y no producen tanto ácido gástrico. Por esta razón, la mayoría de las personas de estos grupos que padecen anemia perniciosa responden mejor cuando la vitamina B-12 se les administra por medio de inyecciones. Al eliminar la necesidad del proceso digestivo para asimilar este nutriente poderoso y vital se le logra introducir en el organismo de una manera más concentrada. Éste es un caso en el que las soluciones dietéticas exclusivas no surten efecto, si bien los tipos A y AB son capaces de asimilar el Floradix, un suplemento a base de hierro y hierbas.

Los tipos O y B no suelen tener anemia; poseen un alto contenido de ácido en sus estómagos y suficientes niveles de factor intrínseco.

Historia clínica: Anemia
Del Dr. Jonathan V. Wright, Kent, Washington
Carol, 35 años: grupo sanguíneo O
Las dietas para el tipo de sangre han empezado a abrirse paso en la medicina convencional, a medida que las he compartido con mis colegas médicos. El Dr. Wright fue uno de los profesionales que ha utilizado la dieta con éxito para tratar a una mujer con bajos niveles crónicos de hierro en la sangre. Carol había probado todas las formas de suplementación de hierro disponibles sin éxito. El Dr. Wright lo había intentado con otros tratamientos, también sin éxito. El único recurso que de algún modo surtía efecto era el hierro inyectable, pero era sólo una solución temporaria. Sus niveles de hierro inexorablemente caerían otra vez.

En una ocasión había conversado con Wright sobre mi trabajo con las lectinas y los tipos de sangre, y me llamó para pedirme más detalles. Decidió probar la Dieta del tipo O para tratar a Carol. Después de eliminar las lectinas incompatibles, que habían estado dañando sus glóbulos rojos, y de adherir a una dieta rica en proteína animal, los niveles de hierro en la sangre de Carol comenzaron a subir, y la suplementación antes ineficaz empezó a ayudarla. El Dr. Wright y yo coincidimos en que la aglutinación del tubo intestinal causada por las lectinas de los alimentos incompatibles habían impedido la asimilación del hierro.

Problemas de coagulación

El grupo sanguíneo O enfrenta problemas mayores en lo que respecta a la coagulación de la sangre. Estas personas no cuentan con suficiente cantidad de factores coagulantes. Esto puede tener consecuencias graves, especialmente durante una intervención quirúrgica, o en situaciones en las que hay pérdida de sangre. Por ejemplo, las mujeres del grupo O suelen perder mucha más sangre en el parto que las mujeres de los otros grupos sanguíneos.

Las personas del grupo O con antecedentes de problemas hemorrágicos y apoplejía deberían poner énfasis en los alimentos que contienen clorofila para ayudar a modificar sus factores coagulantes. La clorofila se encuentra en casi todos los vegetales verdes, y también se puede tomar como suplemento.

Los grupos A y AB no tienen problemas de coagulación, pero su sangre más espesa puede perjudicarlos de otras maneras. Es más probable que esta sangre deposite placas en las arterias, razón por la cual estos grupos sanguíneos son más propensos a las afecciones cardiovasculares. Las mujeres de los grupos A y AB pueden tener problemas con la coagulación durante sus períodos menstruales si no siguen estrictamente sus dietas.

El grupo B no suele tener problemas de coagulación ni sangre espesa. Siempre que siga la Dieta del tipo B, sus sistemas equilibrados funcionarán con eficiencia.

Afecciones cardiovasculares

Las afecciones cardiovasculares son epidémicas en las sociedades occidentales. Son muchos los factores responsables, entre ellos la dieta, la falta de ejercicio, el tabaquismo y el estrés.

¿Existe alguna conexión entre su tipo de sangre y su susceptibilidad a las afecciones cardiacas? Cuando el famoso Framingham (Massachusett) Heart Study examinó la conexión entre tipo de sangre y afección cardiaca, no encontró una distinción bien definida respecto de los tipos de sangre entre los que sufren afecciones cardiacas. Sin embargo, descubrió una fuerte conexión entre el tipo de sangre y los que sobreviven a la afección cardiaca. El estudio reveló que los pacientes cardiacos del tipo O, de 39 a 72 años de edad, tenían un porcentaje de supervivencia mucho más alto que los pacientes cardiacos del tipo A del mismo grupo de edad. Esto fue especialmente válido para los hombres entre 50 y 59 años.

Si bien el Framingham Heart Study no analizó este tema con verdadera profundidad, parece ser que los mismos factores que intervienen en la supervivencia de los pacientes cardiacos también ofrecen cierta protección contra la incidencia de este tipo de afecciones. Dados estos factores, es evidente que existe un riesgo mayor para los grupos A y AB. Examinemos el problema.

El factor más significativo es el colesterol, el principal factor causante de afecciones de la arteria coronaria. La mayor parte del colesterol en nuestro organismo se produce en el hígado, pero existe una enzima llamada fosfatasa, producida en el intestino delgado, que es la responsable de la absorción de las grasas de la dieta. Los altos niveles alcalinos de la fosfatasa, que aceleran la absorción y metabolismo de las grasas, originan a niveles más bajos de colesterol en el suero. El grupo sanguíneo O normalmente tiene los niveles naturales más altos de esta enzima.

En los grupos B, AB y A la encima alcalina fosfatasa se ha observado en niveles siempre declinantes, con el grupo B que tiene el nivel más alto después del grupo O.

Otro elemento en el alto porcentaje de supervivencia del tipo O son los factores coagulantes de la sangre. Como ya hemos visto, el grupo O tiene menos factores coagulantes en su sangre. Este defecto en la sangre de dicho grupo en realidad puede influir positivamente, ya que esta sangre esencialmente más fluida es menos propensa a depositar placas que obstruyan el flujo arterial. Por otro lado, el grupo A, y hasta cierto punto el grupo AB, tienen un nivel sustancialmente más alto de colesterol y triglicéridos (grasas de la sangre) en el suero que los grupos O y B.

Historia clínica: Afección cardiaca
Wilma, 52 años: grupo sanguíneo O

Wilma era una mujer libanesa de cincuenta y dos años de edad con una avanzada afección cardiovascular. Cuando la examiné por primera vez, acababa de salir del hospital después de haber sido sometida a una angioplastia, procedimiento utilizado para tratar las arterias coronarias obstruidas. Me dijo que en el momento del diagnóstico original su colesterol estaba por encima de 350 (el normal es de 200 a 220), y que tres de sus arterias tenían obstrucciones de más del 80 por ciento.

Dado que Wilma era del grupo sanguíneo O, su problema resultaba algo sorprendente, teniendo en cuenta que el grupo O normalmente tiene una baja incidencia de afecciones cardiacas. Además era algo más joven que la mayoría de las mujeres que presentan estas obstrucciones tan severas; las mujeres no suelen desarrollar afecciones cardiacas hasta mucho después de la menopausia. (Pero recuerde que siempre hay excepciones. ¡Las susceptibilidades no son certezas!)

Wilma siempre había seguido la dieta tradicional de

los libaneses, que incluía grandes cantidades de aceite de oliva, pescado y granos; y la mayoría de los médicos la consideran beneficiosa para el sistema circulatorio. Sin embargo, cinco años antes, a los cuarenta y siete de edad, comenzó a experimentar dolores en cuello y brazos. ¡A ella jamás le ocurriría un accidente cardiovascular! Supuso que el dolor era artritis, y se sorprendió cuando su médico le diagnosticó el problema como angina de pecho, una dolencia causada por un inadecuado suministro de sangre y oxígeno al músculo cardiaco.

Después de su angioplastia, el cardiólogo de Wilma le aconsejó tomar Mevacor, una droga reductora del colesterol. Como consumidora informada, Wilma se preocupó por los problemas a largo plazo de la terapia medicamentosa, y deseaba probar un tratamiento natural antes de optar por la droga. Fue entonces cuando acudió a mi consultorio.

Como Wilma era del grupo sanguíneo O, le sugerí que debía agregar carne roja magra a su dieta. Dado su estado de salud, objetó el hecho de comer alimentos que generalmente estaban restringidos en un pueblo con un alto nivel de colesterol y afección cardiaca. De inmediato consultó con su cardiólogo que se consternó ante la idea. Nuevamente, la instó a tomar el Mevacor. Pero Wilma estaba decidida a evitar la terapia con drogas, de modo que resolvió seguir la Dieta del tipo O durante tres meses y hacerse una prueba de colesterol en ese momento.

Wilma confirmó muchas de mis teorías acerca de la susceptibilidad al colesterol alto. Con frecuencia, a través de la herencia o por otros mecanismos, las personas tienen altos niveles de colesterol en su sangre, a pesar de la dieta severamente restringida. Por lo general, tienen algún defecto en el metabolismo interno del colesterol. Mi sospecha es que cuando el grupo O consume una gran cantidad de ciertos hidratos de carbono (generalmente productos del trigo), modifica la eficacia de su insulina, que se torna más durable y potente. Debido a la mayor actividad insulínica, el cuerpo almacena más grasa en los tejidos y eleva el nivel de triglicéridos.

Además de aconsejarle a Wilma que aumentara el porcentaje de carnes rojas en su dieta, le ayudé a encontrar sustitutos para la gran cantidad de trigo que consumía, y le prescribí un extracto de marjoleto (una hierba utilizada como tónico para el corazón y las arterias). Simultáneamente, le receté una dosis baja de vitamina B, niacina, que le ayudaría a reducir los niveles de colesterol.

Wilma era una secretaria ejecutiva con una tarea generadora de estrés y hacía muy poco ejercicio físico. Se extrañó cuando le describí la relación entre el estrés y la actividad física en las personas del grupo sanguíneo O, así como la relación entre el estrés y la afección cardiaca. Ella nunca había practicado ejercicios sobre una base regular, de modo que no sabía por dónde comenzar. La sometí a un programa de caminatas para aumentar gradualmente sus aptitudes aeróbicas. Después de un par de semanas, Wilma me dijo que la caminata era prodigiosa; nunca se había sentido mejor.

A los seis meses, el colesterol de Wilma había caído abruptamente, sin medicamentos, hasta 187, donde se estabilizó. Estaba orgullosa de tener un colesterol en el rango normal. Le había parecido imposible.

El naturópata practicante que trabajaba en mi consultorio quedó asombrado y perplejo.

Todas las evidencias convencionales indican que las personas con un colesterol alto deberían evitar las carnes rojas, pero Wilma había revivido. El tipo de sangre era el eslabón perdido.

Historia clínica: Colesterol peligrosamente alto
John, 23 años: grupo sanguíneo O
John, un estudiante universitario recién graduado, tenía un nivel de colesterol altísimo, con triglicéridos y azúcar

en la sangre también altos. Éstos son síntomas muy infrecuentes en un hombre joven, especialmente si es del grupo O. Como existían antecedentes familiares de afección cardiaca, naturalmente sus padres se alarmaron. Tras exhaustivas deliberaciones de los cardiólogos consultados en Yale, se le dijo a John que su predisposición genética era tan abrumadora que incluso la medicación reductora del colesterol sería inútil. En realidad, le dijeron que estaba destinado a desarrollar una afección arterial, tarde o temprano.

En el consultorio, John parecía deprimido y apático. Se quejó de una aguda fatiga. «Solía agradarme el trabajo», dijo, «pero ahora simplemente no tengo energías». John también padecía de frecuentes dolores de garganta y amígdalas inflamadas. Su historia pasada revelaba un episodio de mononucleosis y dos de la enfermedad de Lyme (una afección inflamatoria causada por una espiroqueta, *Borrelia burgdorferi*).

Durante algún tiempo, había estado siguiendo una dieta vegetariana prescripta por su cardiólogo. Sin embargo, reconoció que se había sentido peor con esta dieta, no mejor.

Aun así, después de sólo unas semanas con la Dieta del tipo O, los resultados fueron sorprendentes. A los cinco meses, los triglicéridos, el azúcar de la sangre y el colesterol de John habían descendido a niveles normales.

Si John continuaba siguiendo la Dieta del tipo O, practicando regularmente ejercicio, y tomando los suplementos nutritivos, existían buenas posibilidades de que superara las desventajas de su herencia genética.

Hipertensión arterial

Dentro de nosotros opera constantemente la fuerza dinámica de nuestros corazones palpitantes, bombeando rítmicamente la sangre a través de nuestros cuerpos. El proceso normalmente es tan armonioso que rara vez pensamos en ello. Ésta es la razón por la cual se llama a la presión alta (o hipertensión) el asesino silencioso. Es posible tener una presión peligrosamente alta e ignorar completamente la situación. Cuando se toma la presión arterial se consideran dos cifras. La lectura sistólica (la cifra máxima) mide la presión dentro de las arterias cuando el corazón bombea la sangre. La lectura diastólica (la cifra mínima) mide la presión presente en las arterias cuando el corazón descansa entre los latidos.

La presión sistólica normal es de 120, y la presión diastólica normal de 80, o 120 sobre 80 (120/80). La hipertensión arterial es de 140/90 antes de los cuarenta años de edad, y de 160/95 después de los cuarenta.

De acuerdo con su severidad y duración, la hipertensión arterial deja la puerta abierta para una serie de problemas, que incluyen los ataques cardiacos y los accidentes cerebrovasculares.

Poco se sabe acerca de los factores de riesgo relacionados con el tipo de sangre en la hipertensión. No obstante, la hipertensión a menudo ocurre en forma simultánea con la afección cardiaca, de modo que las personas de los grupos A y AB deben estar especialmente alertas.

La hipertensión entraña los mismos factores de riesgo que las afecciones cardiovasculares. Los fumadores, los diabéticos, las mujeres posmenopáusicas, los obesos, los sedentarios y las personas que soportan estrés deberían prestar especial atención a los detalles de su plan de grupo sanguíneo, particularmente la dieta y las recomendaciones sobre ejercicios.

Historia clínica: Hipertensión
Bill, 54 años: grupo sanguíneo A

Bill era un corredor de bolsa de mediana edad con una hipertensión arterial. Cuando lo vi por primera vez en mi consultorio en marzo de 1991, su presión arterial era casi explosiva: 150/105 a 135/95. No me llevó mucho tiempo encontrar las claves para estas cifras en su vida increíblemente agitada y generadora de estrés, que incluía una participación en una firma poderosa con una serie de problemas internos. Contra las indicaciones de su médico, Bill había interrumpido su medicación para la hipertensión porque le provocaba mareos y estreñimiento. Quería probar una terapia más natural, pero tenía que hacerlo de inmediato.

Sometí a Bill a una dieta del tipo A, una gran adaptación para su físico corpulento de italo-norteamericano. Y enseguida comencé a tratar el estrés de Bill con un régimen de ejercicios planeado para el tipo A. Al principio, le desconcertó el hecho de hacer yoga y ejercicios de relajación, pero enseguida cambió de opinión cuando vio cuánto más calmo y positivo se sentía.

En su primera visita, Bill también me confió que había tenido un problema especial de naturaleza diferente. Él y sus socios estaban en el proceso de negociar un plan de salud para su oficina, y si le detectaban su hipertensión en el examen de admisión, su firma tendría que pagar una prima mucho más alta. Utilizando las técnicas de reducción del estrés y varias preparaciones herbáceas, Bill estuvo en condiciones de aprobar su examen físico.

ENFERMEDADES INFANTILES

Muchos de los pacientes que vienen a mi consultorio son niños que padecen de una serie de afecciones, desde diarreas crónicas hasta infecciones reiteradas del oído. Por lo general, sus madres están al borde de la desesperación. Algunos de mis resultados más satisfactorios los he obtenido con niños.

Conjuntivitis

Por lo general, la conjuntivitis es causada por la transmisión de la bacteria estafilococo de un niño a otro. Los niños de los grupos sanguíneos A y AB son más susceptibles a la conjuntivitis que los del grupo O o B, probablemente a causa de sus sistemas inmunes de naturaleza más débil.

Para tratar la dolencia de la manera convencional se utilizan las cremas antibióticas o las gotas oftálmicas. Pero una alternativa sorprendente y muy eficaz es una rodaja de tomate fresco. (¡No intente hacer esto con el zumo de tomate!) La rodaja recién cortada del tomate contiene una lectina que puede aglutinar y destruir la bacteria estafilococo. La ligera acidez del tomate parece ser muy semejante a la acidez de las secreciones oculares. Exprimir el zumo del tomate fresco sobre una gasa y aplicarla sobre el ojo afectado también puede aliviar.

Éste es un ejemplo de cómo las mismas lectinas de un alimento cuya ingestión resulta perjudicial pueden ser muy beneficiosas para tratar una enfermedad. Más adelante veremos algunos otros ejemplos de cómo muchas lectinas juegan un papel doble, buen agente, mal agente, en nuestros sistemas. Especialmente en la lucha contra el cáncer.

Diarrea

La diarrea puede ser una afección inquietante y peligrosa para los niños. No sólo es extenuante y terriblemente incómoda, sino que puede conducir a una severa deshidratación, causando fiebre y debilidad.

La mayor parte de las diarreas infantiles se relacionan con la dieta, y las Dietas para el tipo de sangre ofrecen una orientación muy específica acerca de los alimentos que causan problemas digestivos en cada grupo sanguíneo.

Los niños del grupo O a menudo experimentan diarreas suaves a moderadas en respuesta al consumo de productos lácteos.

Los niños de los grupos A y AB son proclives a la *Giardiasis lamblia*, más comúnmente conocida como Venganza de Moctezuma, porque el parásito remeda los atributos A.

Los niños del grupo B contraen diarrea si se les permite consumir demasiados productos del trigo, o en respuesta a la ingesta de pollo y maíz.

Si la diarrea es causada por una alergia o una intolerancia relacionada con el alimento, el niño a menudo muestra otros síntomas, que van de los círculos oscuros y abultados debajo de los ojos al eczema, la psoriasis o el asma.

A no ser que la diarrea sea el resultado de una enfermedad más seria como una infección parasitaria, por lo general la obstrucción intestinal parcial o la inflamación se corrigen solas con el tiempo. Sin embargo, si la evacuación del niño contiene sangre o mucus, solicite una atención médica inmediata. La diarrea aguda también puede ser infecciosa; para proteger al resto de su familia del contagio, es mejor que imponga normas de aseo escrupulosas.

A fin de restaurar el equilibrio adecuado de los líquidos durante las crisis de diarrea, limite el consumo de zumos de fruta. En su lugar, alimente al niño con trozos de vegetales o carne en las sopas. El yogur con cultivos activos de *L. acidophilus* ayuda a mantener las bacterias beneficiosas en el tracto intestinal.

Infecciones del oído

Quizás hasta cuatro de cada diez niños menores de seis años padecen infecciones crónicas del oído. Esto significa cinco, diez, quince incluso veinte infecciones cada temporada invernal, una después de la otra. La mayoría de estos niños tienen alergias, tanto a los alimentos como a las partículas ambientales. La mejor solución es la Dieta para el tipo de sangre.

La prescripción convencional para las infecciones del oído es la terapia con antibióticos. Pero ésta obviamente fracasa cuando existe una infección crónica. Si atacamos las causas subyacentes en primer término, en lugar de sacar a relucir la panacea actualmente más en boga, y con esto quiero decir los tipos de antibióticos más nuevos y cada vez más sofisticados, tenemos una oportunidad de permitir al organismo su propia y poderosa respuesta. Para los que se inician es importante conocer las susceptibilidades de los tipos de sangre.

Los niños de los grupos A y AB, tienen mayores problemas con la mucosidad provocada por la dieta inapropiada, un factor importante en las infecciones óticas. En los niños del grupo A, los responsables son generalmente los productos lácteos, mientras que el grupo AB puede experimentar sensibilidades al maíz además de a la leche. En general, estos niños también son más propensos a tener problemas respiratorios y de garganta, que a menudo se pueden extender a los oídos. Como los sistemas inmunes de los grupos A y AB son tolerantes a una gama más amplia de bacterias, algunos de sus problemas derivan de la falta de una respuesta agresiva al organismo infeccioso. Varios estudios han mostrado que los oídos de los niños con antecedentes de infecciones crónicas carecen de la sustancia química específica denominada complemento, que se necesita para atacar y destruir las bacterias. Otro estudio ha mostrado que una lectina serosa denominada proteína aglutinante de la manosa, está ausente en el oído de los niños con infecciones crónicas. Esta lectina aparentemente captura los azúcares (manosas) de la superficie de la bacteria y los aglutina, permitiendo su eliminación más rápida. Estos dos factores inmunes con el tiempo se desarrollan en cantidades apropiadas, lo cual puede contribuir a explicar por qué disminuye gradualmente la frecuencia de las infecciones a medida que el niño crece. Además de la dieta, el tratamiento de estos niños con infecciones del oído casi siempre incluye mejorar su inmunidad. La manera más simple de reforzar la inmunidad de cualquier niño es reducir su ingesta de azúcar. Numerosos estudios han demostrado que el azúcar deprime el sistema inmune, tornando inactivos a los glóbulos blancos, maldispuestos para atacar a los organismos invasores.

Durante muchos años los naturópatas han hecho uso de una hierba silvestre inmuno-estimulante, *Echinacea purpurea*. Originalmente utilizada por los aborígenes norteamericanos, la echinacea tiene la extraordinaria propiedad de ser segura y eficaz para inducir la inmunidad del organismo contra las bacterias y virus. Dado que muchas de las funciones inmunes que promueve la echinacea dependen de un nivel adecuado de vitamina C, a menudo prescribo un extracto de escaramujo de rosa, que es muy rico en dicha vitamina. En los últimos tres años he estado utilizando un extracto de alerce como una suerte de super-echinacea. Este producto originalmente desarrollado en la industria del papel contiene muchos más componentes activos concentrados de los que se pueden obtener con la echinacea. En mi opinión, este producto es un desarrollo interesante que ha revolucionado mi tratamiento de una serie de inmunodeficiencias, incluyendo las infecciones del oído. Estoy seguro de que usted oirá mucho más acerca de este producto en un futuro cercano.

Las infecciones del oído son terriblemente dolorosas para un niño, y tampoco muy tolerables para los padres. La mayoría de estas infecciones constituyen una acumulación de gases y secreciones nocivas en el oído medio debido a la obstrucción en un conducto auditivo, la trompa de Eustaquio. Este conducto se puede inflamar a causa de reacciones alérgicas, debilidad de los tejidos circundantes o infecciones.

Muchos padres se han sentido frustrados por la creciente incapacidad de los antibióticos para actuar sobre las infecciones del oído. Hay un motivo para que esto suceda. La primera infección del oído de un bebé por lo general se trata con un antibiótico suave como la amoxicilina. La siguiente infección del niño se trata con el mismo antibiótico, Pero con el tiempo, la infección cada vez más resistente se repite, y la amoxicilina ya no es eficaz. El fenómeno progresivo, el proceso de utilizar drogas cada vez más enérgicas y tratamientos cada vez más invasores, ha comenzado.

Cuando los antibióticos ya no surten efecto, y las infecciones dolorosas prosiguen, se efectúa una intervención quirúrgica. En este proceso se implantan quirúrgicamente pequeños tubos a través del tímpano (membrana del oído) para incrementar el drenaje de la secreción desde el oído medio hacia la rinofaringe.

Cuando trato infecciones crónicas del oído, me concentro en las maneras de prevenir las recidivas. Es inútil intentar resolver un episodio con una dosis rápida de antibióticos cuando usted sabe que otra infección aguarda al acecho. Casi siempre encuentro una solución en la dieta.

En mi consultorio veo a muchos niños que representan todos los tipos de sangre. He comprobado que cualquier niño puede contraer una infección crónica del oído si come alimentos que son incompatibles con su sistema. Jamás he visto un caso donde no hubiera una conexión obvia con el alimento favorito de un infante.

Los niños de los grupos O y B parecen desarrollar infecciones auditivas con menos frecuencia y, cuando éstas ocurren, por lo general son más fáciles de tratar. A menudo, un cambio en la dieta es suficiente para eliminar el problema.

En los niños del grupo B, el responsable generalmente es una infección viral que luego conduce a la reinfección con una bacteria denominada *Hemophilus*, a la cual el grupo B es muy susceptible. La solución dietética es la restricción del consumo de tomate, maíz y pollo. Las lectinas de estos alimentos reaccionan con las paredes del tubo digestivo, y causan tumefacción y secreción de mucus, que generalmente pasan a los oídos y la garganta.

Mi opinión personal es que las infecciones del oído en los bebés del grupo O se pueden prevenir con la leche materna en lugar del biberón. La leche materna suministrada durante un período de un año aproximadamente da tiempo para que el sistema inmune y el tracto digestivo se desarrollen completamente. En los niños del grupo O también se pueden evitar las infecciones de la oreja si se elimina el trigo y los productos lácteos. Estos niños son habitualmente sensibles a estos alimentos desde una edad temprana, pero su inmunidad se puede reforzar fácilmente mediante el consumo de proteínas de más valor, como el pescado y la carne roja magra.

Las modificaciones en la dieta a menudo son difíciles en los hogares con niños que padecen infecciones reiteradas del oído. Su penuria a menudo tienta a los padres a dejarles comer lo que desean, pensando que de esta manera los reconfortarán. Muchos de estos niños acaban teniendo un paladar exigente, y comen solamente una muy limitada gama de alimentos, ¡a menudo los mismos alimentos que le provocan su dolencia!

Historia clínica: Infección del oído
Tony, 7 años: grupo sanguíneo B

Tony era un chico de siete años que había padecido repetidas infecciones del oído. Cuando su madre lo trajo por primera vez a mi consultorio en enero de 1993, estaba desesperada. Tony había desarrollado una nueva infección del oído inmediatamente después de haber dejado de tomar el antibiótico usado para tratar su infección previa, a un ritmo de diez a quince infecciones por temporada invernal. Había sido sometido a dos implantes, en vano. Éste era un perfecto ejemplo de un niño en el tráfago de los antibióticos, escalando niveles de antibióticos con resultados cada vez menores.

Mis preguntas iniciales a la madre de Tony fueron sobre su dieta. Ella se puso un poco a la defensiva. «Oh, no piense que ése es el problema», me dijo. «Nosotros comemos muy bien, mucho pollo y pescado, frutas y vegetales.»

Volviéndome a Tony, le pregunté: «¿Cuáles son tus alimentos preferidos?»

«Los trocitos de pollo», contestó con entusiasmo.

«¿Te apetece la mazorca de maíz (el choclo)?»

«¡Oh, sí!»

«En esto estriba el problema», le dije a la madre de Tony. «Su hijo es alérgico al pollo y al maíz.»

«¿Lo es?», me miró con duda. «¿Cómo lo sabe?»

«Porque es del grupo sanguíneo B», le contesté. Le expliqué la conexión con el tipo de sangre y, aunque no parecía convencida, le sugerí que alimentara a Tony con la Dieta del tipo B durante dos o tres meses para ver qué sucedía.

El resto, como se dice, es historia. Durante los dos años siguientes, Tony se sintió mejor, desarrollando una sola infección auditiva cada invierno, frente a su ritmo anterior de diez a quince. Estas infecciones aisladas eran fáciles de tratar, ya fuera con métodos naturópatas o con un antibiótico suave de baja potencia.

Hiperactividad y dificultades de aprendizaje

Hay una serie de causas diferentes para los trastornos de déficit de la atención (TDA), y todavía se requiere mucha más información antes de poder establecer una conexión definida con el tipo de sangre. No obstante, podemos deducir algo de nuestro conocimiento sobre cómo responden los diferentes tipos de sangre a sus ambientes.

Por ejemplo, mi padre observó durante treinta y cinco años de práctica que los niños del grupo O son más felices, saludables y despiertos cuando se les brinda la oportunidad de ejercitarse hasta su máximo potencial. El niño del grupo A con TDA debería ser alentado a practicar ejercicio, en la medida de lo posible. Esto comprende incluir clases de gimnasia adicionales, deportes en equipo o gimnasia. Por otro lado, los niños de los grupos A y AB parecen beneficiarse con las actividades que promueven el desarrollo de las habilidades sensoriales y táctiles, como la escultura y las artesanías, o con las técnicas de relajación básicas, como la respiración profunda. En cambio, los niños del grupo B parecen responder bien a la natación y la gimnasia.

Han surgido ciertas conjeturas entre los investigadores de que los TDA son consecuencia de una deficiencia en el metabolismo del azúcar, o la consecuencia de una alergia a las tinturas u otras sustancias químicas. Al respecto, no se puede extraer ninguna conclusión real, si bien he notado que los niños con TDA suelen ser muy remilgados y exigentes para la comida, lo cual sugiere una conexión con la dieta.

Hace poco descubrí una conexión interesante que puede relacionar más estrechamente a los niños del grupo O con los TDA. Me trajeron un chico de este grupo que padecía TDA, además de una anemia leve. Le prescribí una dieta rica en proteínas y le administré suplementos de vitamina B-12 y ácido fólico, y la anemia desapareció. Pero su madre también observó un mejoramiento notable en el intervalo de atención del niño. Desde entonces he tratado a varios niños con TDA del grupo O con dosis bajas de esas vitaminas y he observado mejoramientos entre leves y acentuados.

Si su niño tiene TDA, consulte con un especialista en nutrición acerca de la suplementación con vitamina B-12 y ácido fólico, además de la Dieta para el tipo de sangre.

Angina estreptocócica, mononucleosis y paperas

Como los primeros síntomas de la mononucleosis y la angina estreptocócica son similares, a menudo resulta difícil para los padres diferenciarlas. Un niño con cualquiera de estas dolencias puede mostrar uno o más de los siguientes síntomas: garganta inflamada, malestar, fiebre, escalofríos, dolor de cabeza, amígdalas inflamadas. Se necesitará un análisis de sangre y un cultivo de fauces para determinar qué enfermedad está causando el problema.

La angina estreptocócica es causada por un estreptococo, es una infección bacteriana. Con frecuencia presenta síntomas adicionales de secreción nasal, tos, dolores de oído, placas blancas o amarillas en las fauces y una erupción que comienza en cuello y tórax y se extiende hasta el abdomen y las extremidades. El diagnóstico de esta enfermedad se basa en los síntomas clínicos y en el cultivo de fauces. El tratamiento estándar incluye antibióticos, reposo absoluto, aspirina y líquidos para el dolor y la fiebre.

Una vez más, el objetivo radica en tratar la infección inmediata, no en resolver los problemas de salud más amplios y de más largo plazo. Pero cuando su chico sufre infecciones repetidas, la terapia estándar resulta ineficaz.

En general, los niños de los grupos O y B contraen anginas más a menudo que los de los grupos A y AB debido a su mayor vulnerabilidad a los virus. No obstante, los grupos O y B también se recuperan más fácil y completamente. Una vez que el organismo infeccioso penetra en el torrente sanguíneo de los grupos A y AB, se instala y resulta difícil desalojarlo. Por eso estos grupos tienen infecciones reiteradas.

Existen terapias naturópatas que pueden ayudar a prevenir las recidivas. He comprobado que un enjuague bucal preparado con hierbas (*Hidrastis canadensis* y salvia) es muy eficaz para mantener la garganta y amígdalas libres de estreptococos. *H. canadensis* contiene un componente llamado berberina, que ha sido bien estudiado por su actividad anti-estreptocócica. El problema con esta hierba es que tiene un sabor sumamente amargo que a los niños no les apetece precisamente. A veces es más fácil comprar un atomizador barato y rociar la garganta de su chico un par de veces por día. Además de las Dietas para el tipo de sangre, a menudo utilizo suplementos nutritivos para reforzar la inmunidad, como el beta-caroteno, la vitamina C, el zinc y la echinacea para desarrollar la resistencia del paciente.

Frente a la mononucleosis, que es una infección viral, el grupo O parece ser más susceptible que los grupos A, B o AB. Los antibióticos son ineficaces en el tratamiento de la mononucleosis porque es causada por un virus, no por una bacteria. Se recomienda reposo absoluto mientras dura la fiebre, e intervalos frecuentes de reposo durante el período de recuperación de una a tres semanas. A fin de reducir la fiebre se prescriben aspirinas y abundantes líquidos.

Los niños del grupo B parecen correr más riesgo de desarrollar paperas (parotiditis) severas, una infección viral de las glándulas salivales debajo del mentón y las orejas. Como muchas enfermedades que afectan al grupo B, ésta tiene una conexión neurológica. Si su niño es del grupo B y/o Rh- (ver la explicación en el Apéndice E, *Los subgrupos sanguíneos*) y contrae paperas, esté alerta a los síntomas de daño neurológico, particularmente manifestados como problemas auditivos.

DIABETES

Las Dietas para el tipo de sangre pueden ser eficaces en el tratamiento de la diabetes infantil del tipo I, y en el tratamiento y prevención de la diabetes del tipo II (adultos).

Los grupos sanguíneos A y B son más propensos a la diabetes del tipo I, causada por una carencia de insulina, la hormona producida por el páncreas, responsable de permitir el ingreso de la glucosa a las células del organismo. La causa de la carencia de insulina es la destrucción de las células beta del páncreas, únicas células capaces de producir insulina.

Si bien actualmente no hay un tratamiento alternativo eficaz para reemplazar la terapia de insulina inyectable en los diabéticos del tipo I, un remedio natural importante es la quercetina, un antioxidante de origen vegetal. La quercetina ha contribuido a prevenir muchas de las complicaciones derivadas de la diabetes crónica, como las cataratas, la neuropatía y los problemas cardiovasculares. Si usted planea utilizar algún remedio natural para la diabetes consulte con un nutricionista con experiencia en el uso de fitoquímicos; quizá tenga que reajustar su dosis de insulina.

Los diabéticos del tipo II por lo general tienen altos niveles de insulina en su torrente sanguíneo, pero sus tejidos son intolerantes a la insulina. Esta enfermedad se desarrolla a través del tiempo y comúnmente es el resultado de una dieta deficiente. Este tipo de diabetes a menudo se observa en personas del grupo sanguíneo O que han consumido productos lácteos, de trigo y de maíz durante muchos años; y en las del grupo A que comen una gran cantidad de carne y alimentos lácteos. Los diabéticos del tipo II por lo general están excedidos de peso y a menudo tienen hipertensión arterial y altos niveles de colesterol, indicios de una indebida selección de alimentos y falta de ejercicio. En este sentido, cualquier grupo sanguíneo puede desarrollar una diabetes del tipo II.

El único tratamiento real para la diabetes del tipo II es la dieta y el ejercicio. Su régimen de ejercicios y la Dieta para su tipo de sangre darán resultado si usted sigue estrictamente las indicaciones. Un complejo de vitamina B de alta potencia también puede ayudar a contrarrestar la intolerancia a la insulina. Una vez más consulte con un médico y un nutricionista antes de utilizar cualquier sustancia para tratar su diabetes. Puede ser necesario ajustar la dosis de su medicación diabética.

TRASTORNOS DIGESTIVOS

Estreñimiento

El estreñimiento ocurre cuando el excremento es inusualmente duro, o la evacuación intestinal de una persona ha cambiado y se ha vuelto menos frecuente. La mayoría de los estreñimientos crónicos son causados por malos hábitos de evacuación y comidas irregulares, con una dieta baja en contenido de fibra y agua. Algunas otras causas son el uso habitual de laxantes, una actividad diaria frenética y generadora de estrés, y viajes que requieren adaptaciones en las pautas de comida y sueño. La falta de ejercicio físico, las enfermedades agudas, las afecciones rectales dolorosas y algunos medicamentos también pueden causar estreñimiento.

Todos los grupos sanguíneos son susceptibles al estreñimiento, dadas las circunstancias. El estreñimiento no es tanto una enfermedad como una llamada de advertencia de que algo no funciona bien en su sistema digestivo. Encontrará casi todas las claves en su dieta.

¿Está comiendo suficientes alimentos con gran contenido de fibra? ¿Está bebiendo suficientes líquidos, en particular, agua y zumos? ¿Se ejercita con regularidad?

Muchas personas simplemente toman un laxante cuando están estreñidas. Pero esto no resuelve las causas naturales sistémicas del estreñimiento. La solución a largo plazo estriba en la dieta. Sin embargo, los grupos A, B y AB pueden suplementar sus dietas con salvado fibroso no procesado. Los individuos del grupo O, además de consumir abundantes frutas y vegetales fibrosos en su dieta, pueden tomar un suplemento de butirato, un agente natural formador de fibra, como sustituto del salvado que no es aconsejable para ellos.

Enfermedad de Crohn y colitis

Éstas son enfermedades agotadoras y debilitantes que agregan elementos de incertidumbre, dolor, pérdida de sangre y sufrimiento al proceso de evacuación. Muchas lectinas de los alimentos pueden causar irritación intestinal al atacar las mucosas del tubo digestivo. Como muchas de las lectinas de los alimentos son específicas del tipo de sangre, es posible para cada grupo sanguíneo desarrollar el mismo problema con diferentes alimentos.

En los grupos sanguíneos A y AB, estas dos enfermedades a menudo incluyen un componente de estrés. Si usted pertenece a estos grupos y sufre de un proceso inflamatorio intestinal, preste especial atención a sus pautas de estrés y conozca su perfil en su Plan de grupo sanguíneo.

El grupo O suele desarrollar la forma más ulcerosa de colitis que causa hemorragias con la evacuación. Esto probablemente se deba a la falta de los adecuados factores coagulantes en su sangre. Los grupos A, AB y B suelen desarrollar una colitis con más mucosidad, que no es tan sangrante. En uno u otro caso, siga la dieta de su tipo de sangre. De esta manera, estará en condiciones de evitar muchas de las lectinas de los alimentos que pueden agravar el mal, y podrá identificar los síntomas sin dificultad.

Historia clínica: Síndrome de intestino irritable
Virginia, 26 años: grupo sanguíneo O

Hace tres años, examiné por primera vez a Virginia, una muchacha de veintiséis años con problemas intestinales crónicos. Había recibido un tratamiento intensivo de varios gastroenterólogos convencionales. Presentaba un síndrome crónico de intestino irritable con estreñimiento doloroso alternado con una impredecible y casi explosiva diarrea que le hacía difícil ausentarse de su casa. También tenía fatiga y una leve anemia crónica. Sus médicos anteriores habían efectuado una gran cantidad de pruebas (que acumularon la suma de 27.000 dólares) y sólo pudieron sugerirle drogas antiespasmódicas y una dosis de fibra diaria. La prueba de alergia a los alimentos no había sido concluyente. Virginia era una vegetariana que seguía una estricta dieta macrobiótica, y de inmediato noté que eran esos alimentos los que le estaban causando su dolencia. La ausencia de carne en su dieta era un factor importante. Además, era incapaz de digerir apropiadamente los granos y pastas que comía como plato principal.

Dado que Virginia era del grupo sanguíneo O, le sugerí una dieta rica en proteínas, con carnes rojas magras, pescado y ave, además de frutas y vegetales frescos. Como el tubo digestivo del grupo O no tolera muy bien los granos, le aconsejé que evitara completamente el trigo entero y limitara severamente su consumo de otros granos.

Al principio, Virginia se resistió a la idea de introducir esos cambios en su dieta. Era una vegetariana y creía que su dieta actual era verdaderamente más sana. Pero yo la desafié. «¿De qué manera la ha ayudado esta dieta, Virginia?», le pregunté. «Usted parece estar muy enferma.»

Finalmente, la convencí de que probara mi método durante un período limitado de tiempo. En ocho semanas, Virginia volvió a parecer sana y fuerte, con un semblante rubicundo. Se jactó de haber mejorado sus problemas intestinales en un 90 por ciento. Las pruebas de sangre mostraron una desaparición total de su anemia, y ella dijo que sus niveles de energía habían vuelto a ser casi normales. En una segunda visita de seguimiento, un mes más tarde, resolví dar de alta a Virginia, completamente curada de los problemas intestinales.

Historia clínica: Enfermedad de Crohn
Yehuda, 50 años: grupo sanguíneo O

Vi por primera vez a Yehuda, un hombre judío de mediana edad, en julio de 1992 a raíz de una activa enfermedad de Crohn. Hasta ese momento, Yehuda ya había sido sometido a varias cirugías para extirpar secciones que estaban obstruyendo su intestino delgado. Sometí a este hombre a una dieta exenta de trigo, con énfasis en las carnes magras y los vegetales hervidos. También le prescribí un extracto de palo dulce de alto poder y el ácido graso butirato.

El acatamiento de Yehuda fue ejemplar, una ratificación de las inquietudes que tanto él como su familia tenían por su salud. Por ejemplo, su mujer, hija de un panadero, le hacía hornear un pan especial libre de trigo. Yehuda tomó sus suplementos, y el palo dulce, con mucha seriedad, como hizo con todo lo demás.

Desde el principio, Yehuda mejoró incesantemente. Hasta hoy sigue asintomático, si bien todavía debe ser cauteloso con el consumo de ciertos granos y productos lácteos, ya que dificultan su digestión. Jamás volvió a necesitar una cirugía, aun cuando su gastroenterólogo le había dicho antes que eso sería inevitable.

Historia clínica: Enfermedad de Crohn
Sarah, 35 años: grupo sanguíneo B

Sarah era una mujer de treinta y cinco años descendiente de una familia del este europeo. Vino por primera vez a mi consultorio en junio de 1993 para tratar su enfermedad de Crohn. Ya había pasado por varias cirugías para eliminar el tejido intestinal cubierto de cicatrices, era anémica y sufría de diarrea crónica.

Le prescribí una dieta básica para el grupo B, indicándole que suprimiera el pollo y otros alimentos que tuvieran lectinas específicas para el tipo B. También utilicé suplementos de palo dulce y ácidos grasos como parte de su terapia.

Sarah fue muy cooperativa. A los cuatro meses, casi todos sus síntomas digestivos, incluida la diarrea, habían desaparecido. Como ella deseaba tener más hijos, recientemente se sometió a una operación para extirpar el tejido cicatrizal de su intestino que se había adherido a su útero. Su cirujano le dijo que no habían indicios de la enfermedad de Crohn en ninguna parte de su cavidad abdominal.

Intoxicación alimentaria

Cualquiera puede intoxicarse con alimentos. Pero ciertos grupos sanguíneos son naturalmente más susceptibles debido a su tendencia a un sistema inmune más débil. Los grupos A y AB son particularmente más propensos a caer víctimas de la intoxicación con *Salmonella*, que habitualmente es el resultado de dejar alimentos sin tapar y sin refrigerar durante largos períodos de tiempo. Además, en estos grupos la bacteria será más difícil de desalojar una vez instalada en su organismo.

Las personas del grupo B, que generalmente son más susceptibles a las afecciones inflamatorias, tienen más probabilidades de verse afectadas cuando comen alimentos contaminados con *shigella*, una bacteria que se encuentra en las plantas y provoca disentería.

Gastritis

Muchas personas confunden la gastritis con las úlceras, pero son exactamente lo opuesto. Las úlceras son provocadas por la hiperacidez, más frecuente en los grupos sanguíneos O y B. En cambio, la gastritis se produce como consecuencia de un contenido muy bajo de ácido gástrico, común en los grupos sanguíneos A y AB. La gastritis ocurre cuando el ácido gástrico es tan escaso que ya no funciona como barrera microbiana. Sin los niveles adecuados de ácido, los microbios proliferan en el estómago y provocan una seria inflamación.

El mejor curso de acción que pueden emprender los grupos A y AB es hacer hincapié en las opciones alimenticias más ácidas en sus respectivas dietas.

Úlceras estomacales y duodenales

Desde los años cincuenta se sabe que la úlcera péptica del estómago es más común en el grupo sanguíneo O, con la más alta incidencia en el grupo O no secretor. Este mismo grupo también tiene un porcentaje más alto de hemorragia y perforación, el cual no ha resultado ser diferente entre secretores y no secretores. Una razón es que el grupo O tiene niveles más altos de ácido gástrico y una enzima productora de úlceras denominada pepsinógeno.

Las investigaciones más recientes han revelado otra razón por la cual el grupo O es propenso a las úlceras. En diciembre de 1993, los investigadores de la Facultad de Medicina de la Universidad Washington en St. Louis informaron en el *Journal of Science* que las personas con sangre del tipo O son un objetivo favorito para la bacteria que causa las úlceras. Se comprobó que esta bacteria, *H. pylori*, es capaz de adherirse al antígeno de las paredes estomacales del tipo O y luego se abre paso a través de los tejidos. Como ya hemos visto, el antígeno del tipo O es el azúcar fucosa. Pero los investigadores han descubierto un inhibidor en la leche materna que aparentemente impide la adhesión de la bacteria a la pared estomacal. Sin duda, éste es sólo uno de los múltiples azúcares presentes en la leche materna humana. El alga negra común también es un inhibidor de *H. pylori*. El contenido de fucosa en el alga negra es tan grande que hace honor a su nombre latino: *Fucus vesiculosis*. Si usted es del grupo O y padece de úlceras o desea prevenirlas, utilice alga negra para desterrar de su estómago la bacteria causante de las úlceras.

Historia clínica: Úlceras estomacales crónicas
Peter, 34 años: grupo sanguíneo O

Conocí a Peter en abril de 1992. Había sufrido de úlceras estomacales desde niño, y había utilizado todos los medicamentos convencionales disponibles para la úlcera, con pocos resultados. Comencé por prescribirle la Dieta básica del tipo O rica en proteína, recomendándole que evitara los productos de trigo entero que siempre habían constituido la parte más importante de su dieta. También le receté un suplemento de alga negra, y una combinación de palo dulce y bismuto.

A las seis semanas, Peter había logrado un considerable progreso. En una visita de seguimiento a su gastroenterólogo fue sometido a una endoscopia y escuchó la alentadora noticia de que el 60 por ciento de su pared estomacal ahora parecía normal. Un segundo examen en junio de 1993 mostró una curación completa de las úlceras estomacales de Peter.

INFECCIONES

Muchas bacterias prefieren tipos de sangre específicos. En efecto, un estudio mostró que más del 50 por ciento de 282 bacterias portan antígenos de uno u otro tipo de sangre.

Se ha observado que las infecciones virales en general parecen ser más frecuentes en el grupo sanguíneo O porque no posee antígenos. Estas infecciones son menos frecuentes y más moderadas en los grupos A, B y AB.

Síndrome de inmuno-deficiencia adquirida (SIDA)

He tratado muchas personas HIV positivas o con SIDA, y todavía no he encontrado una conexión bien definida entre el tipo de sangre y la susceptibilidad al HIV (virus de la inmunodeficiencia humana). Dicho esto, veamos ahora cómo se puede utilizar la información contenida en este libro para ayudar a las personas a defenderse contra el virus.

Si bien todos los grupos sanguíneos parecen ser igualmente susceptibles al SIDA, existen variaciones en su susceptibilidad a las infecciones oportunistas (como la neumonía y la tuberculosis) de las que caen presa sus sistemas inmunes debilitados.

Si usted es HIV positivo o tiene SIDA, modifique su dieta para incorporar sugerencias que son específicas para su tipo de sangre. Por ejemplo, si usted pertenece al grupo sanguíneo O, comience a aumentar la cantidad de proteína animal en su dieta y desarrolle un programa de entrenamiento físico. El hecho de seguir su plan de grupo sanguíneo le ayudará a activar completamente y mejorar sus funciones inmunes, poniendo énfasis en el valor más alto de los alimentos para sus necesidades particulares. Procure limitar su ingesta de grasa, escogiendo cortes de carne magra, ya que los parásitos del intestino, frecuentes en las personas con SIDA, interfieren con la digestión de la grasa y conducen a la diarrea. Además, evite los alimentos como el trigo que contienen lectinas que podrían comprometer aún más su sistema inmune y su torrente sanguíneo.

Dado que muchas de las infecciones oportunistas causan náuseas, diarreas y llagas en la boca, el SIDA a menudo es una enfermedad devastadora. Las personas del grupo A necesitarán esforzarse un poco más para asegurarse de que su ingesta calórica sea alta, ya que muchos alimentos del grupo A son calóricamente bajos. Elimine rigurosamente cualquier alimento, como la carne o los lácteos, que puedan causar problemas digestivos. Su sistema inmune ya es naturalmente sensible; no le dé a las lectinas una oportunidad de ingresar y debilitarlo aún más. Mientras tanto, aumente sus porciones de alimentos «beneficiosos» para el grupo A, como el tofú y el pescado.

Los individuos del grupo B deberían evitar los alimentos problemáticos, como el pollo, el maíz y el trigo sarraceno. Pero también deberían eliminar los frutos secos, que son difíciles de digerir, y reducir la cantidad de productos de trigo en su dieta. Si usted es intolerante a la lactosa evite los alimentos lácteos; aun cuando los tolere, los lácteos pueden ser irritantes para el tubo digestivo del grupo B con el sistema inmune comprometido. Éste es un caso en el que la enfermedad contraindica los alimentos favoritos.

El grupo AB debería limitar su ingesta de legumbres ricas en lectinas, y eliminar los frutos secos de sus dietas. Su principal fuente de proteína debería ser el pescado, y hay una amplia variedad disponible para el grupo AB. Algún plato ocasional de carne o lácteos es admisible, pero tenga cuidado con la grasa. Y limite su consumo de trigo.

En general, cualquiera que sea su grupo sanguíneo, usted necesita evitar las lectinas que puedan dañar las células de su sistema inmune y de su sangre. Estas células no se pueden reemplazar fácilmente, como en un organismo sano. Este aspecto protector de las células de las Dietas para los tipos de sangre es invalorable para una persona con SIDA que tiene anemia o baja cantidad de células helper.

La Dieta para el tipo de sangre agrega una poderosa herramienta a su arsenal, ayudándole a preservar sus valiosas células inmunes del daño innecesario.

Historia clínica: SIDA
Arnold, 46 años: grupo sanguíneo AB

Arnold era un empresario de mediana edad con SIDA. Estaba casado y pensaba que había sido infectado con el HIV doce años antes. Cuando lo vi por primera vez, su recuento de linfocitos T, el barómetro de la destrucción del virus, era 6 (lo normal es 650 a 1.700). Tenía una afección en la piel llamada molusco, que a menudo se observa en la etapa final del SIDA, y estaba excesivamente delgado después de meses de diarrea y náuseas.

Arnold decidió acudir a un naturópata como un último y desesperado esfuerzo para seguir vivo. Pude advertir en su rostro que realmente no creía que esto surtiera efecto, y tampoco pude prometerle resultados espectaculares porque en realidad no sabía qué esperar.

Mi primera meta era impedir que las lectinas tóxicas para el sistema inmune del grupo AB entraran en su organismo. Junto con eso, era imperioso detener el debilitamiento de Arnold para que estuviera en buenas condiciones de combatir la infección.

Comencé por adaptar la Dieta del tipo AB a las necesidades especiales planteadas por el SIDA. Esto incluía la eliminación de todas las carnes de ave, excepto el pavo, la introducción de carnes rojas orgánicas de bajo contenido graso, el pescado varias veces por semana, el arroz, y gran cantidad de vegetales y frutas. Reduje casi todas las legumbres y eliminé la mantequilla, la nata, el queso procesado, el maíz y el trigo sarraceno. Además, le prescribí hierbas estimulantes de la inmunidad, administradas como infusión y tabletas, incluyendo alfalfa, bardana, echinacea, ginseng y jengibre.

A los tres meses, la afección cutánea de Arnold había desaparecido y había vuelto al gimnasio. Hasta el presente continúa asintomático, aun cuando sus linfocitos T no han aumentado. Trabaja y lleva una vida muy activa.

Historia clínica: SIDA
Susan, 27 años: grupo sanguíneo O

Después de enterarse de que su esposo era HIV-positivo, Susan se sometió a un examen. Se desesperó cuando supo que ella también tenía el HIV. Las pruebas de laboratorio revelaron un recuento muy bajo de linfocitos T. Susan me suplicó que la ayudara; no quería morir, y tenía miedo de tomar el AZT o cualquier otra droga indicada para el HIV.

Comenzamos con una Dieta para el tipo O, junto con suplementos nutritivos y ejercicios regulares. Le indiqué que siguiera rigurosamente el programa.

Algunos meses más tarde, Susan me llamó para informarme que su recuento de linfocitos T había llegado a 800 (el normal es de 500 a 1.700). Desde entonces ha estado libre de síntomas.

Bronquitis y neumonía

En general, los grupos sanguíneos A y AB tienen más infecciones bronquiales que los grupos O y B. Esto puede ser consecuencia de las dietas inadecuadas que producen excesiva mucosidad en sus vías respiratorias. Esta mucosidad facilita la proliferación de bacterias emuladoras del tipo de sangre, como la bacteria neumococo afín a los tipos A y AB, y la bacteria *Hemophilus* afín a los tipos B y AB. (Como el tipo AB posee características del A y del B, el riesgo es doble.)

Las Dietas para los tipos de sangre parecen reducir sustancialmente la incidencia de bronquitis y neumonía en todos los grupos sanguíneos. Sin embargo, estamos empezando a descubrir algunas otras conexiones con los tipos de sangre que no son tan fácilmente remediables. Por ejemplo, parece ser que los niños del grupo sanguíneo A, nacidos de padres del grupo A y madres del grupo O mueren más frecuentemente de bronconeumonías a una edad temprana. Es como si alguna forma de sensibilización ocurriera en el nacimiento entre el infante del grupo A y los anticuerpos anti-A de la madre que inhiben la capacidad del niño para combatir la bacteria neumococo. Todavía no hay datos seguros que confirmen la razón para que esto ocurra, pero la información de este tipo puede incitar el interés de los investigadores respecto de una posible vacuna. Todos tenemos que reunir muchos más datos antes de poder sacar una conclusión científicamente válida.

Candidiasis (infección micótica común)

Si bien el organismo de la candidiasis no muestra ninguna preferencia por un tipo de sangre, he observado que a los grupos sanguíneos A y AB les lleva más tiempo erradicar una proliferación severa de hongos, una vez que el organismo penetra en sus sistemas tolerantes. La candidiasis llega a ser como el huésped indeseable que no desea ausentarse. Los grupos A y AB también desarrollan más infecciones micóticas después del uso de antibióticos, lo cual tiene sentido, porque los antibióticos destruyen sus sistemas de defensa ya debilitados.

Por otra parte, el grupo sanguíneo O desarrolla con más frecuencia un tipo alérgico de hipersensibilidad al organismo de la candidiasis, especialmente cuando consume demasiados granos. Esto ha sido la base para una teoría denominada el síndrome de la levadura y las dietas. Estas dietas ponen énfasis en una ingesta rica de proteína y la prescindencia de granos, pero suelen generalizarse para todos los grupos sanguíneos, cuando únicamente el grupo O parece tener esta sensibilidad a la levadura. Si usted es de los grupos A o AB prescindir de la levadura no le ayudará en nada a evitar las infecciones micóticas, y sólo comprometerá aún más su sistema inmune.

En general, el grupo B es menos sensible a este organismo, siempre y cuando siga la Dieta del tipo B. Si usted es del grupo B y tiene antecedentes de candidiasis, limite su consumo de trigo.

Cólera

Un informe procedente del Perú, recientemente publicado en *Lancet*, atribuyó la gravedad de la última epidemia de cólera, una infección caracterizada por una diarrea extrema con una severa disminución del líquido y los minerales, a la alta incidencia de población peruana del grupo O. Históricamente, la susceptibilidad del grupo sanguíneo O al cólera probablemente haya sido la responsable de la aniquilación de muchos pueblos de la antigüedad, dejando como supervivientes a los más resistentes del grupo A.

Resfriado común e influenza o gripe

Existen cientos de cepas diferentes del virus de la gripe, y sería imposible observar su especificidad con todos los tipos de sangre. No obstante, los estudios efectuados con reclutas militares británicos mostraron una incidencia general más baja del virus de la gripe en los soldados que pertenecían al grupo A, lo cual es coherente con nuestras conclusiones de que el tipo de sangre A ha desarrollado una resistencia a estos virus comunes. Los virus también tienen menos impacto sobre el grupo sanguíneo AB. El antígeno A, presente tanto en el tipo A como en el tipo AB, impide el acceso de diferentes cepas de gripe a las mucosas de la garganta y vías respiratorias.

La influenza es producida por un virus más potente, también ataca a los grupos O y B, más que a los grupos A y AB. En sus primeras etapas, la influenza puede tener muchos de los síntomas de un resfriado común. Sin embargo, causa deshidratación, dolores musculares y una extrema debilidad.

Los síntomas de un resfriado común o de una influenza son deplorables, pero en realidad son un signo de que su sistema inmune está tratando de vencer al virus atacante. Mientras su sistema inmune cumple su tarea, hay medidas que usted puede tomar para hacer menos incómoda la coexistencia en el campo de batalla:

1. Mantenga un buen estado de salud general con el reposo y el ejercicio adecuados, y aprenda a controlar las tensiones de la vida diaria. El estrés es un factor importante en el agotamiento de los recursos del sistema inmune. Esto puede protegerle de las infecciones frecuentes, e incluso abreviar la duración de los resfriados y gripes que usted contraiga.

2. Siga el régimen dietético básico de su tipo de sangre. Esto mejorará su respuesta inmune y le ayudará a abreviar el proceso de su resfriado o gripe.

3. Tome vitamina C (250 a 500 mg), o incremente las fuentes de vitamina C en su dieta. Muchas personas piensan que tomar pequeñas dosis de hierba echinacea les ayuda a prevenir resfriados o al menos a abreviar su duración.

4. Aumente el grado de humedad en su habitación con un vaporizador o un aparato humectador a fin de evitar la sequedad de la garganta y del tejido nasal.

5. Si su garganta está inflamada, haga gárgaras con agua salada. Media cucharadita de sal común de mesa y un vaso de agua caliente proporciona un enjuague suavizante y antiséptico. Otro recurso eficaz, especialmente si usted es propenso a la amigdalitis

es hacer gárgaras de té con partes iguales de *Hydrastis canadensis* y salvia. Haga gárgaras con esta mezcla a intervalos de pocas horas.

6. Si su nariz gotea o está obstruida, utilice un anthistamínico para neutralizar la reacción de los tejidos al virus infeccioso y aliviar la congestión nasal. Sea especialmente cauteloso con las antihistaminas del tipo efredina, como las que se encuentran en herboristerías y en algunos descongestivos de venta libre. Pueden subir la presión arterial, desvelarlo durante la noche y causar problemas de próstata en los hombres.

7. Los antibióticos no son eficaces contra los virus, de modo que si alguien le ofrece antibióticos sobrantes, o si le quedan algunos en la casa, no los tome.

Peste negra, fiebre tifoidea, viruela y malaria

Conocida durante la Edad Media como la Muerte Negra, la peste es una infección bacteriana transmitida principalmente por los roedores. Las personas del grupo sanguíneo O son más susceptibles a la peste. Si bien esta enfermedad es rara en las sociedades industrializadas, continúa siendo un problema en las naciones del Tercer Mundo. Un informe reciente de la Organización Mundial de la Salud (OMS) advierte que podemos estar enfrentando una crisis en la incidencia de la peste y otras enfermedades infecciosas como resultado del uso excesivo de antibióticos y otros medicamentos, el asentamiento humano en áreas antes inhabitadas, los viajes internacionales y la pobreza. El hecho de que las sociedades occidentales rara vez enfrenten estas enfermedades no debería hacernos sentir inmunes a su costo social, humano, económico y cultural. En Occidente, surge ocasionalmente un rebrote, como ocurrió en Seattle (Estados Unidos) a comienzos de la década de los ochenta, cuando una parte de la población de esa ciudad portuaria se intoxicó con queso de soja (tofú) que no había sido pasteurizado. El tofú comercial vendido en envases sellados no es causa de preocupación.

La viruela ha sido oficialmente erradicada a través de una inmunización extensa a nivel mundial, si bien su incidencia probablemente haya influido sobre la historia mundial hasta un grado insuficientemente apreciado. La sangre del tipo O es especialmente susceptible a la viruela, lo cual explica por qué la población aborigen norteamericana fue diezmada por la enfermedad cuando entró en contacto con los primeros pobladores europeos de los grupos sanguíneos A y B, que la trajeron consigo. Los aborígenes norteamericanos eran casi 100 por ciento del grupo O.

La fiebre tifoidea, una infección común en áreas de higiene deficiente o en tiempos de guerra, por lo general infecta la sangre y el tubo digestivo. El grupo O es el más susceptible a la infección tifoidea. Esta enfermedad también muestra una conexión con los grupos de sangre Rh, siendo más frecuente en los individuos Rh- (negativo).

Se ha dicho que el mosquito anófeles, que transmite la malaria, suele picar con preferencia a los grupos B y O, si bien el mosquito común parece preferir los tipos de sangre A y AB. La malaria también es una enfermedad infrecuente en el mundo occidental, pero su impacto global es tremendo. De acuerdo con la OMS, más de 2.100.000 personas contraen la malaria cada año.

Poliomielitis y meningitis viral

La polio, una infección viral del sistema nervioso, muestra una frecuencia más alta en el grupo sanguíneo B, que es más susceptible a las enfermedades virales del sistema nervioso. La poliomielitis fue epidémica y causó la mayoría de los casos de parálisis juvenil antes del desarrollo de las vacunas Salk y Sabin.

La meningitis viral, una infección del sistema nervioso cada vez más frecuente y seria, es significativamente más común en el grupo sanguíneo O que en los otros grupos, probablemente debido a la debilidad del tipo O contra las infecciones agresivas. Esté alerta a los síntomas de fatiga, fiebre alta, y a una característica de la meningitis denominada rigidez de nuca, un endurecimiento de los músculos del cuello.

Sinusitis

Los grupos sanguíneos O y B por lo general también son más propensos a la sinusitis crónica. Muy a menudo, sus médicos les prescriben una batería de antibióticos casi continua, que disipa el problema de forma temporal. Pero la sinusitis retorna inevitablemente, provocando el uso de más antibióticos y finalmente la cirugía.

He observado que la hierba collinsia o collinsonia, utilizada para tratar procesos inflamatorios como venas varicosas, también ayuda en la sinusitis, quizá porque la sinusitis crónica es una especie de hemorroides o varicosis de la cabeza. Cuando prescribo esta hierba a mis pacientes con sinusitis crónica, los resultados a menudo son sorprendentes. Muchos de estos pacientes ya no requieren antibióticos para tratar sus infecciones porque la collinsonia elimina la causa del problema: la inflamación del tejido de los senos nasales. Si usted tiene problemas de sinusitis, podría probar esta hierba. La collinsonia no es fácil de encontrar, pero algunas de las herboristerías y farmacias homeopáticas más importantes la venden en forma de tintura líquida. Una dosis normal es de veinte a veinticinco gotas disueltas en agua caliente y tomadas en forma oral dos o tres veces por día. No necesita preocuparse por la toxicidad; esta hierba es inocua.

Ocasionalmente, una persona de los grupos A o AB puede desarrollar sinusitis, si bien esto es casi siempre el resultado de una dieta generadora de mucosidad. Los afectados del grupo A por lo general responden bien sólo con los cambios en la dieta.

Parásitos
(Disentería amibiana, giardiasis, ascariasis e infección con tenia solitaria)

Dadas ventajas iniciales suficientes, los parásitos pueden prosperar en el tubo digestivo de cualquier individuo. Sin embargo, de una manera general parecen tener una preferencia especial por los tubos digestivos de los grupos A y AB, remedando el antígeno específico del tipo A para evitar la detección. Por ejemplo, la ameba parásita común muestra una preferencia por los grupos A y AB. Además, parece ser que los grupos A y AB son más propensos a tener complicaciones debido a los quistes parasitarios alojados en el hígado. Los grupos A y AB con disentería amibiana deben adoptar medidas enérgicas para tratar la infección antes de que tenga una oportunidad de extenderse en sus organismos.

Estos mismos grupos sanguíneos también son blancos muy fáciles para un contaminante común del agua, el parásito *Giardia lamblia*, que causa la enfermedad conocida como Venganza de Moctezuma. Este parásito astuto remeda la apariencia del tipo A, lo cual le permite ingresar a los sistemas inmunes de los grupos A y AB y luego rápidamente a sus intestinos. Los viajeros de los grupos A y AB deberían llevar consigo una provisión de hierba *Hidrastis canadensis* o de Pepto Bismol para detener la infección. Si beben bastante agua también deberían estar alerta con el parásito *Giardia lamblia*.

Muchas de las lombrices parásitas, como la tenia solitaria y el ascaris, tienen una afinidad con los tipos de sangre A y B, y se encuentran con más frecuencia en personas de estos grupos sanguíneos. El grupo AB es particularmente susceptible, ya que posee características dobles de los tipos A y B.

He utilizado una hierba denominada ajenjo chino (*Artemesia annua*) para tratar parásitos con éxito notable. Pregúntele a su médico naturópata acerca de esta hierba.

Tuberculosis y sarcoidosis

Considerada casi completamente erradicada de la sociedad occidental industrializada, la tuberculosis ha llegado a ser ahora más frecuente. Esto se debe principalmente a la alta incidencia de la enfermedad entre las personas desamparadas con SIDA. Como infección oportunista, la tuberculosis prospera en los sistemas inmunes debilitados por una higiene deficiente y una afección crónica. La tuberculosis pulmonar es más frecuente en el grupo sanguíneo O, mientras que la tuberculosis en otras partes del cuerpo muestra una más alta incidencia en el grupo A. La sarcoidosis es una afección inflamatoria de los pulmones y del tejido conectivo que en realidad puede ser una respuesta inmune a la tuberculosis. Antes se consideraba mucho más frecuente en los afro-norteamericanos, pero en tiempos recientes se ha diagnosticado más frecuentemente en las personas de origen caucásico, especialmente en las mujeres. Muestra una mayor incidencia en el grupo A que en el grupo O. Los individuos Rh- (negativos) parecen ser más susceptibles a ambas enfermedades.

Sífilis e infecciones de las vías urinarias

El grupo sanguíneo A parece ser más susceptible a la enfermedad venérea llamada sífilis, y a menudo contrae una cepa más virulenta. Ésta es otra razón más para practicar el sexo seguro, especialmente si usted es del grupo A.

Existen evidencias de que los grupos sanguíneos B y AB son más susceptibles a las infecciones recurrentes de la vejiga (cistitis). Esto se debe a que las infecciones más comunes producidas por bacterias, como *E. Coli*, pseudomonas, y *Klebsiella* poseen afinidad con el tipo de sangre B, y los tipos B y AB no producen anticuerpos anti-B.

Las personas del grupo sanguíneo B también registran porcentajes más altos de infecciones renales, como pielonefritis. Esto es especialmente válido para las del tipo B no secretoras. Si usted pertenece al grupo sanguíneo B y sufre de trastornos urinarios recurrentes, trate de beber uno o dos vasos por día de una mezcla de zumo de ananá/piña y arándano.

AFECCIONES HEPÁTICAS

Afección hepática relacionada con el alcoholismo

El alcoholismo afecta los sistemas orgánicos, pero quizá su mayor impacto lo tenga sobre el hígado. El 20 por ciento de la población que no son secretores (ver el Apéndice E) parecen ser los más proclives al alcoholismo, pero su susceptibilidad tiene poco que ver con su condición secretora. Debido a una peculiaridad celular desafortunada y posiblemente aleatoria, el gen que determina si usted es un no secretor se sitúa en la misma porción del DNA que el gen del alcoholismo. Mis pacientes no secretores casi siempre tienen profusos antecedentes familiares de alcoholismo.

Por extraño que parezca, también son los no secretores quienes parecen obtener el mayor beneficio para su corazón de la ingesta moderada de alcohol. Un estudio efectuado en Dinamarca, para demostrar que los no secretores corrían más riesgo de isquemia cardiaca (una falta de flujo sanguíneo en las arterias), planteó que un consumo moderado de alcohol altera el ritmo del flujo insulínico, deteniendo la acumulación de grasas en los vasos sanguíneos. Este mensaje contradictorio es difícil de descifrar.

La respuesta probablemente sea que las decisiones acerca del papel del alcohol se deberían tomar sobre una base individual y considerando su tipo de sangre. Debido a los efectos del alcohol sobre los sistemas digestivo e inmune, ninguna de las dietas para los tipos de sangre permite los licores destilados de alta graduación.

También es evidente que el alcoholismo tiene al estrés como un componente importante. Un equipo de investigación japonés descubrió que la cantidad de personas del grupo A que han recibido tratamiento por alcoholismo es mayor que la cantidad de individuos de los grupos O o B. Se cree que las personas del grupo sanguíneo A pueden tener predilección por obtener la relajación del estrés a través de la ingestión de sustancias químicas inhibidoras. Está comprobado que los hombres tienen una larga historia en el uso de estos productos para el placer, el dolor o la alucinación, y con fines médicos.

Solamente un 3 por ciento del alcohol que usted consume pasa a través de su cuerpo y es excretado. El resto es metabolizado por el hígado y procesado en el estómago y el intestino delgado. A través del tiempo, con un consumo regular e intensivo, el hígado comienza a deteriorarse. El resultado final puede ser la cirrosis hepática, la desnutrición severa debido a la mala asimilación de los alimentos, y finalmente la muerte.

Cálculos biliares, cirrosis e ictericia

Desde luego, no todas las afecciones del hígado se relacionan con el alcohol. Las infecciones, las alergias y los trastornos metabólicos pueden causar daños hepáticos. Por ejemplo, la ictericia o tinte amarillo de la piel se observa a menudo en personas con hepatitis, y los cálculos biliares han sido relacionados con la obesidad. La cirrosis puede ser causada por infecciones, enfermedades de los conductos biliares, u otras dolencias que afectan el hígado.

Por razones que no comprendemos totalmente, los grupos sanguíneos A, B y AB suelen ser más afectados que el grupo O por los cálculos biliares, las enfermedades de los conductos biliares, la ictericia y la cirrosis hepática y el grupo A es el que registra las mayores frecuencias. También se sabe que el grupo A es más susceptible a los tumores de páncreas.

Duelas (Fasciola hepatica) y otras infecciones tropicales

Las infecciones tropicales del hígado que causan fibrosis a menudo se presentan en un más alto grado en las personas del grupo A, y en menor grado en los grupos B y AB. El grupo O, que puede haber desarrollado anticuerpos anti-A y anti-B como una protección original contra estos parásitos, es relativamente inmune a ellos.

En mi consultorio he tratado con éxito muchos casos de afecciones hepáticas con compuestos herbáceos, descriptos en el capítulo 10. En la mayoría de los casos, los pacientes que desarrollan afecciones hepáticas son no secretores de los grupos sanguíneos A o B.

Historia clínica: Afección hepática
Gerard, 38 años: grupo sanguíneo B

Gerard era un hombre de treinta y ocho años con el antecedente de colangitis esclerosante, una afección inflamatoria de los conductos biliares del hígado que causa fibrosis. Por lo general esta enfermedad lleva a un trasplante de hígado. Cuando vi por primera vez a Gerard en julio de 1994, tenía ictericia y un horrible prurito (comezón) en la piel, a causa de los depósitos de bilirrubina, un pigmento biliar. Debido a su enfermedad, su colesterol también había subido (325). Los ácidos biliares del suero de Gerard estaban por encima de 2.000 (el nivel normal es inferior a 100), tenía un nivel de bilirrubina de 4,1 (el normal es inferior a 1) y se habían elevado abruptamente las enzimas de su hígado, lo cual indicaba un daño severo en su tejido hepático. Gerard era un individuo sumamente perspicaz, sabía cuáles eran sus posibilidades y, francamente, estaba preparado para morir.

Sometí a Gerard a la Dieta básica para el tipo B y a una terapia herbácea de antioxidantes específicos para el hígado. Éstos son antioxidantes que se depositan preferentemente en el hígado en lugar de otros órganos. Gerard progresó bastante ese año, y tuvo sólo una crisis de su ictericia y prurito.

Hace poco se sometió a una intervención quirúrgica para extirpar su vesícula biliar. Después de examinar su hígado y los principales conductos biliares, el cirujano le dijo que parecían completamente normales, si bien el tejido en torno de sus conductos biliares era un poco más delgado que lo normal.

Historia clínica: Cirrosis
Estel, 67 años: grupo sanguíneo A

Estel era una mujer de sesenta y siete años que vino por primera vez a mi consultorio en octubre de 1991 por una afección inflamatoria del hígado, denominada cirrosis biliar primaria, un tipo de cirrosis que ocasiona la destrucción del hígado. La mayoría de los casos requieren con el tiempo un trasplante de órgano.

Estel admitió que en otro tiempo había sido una gran bebedora, pero que ya no consumía alcohol. Su enfermedad probablemente se relacionaba con el consumo alcohólico prolongado. Estel ni siquiera había sido una alcohólica en el sentido estricto. Tres o cuatro copas por día, todos los días, durante cuarenta años pueden conducir a la cirrosis.

Las enzimas de su hígado eran sumamente elevadas: por ejemplo, la fosfatasa alcalina llegaba a 800 (cuando el nivel normal es 60). Dado que ella era una no-secretora del grupo A, enseguida le prescribí una Dieta para el tipo A y una terapia de antioxidantes específicos para el hígado. Estel comenzó a mostrar resultados casi de inmediato, y su enfermedad continuó mejorando.

En setiembre de 1992, casi un año después de su primera visita, la fosfatasa alcalina de Estel había descendido a 500.

Si bien desde ese momento su hígado no mostró signos de un mayor deterioro, Estel desarrolló dilatación de las venas del esófago, característica frecuente en las personas con afecciones hepáticas que han sido tratadas con éxito. Siguió progresando y no mostró síntomas que requirieran un trasplante de hígado.

Historia clínica: Deterioro del hígado
Sandra, 70 años: grupo sanguíneo A

Sandra vino a mi consultorio en enero de 1993, con una enfermedad hepática difícil de determinar. Todas las enzimas de su hígado eran elevadas, y también sufría una enfermedad llamada ascitis, una acumulación excesiva de líquido retenido en su abdomen. La ascitis es frecuente en muchos casos de insuficiencia hepática avanzada. El médico internista de Sandra no la estaba tratando por su deterioro del hígado, probablemente suponiendo que con el tiempo requeriría un trasplante de órgano. Le había recetado diuréticos para ayudarla a eliminar el líquido de su abdomen, pero ese medicamento le estaba haciendo perder grandes cantidades de potasio, lo cual probablemente le causaba su insoportable fatiga.

Le prescribí la Dieta para el tipo A con una terapia herbácea específica para el hígado. A los cuatro meses había desaparecido toda evidencia de retención de líquidos, y las enzimas de su hígado habían vuelto a ser normales. Inicialmente, Sandra estaba bastante anémica, un hematocrito de 27,1, cuando lo normal para una mujer es más de 38. Para febrero de 1994, su hematocrito se había elevado hasta 40,8. Desde entonces continúa asintomática.

ENFERMEDADES DE LA PIEL

Hasta el presente hay escasa información sobre las afecciones de la piel específicas del tipo de sangre. No obstante, sabemos que las enfermedades como dermatitis y psoriasis por lo general son causadas por sustancias químicas alergénicas que actúan dentro de la sangre. Cabe acotar nuevamente que muchas de las lectinas de los alimentos comunes, específicas de cada grupo sanguíneo, pueden interactuar con la sangre y los tejidos digestivos, causando la liberación de histaminas y otras sustancias inflamatorias.

Las reacciones alérgicas de la piel a las sustancias químicas o abrasivas muestran la más alta incidencia en los grupos sanguíneos A y AB. La psoriasis se observa más frecuentemente en el grupo O. En mi experiencia he comprobado que muchas personas del grupo O desarrollan psoriasis porque siguen dietas demasiado ricas en granos y productos lácteos.

Historia clínica: Psoriasis
De la Dra. Anne Marie Lambert, Honolulu, Hawai
Mariel, 66 años: grupo sanguíneo O

Mi colega, la Dra. Lambert, utilizó mi terapia del tipo de sangre para tratar un caso complicado de psoriasis en una mujer mayor.

Mariel fue a ver a la Dra. Lambert en marzo de 1994. Sus síntomas incluían una severa insuficiencia respiratoria y dificultad para caminar, con un grado de movimiento limitado en todas sus articulaciones, lesiones de psoriasis que cubrían el 70 por ciento de su piel y dolores persistentes en todo su cuerpo, especialmente en músculos y articulaciones. Su historia clínica era un catálogo de problemas de salud constantes: intervenciones vaginales/vesiculares/intestinales (1944-45), apendicectomía (1949), histerectomía (1974), antecedentes de quistes ováricos, psoriasis (1978), internación por neumonía (1987), artritis psoriásica (1991), y osteoporosis (1992).

Mariel le dijo a la Dra. Lambert que su dieta regular era demasiado rica en lácteos, trigo, maíz, frutos secos y alimentos procesados, con un alto contenido de azúcar y grasa. Confesó que le encantaban los dulces, los frutos secos y las bananas/plátanos. Ésta es una dieta terrible para cualquier persona, pero era un anatema para alguien del grupo sanguíneo de Mariel.

La Dra. Lambert de inmediato le prescribió a Mariel una dieta moderada para el tipo O, que inicialmente excluía la carne roja y las nueces, con dosis adicionales de vitaminas y minerales. A los dos meses hubo una notable disminución de la inflamación de las articulaciones de Mariel, mejoró su respiración y sus lesiones psoriásicas habían comenzado a sanar. En junio, la psoriasis de Mariel cubría sólo un 20 por ciento de su cuerpo, y las lesiones estaban casi curadas. Hubo una marcada mejoría en su respiración, su dolor había disminuido a la mitad, y el grado de movimiento en sus articulaciones seguía mejorando. En julio, la psoriasis ya no era evidente, sólo había una ligera inflamación en las articulaciones y su respiración ya no era dificultosa.

En un examen de control efectuado por la Dra. Lambert en octubre de 1994, la respiración de Mariel había mejorado y no tenía nuevas lesiones sobre su piel.

Mariel había visitado numerosos médicos desde que enfermó. Había intentado todo tipo de terapias convencionales así como alternativas, y regímenes alimenticios, específicamente concebidos para la artritis psoriásica y el asma. Si bien estas dietas estaban bien fundamentadas, ninguna había sido específicamente adaptada para asegurar la compatibilidad con el tipo de sangre de Mariel. La Dieta del tipo O es capaz de proporcionar nutrientes sin causar problemas de salud a causa de los alimentos incompatibles con la sangre de Mariel. Con la excepción de las hierbas calmantes orientales, ninguno de los otros tratamientos había sido exitoso. ¡Mariel consideró que su progreso era un milagro!

ENFERMEDADES DE LA MUJER/REPRODUCCIÓN

Embarazo e infertilidad

Muchos de los problemas relacionados con el embarazo son consecuencia de alguna forma de incompatibilidad con el tipo de sangre, ya sea entre la madre y el feto, o entre la madre y el padre. Desafortunadamente, sólo contamos con estudios preliminares sobre este fenómeno, y no dan una idea concluyente acerca de sus consecuencias fundamentales. Le sugiero que lea esta sección con la intención de recoger información, no con histeria. A veces un poco de conocimiento puede ser peligroso, a no ser que usted lo vea con perspectiva.

Toxemia del embarazo

Ya en 1905 se sostuvo que existía cierta forma de sensibilización relacionada con el tipo de sangre en la toxemia del embarazo, un envenenamiento de la sangre que puede ocurrir al final del embarazo y causar una afección grave e incluso la muerte. En un estudio posterior se descubrió que una cantidad excesiva de mujeres del grupo O padecían de toxemia, probablemente resultado de una reacción al feto del grupo sanguíneo A o B.

Defectos de nacimiento

Varios defectos de nacimiento frecuentes se han atribuido a la incompatibilidad del tipo de sangre que puede ocurrir entre una madre del grupo O y un padre del grupo A, como la mola hidatidiforme, el coriocarcinoma, la columna vertebral bífida y la anencefalia. Algunos estudios sugieren que estas anomalías parecen ser una incompatibilidad materna ABO con el tejido nervioso y sanguíneo del feto.

Enfermedad hemolítica del recién nacido

La enfermedad hemolítica (envenenamiento de la sangre) del recién nacido es la principal afección relacionada con el aspecto positivo/negativo de su sangre (descrito en el Apéndice E). Es una enfermedad que afecta solamente a los hijos de mujeres Rh- (negativo), de modo que si usted es O, A, B o AB positivo, esto no le concierne.

Hace medio siglo, los investigadores descubrieron que las mujeres Rh- que carecían de un antígeno y daban a luz bebés Rh+ (positivo) tenían una situación única. Los bebés Rh+ portaban el antígeno Rh en las células de su sangre. A diferencia de lo que ocurre con los principales sistemas sanguíneos donde los anticuerpos para los otros tipos de sangre se desarrollan desde el nacimiento, las personas Rh- no poseen un anticuerpo para el antígeno Rh, a no ser que hayan sido previamente sensibilizadas.

Por lo general, esta sensibilización ocurre cuando la sangre es intercambiada entre la madre y el infante durante el nacimiento, para que el sistema inmune de la madre no tenga suficiente tiempo de reaccionar al primer bebé, y ese bebé no sufra las consecuencias. Sin embargo, si una concepción posterior da lugar a otro bebé Rh+, la madre, ahora sensibilizada, producirá anticuerpos para el tipo de sangre del bebé, causando defectos potenciales de nacimiento, e incluso la muerte de la criatura. Afortunadamente, existe una vacuna para esta enfermedad que se administra a las mujeres Rh- después del alumbramiento de su primer hijo, y después de cada nacimiento posterior. Esto no debería surgir como un problema, pero es mejor conocer su tipo de Rh para confirmar si le deben administrar la vacuna.

Infertilidad y aborto habitual

Durante cuarenta años, los científicos han estudiado los motivos por los cuales la infertilidad parece más frecuente entre las mujeres de los grupos A, B y AB que entre las del grupo O. Muchos investigadores han sugerido que la infertilidad y el aborto habitual pueden ser el resultado de los anticuerpos de las secreciones vaginales que reaccionan con los antígenos del tipo de sangre en el esperma de su marido. En 1975, un estudio de 288 fetos abortados mostró un predominio de embriones A, B y AB, que pueden haber sido el resultado de una incompatibiliad con el tipo de sangre O de sus madres y sus anticuerpos anti-A y anti-B.

Una amplia muestra de familias mostró que el porcentaje de abortos era más alto cuando la madre y el padre eran ABO incompatibles, como con una madre del tipo O y un padre del tipo A. En las madres de origen africano y caucásico, fueron más frecuentes los fetos del grupo sanguíneo B incompatibles con los grupos O o A de la madre.

Esta relación con la infertilidad todavía no está totalmente establecida. En mi propia práctica he observado que existen muchas razones para los problemas de fertilidad, que incluyen las alergias a los alimentos, la dieta pobre, la obesidad y el estrés.

Historia clínica: Aborto reiterado
Lana, 42 años: grupo sanguíneo A

Lana vino a mi consultorio en setiembre de 1993 después de una larga historia de abortos reiterados. Me dijo que alguien con quien había estado conversando en la sala de espera de su especialista en fertilidad le había hablado de mí. Lana estaba desesperada. En los diez años anteriores había pasado por veinte abortos, y estaba por renunciar al intento de iniciar una familia. Le sugerí que probara la Dieta para el tipo de sangre A. Durante el año siguiente, Lana siguió la dieta asiduamente, y tomó también varias preparaciones herbáceas para dar tono muscular a su útero. Al terminar el año, quedó encinta. Estaba emocionada pero también muy nerviosa. Ahora, además de sus abortos previos, Lana estaba preocupada por su edad y la posibilidad de que el feto tuviera un síndrome de Down. Su obstetra le recomendó una amniocentesis, que se hace comúnmente a las mujeres de más de cuarenta años, pero yo no estuve de acuerdo con el procedimiento porque implicaba un riesgo de aborto. Después de conversar con su marido, Lana decidió desechar la amniocentesis, aceptando la posibilidad de un defecto de nacimiento. En enero de 1995 dio a luz un bebé perfectamente sano.

Historia clínica: Infertilidad
Nieves, 44 años: grupo sanguíneo B

Nieves, una masajista terapéutica sudamericana de cuarenta y cuatro años, vino a verme en 1991 por una serie de trastornos digestivos. Al año de haber iniciado la

Dieta para el tipo B, la mayor parte de sus dolencias estaban resueltas.

Un día Nieves me anunció tímidamente que estaba embarazada. Si bien no me lo había dicho antes, entonces me confesó que ella y su esposo habían intentado concebir un hijo durante muchos años, pero finalmente había renunciado a la esperanza. Nieves creía que la Dieta del tipo B era la responsable de haber recuperado su fertilidad. Aproximadamente nueve meses más tarde, dio a luz una niñita muy saludable. La llamaron Nasha, que significa «don de Dios».

Comentario: proporción de los sexos

Tanto en las poblaciones europeas como no europeas, el porcentaje de progenie masculina es más alto entre bebés del grupo sanguíneo O nacidos de madres del grupo O. Esto también es válido si ambos, el bebé y la madre, son del grupo B. En cambio, sucede lo opuesto con los bebés del grupo A nacidos de madres del grupo A, donde la progenie femenina es más frecuente.

Menopausia y problemas menstruales

La menopausia afecta a toda mujer de mediana edad, sin importar su tipo de sangre. En muchas mujeres, la menor producción de estrógeno y progesterona, las dos hormonas básicas femeninas, causa profundas alteraciones mentales y físicas, que incluyen accesos repentinos de calor, pérdida de libido, depresión, caída del cabello y cambios en la piel.

La declinación en las hormonas femeninas también crea un riesgo de enfermedad cardiovascular, ya que aparentemente el estrógeno brinda una protección para el corazón y reduce los niveles de colesterol. La osteoporosis, un debilitamiento de los huesos que conduce a la inmovilidad e incluso a la muerte, es otra consecuencia de la deficiencia de estrógeno.

Con nuestra recién adquirida comprensión de los riesgos asociados con la disminución de hormonas, muchos médicos prescriben una terapia de reemplazo hormonal, que incluye altas dosis de estrógeno y a veces de progesterona. Muchas mujeres desconfían de la terapia convencional de reemplazo de estrógeno porque algunos estudios muestran un mayor riesgo de cáncer de mama en las mujeres que utilizan estas hormonas, principalmente cuando existen antecedentes familiares de cáncer de mama. La cuestión de tomar o no estas hormonas sintéticas constituye un dilema.

El hecho de conocer su tipo de sangre puede ayudarle a resolver el problema, y decidir el mejor enfoque para sus necesidades personales.

Si usted es del grupo sanguíneo O o B y está entrando en la menopausia, comience a ejercitarse de una manera recomendable para su tipo de sangre, su estado físico y su estilo de vida. Siga una dieta rica en proteína. La terapia convencional de reemplazo de estrógeno por lo general surte efecto en las mujeres de los grupos O y B, a no ser que usted tenga factores de alto riesgo para el cáncer de mama.

Si usted pertenece a los grupos sanguíneos A o AB, debería evitar el reemplazo de estrógenos, debido a su alta propensión al cáncer de mama (ver el capítulo 10). En su lugar, utilice fitoestrógenos, que son preparaciones derivadas de las plantas, principalmente de los granos de soja, la alfalfa y la batata/boniato. Muchas de estas preparaciones están disponibles en forma de crema que se puede aplicar sobre la piel varias veces por día. Los fitoestrógenos por lo general son ricos en la fracción de estrógeno llamada estriol, mientras que los estrógenos químicos (sintéticos) se basan en el estradiol. La literatura médica muestra concluyentemente que la suplementación con estriol inhibe la incidencia del cáncer de mama.

Los fitoestrógenos carecen de la potencia de los estrógenos químicos, pero son indudablemente eficaces contra muchos de los síntomas molestos de la menopausia, como los accesos de calor y la sequedad vaginal. Como sólo son estrógenos débiles, no suprimen la producción de estrógeno del organismo, a diferencia del estrógeno químico. Para las mujeres que no reciben ninguna suplementación de estrógeno debido a antecedentes familiares de cáncer, los fitoestrógenos son una bendición. Consulte con su ginecólogo sobre el uso de estos preparados. Si usted no tiene ningún factor de riesgo especial para el cáncer de mama, el estrógeno químico concentrado es más eficaz para evitar las afecciones cardiacas y la osteoporosis, además de los síntomas propios de la menopausia.

Es interesante observar que en Japón, donde la dieta típica es alta en fitoestrógenos, no hay una problemática de la menopausia. Indudablemente, el uso extendido de los productos de soja, que contienen los fitoestrógenos genesteína y diazidén, sirve para moderar los síntomas severos de la menopausia.

Historia clínica: Problemas menstruales
Patty, 45 años: grupo sanguíneo O

Patty era una mujer afro-norteamericana de cuarenta y cinco años con una serie de problemas: artritis, hipertensión arterial y un severo síndrome premenstrual con un sangrado abundante. Vi por primera vez a Patty en diciembre de 1994, cuando vino a mi consultorio acompañada de su esposo. En ese momento, estaba siendo tratada con una u otra droga para sus dolencias. Me enteré que Patty había estado siguiendo una dieta básicamente vegetariana, de modo que no me extrañó que también estuviera anémica. Le recomendé que comenzara a hacer ejercicios, que adoptara una dieta del tipo O rica en proteína, y le prescribí una serie de remedios herbáceos.

A los dos meses, Patty había hecho un cambio sorprendente. La artritis: curada. La hipertensión: bajo control. El síndrome premenstrual: todos los síntomas habían desaparecido en los dos últimos períodos. El flujo menstrual: normal.

Quisiera que fuera posible suministrarle una lista más detallada y completa de enfermedades. Quizás entonces podríamos apreciar más integralmente su relación con el tipo de sangre.

La causa y efecto de la enfermedad a menudo atraviesan todas las fronteras. Por ejemplo, el cáncer parece afectar indiscriminadamente a los jóvenes como a los viejos, sin importar las circunstancias ni la exposición al mal.

Sin embargo, es evidente que hay muchas enfermedades que muestran una fuerte propensión por un tipo específico de sangre. Espero que las evidencias que le he ofrecido en esta reflexión sobre el tipo de sangre y la enfermedad hayan demostrado la relación.

Quizás el hecho de conocer sus posibilidades, evaluar sus factores de riesgo y comprender la situación le permita emprender una acción positiva contra ciertas fuerzas que a menudo pueden dejarlo fuera de control.

Ahora analicemos el cáncer. El cáncer es la principal causa de muerte y enfermedad, y tiene una conexión tan evidente con el tipo de sangre que dedicaré todo un capítulo a su análisis.

10

Grupo sanguíneo y cáncer:
La lucha por la cura

Cada vez que examino la conexión entre tipo de sangre y cáncer experimento un apasionamiento particular. Mi madre murió de cáncer de mama hace diez años, después de una dolorosa experiencia.

Mi madre fue una mujer maravillosa, cuyos valores hispánicos sencillos nos protegieron contra cualquier vanidad u ostentación.

Era un caso anómalo en nuestra familia: una persona del grupo sanguíneo A que comía lo que se le ocurría. Tenía la voluntad fuerte del catalán. En su casa (mis padres estaban divorciados), se servía una dieta básica mediterránea de carnes, ensaladas y algunos alimentos procesados. A pesar del tipo de sangre de mi padre, no había un grano de soja ni legumbre a la vista cuando vivíamos con mi madre.

Cualquiera que haya visto a un miembro de su familia o a un amigo comprometerse en una lucha valiente pero finalmente infructuosa contra el cáncer sabe que no hay nada tan angustioso ni desgarrador. Observando a mi madre cuando iba de la mastectomía a la quimioterapia para tener un breve intervalo hasta la recidiva, casi podía imaginar a los ejércitos del invasor invisible, abriéndose paso entre sus células sanas y estableciendo una posición firme antes de arrasar con su sistema inmune, como bárbaros librando un ataque por sorpresa. A la larga, nada se pudo hacer para detenerlos. Vencieron.

En los años desde que mi madre falleció, he intentado descifrar una y otra vez los misterios del cáncer. A menudo me he preguntado si mi madre se podría haber salvado si hubiera seguido una Dieta del tipo A, o si estaba genéticamente preseleccionada para librar y perder esa batalla. Me he dedicado a buscar estas respuestas en su nombre. Usted podría decir que tengo un espíritu de reivindicación al estilo catalán contra el cáncer de mama, sobre todos los otros tipos de cáncer.

¿Acaso el cáncer encuentra un terreno inherentemente más fértil en un grupo sanguíneo que en otro para poder desarrollarse? La respuesta es concluyentemente positiva.

Existen evidencias innegables de que las personas con un tipo de sangre A o AB en general tienen una mayor incidencia de cáncer y menos probabilidades de supervivencia que las de los grupos sanguíneos O y B. De hecho, ya en los años cuarenta de este siglo, la American Medical Association estableció que el tipo AB tenía el más alto porcentaje de cáncer de todos los tipos de sangre, pero la noticia no tuvo repercusión, probablemente porque el grupo sanguíneo AB constituye un porcentaje muy bajo de la población. Estadísticamente, sus altas cifras no causan el mismo tipo de alarma que crea la información acerca del más frecuente grupo A. Pero desde un punto de vista personal, esto sin duda no es del agrado de los individuos con un tipo de sangre AB. Los investigadores pueden considerar el cáncer como una lotería; yo prefiero considerarlo como una crisis personal en la vida de un simple individuo.

Los grupos sanguíneos O y B muestran una incidencia de cáncer mucho menor, pero todavía no tenemos suficiente información para decir exactamente por qué es así. No obstante, existen indicios importantes que podemos investigar en la actividad del antígeno y el anticuerpo de los diferentes tipos de sangre.

De esto se desprende que la conexión del cáncer con el tipo de sangre resulta sumamente compleja y en cierta manera misteriosa. Tenga en cuenta que el hecho de pertenecer al grupo sanguíneo AB o A no significa que sea seguro o incluso probable que usted vaya a contraer cáncer, como tampoco que pertenecer a los grupos O o B signifique ausencia de riesgo. Existen muchas causas de cáncer, y todavía estamos obsesionados por el misterio de por qué algunas personas sin factores aparentes de riesgo contraen la enfermedad.

Cada vez más, el tipo de sangre surge como un factor vital, pero es sólo una pieza del rompecabezas. Hay muchas causas de cáncer: carcinógenos químicos, radiación y otros factores genéticos, para nombrar algunas. Estos factores son generalmente independientes del tipo de sangre, y como tales no producen suficientes diferenciaciones en la población para estar en condiciones de predecirlos sólo por el tipo de sangre. Por ejemplo, el hecho de fumar cigarrillos fácilmente podría enmascarar o descartar una asociación con el tipo de sangre, porque es un carcinógeno suficientemente poderoso para causar cáncer por sí mismo, sin importar su susceptibilidad inherente.

Existe una gran cantidad de investigación científica sobre la relación molecular entre el tipo de sangre y el cáncer. Pero la investigación prácticamente ha ignorado la cuestión de si una persona con uno u otro tipo de sangre tiene mejores probabilidades de sobrevivir a un cáncer particular.

¿Quién vive y quién muere? ¿Quién sobrevive y quién no? En mi opinión, éste es el gran eslabón perdido en la investigación sobre el cáncer y el tipo de sangre. La verdadera conexión cáncer-tipo de sangre reside en los porcentajes de curación, antes que en los porcentajes de incidencia entre los diferentes grupos sanguíneos. Y esa conexión puede ser el aglutinante de las lectinas.

LA CONEXIÓN CÁNCER-LECTINA

Shakespeare escribió: «hay un espíritu de bondad en las cosas malignas». En algunos casos, como en los tratamientos de quimioterapia para combatir el cáncer, es conveniente e incluso beneficioso utilizar un veneno. En relación con el cáncer, las lectinas sirven para dos propósitos: pueden ser utilizadas para aglutinar las células cancerosas, actuando como un catalizador para el sistema inmune, una voz de alarma para poner manos a la obra y proteger las células sanas.

¿Cómo sucede esto? En circunstancias normales, la producción de azúcares por una célula es sumamente específica y controlada. Pero no lo es en una célula cancerosa. Como el material genético se desorganiza, las células cancerosas pierden control sobre la producción de sus azúcares, y generalmente los elaboran en cantidades mayores que una célula normal. Las células cancerosas son más propensas a confundirse que las normales si entran en contacto con la lectina apropiada.

Las células malignas son 100 veces más sensibles a los efectos aglutinantes de las lectinas que las células normales. Si se preparan dos portaobjetos, uno con células normales y el otro malignas, una dosis igual de la lectina apropiada convertirá el portaobjetos con células malignas en una gran masa confusa, mientras que el que contiene células normales mostrará escasos cambios.

Cuando las células malignas se aglutinan en masas enormes de cientos, miles o millones de células cancerosas, el sistema inmune se reactiva. Entonces los anticuerpos pueden dirigirse a las masas de células cancerosas, identificándolas para su destrucción. Esta misión de búsqueda y destrucción por lo general la llevan a cabo las poderosas células «purificadoras» que se encuentran en el hígado.

La conexión lectina-cáncer

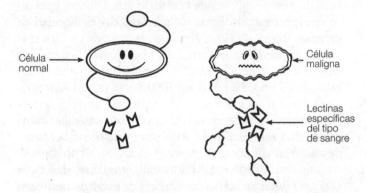

Por qué las lectinas aglutinan las células cancerosas. La célula de la izquierda representa las células no malignas. Como la producción de azúcares superficiales es controlada por el material genético intacto, las membranas celulares normales tienen azúcares dispuestos según un esquema organizado. Pero las células malignas tienen muchos más azúcares superficiales porque su material genético se ha alterado, haciendo que la célula maligna produzca cantidades desmesuradas de esos azúcares. Si se agrega la lectina de un alimento, específica para un tipo de sangre, a una suspensión de células normales y malignas, interactuará más agresivamente con las células malignas más «borrosas» (derecha) que con las células normales más uniformes.

Si usted ingresa en una base de datos médicos y oprime la tecla en lectinas y cáncer, la impresora trabajará horas extras durante días. Las lectinas se utilizan extensamente para estudiar la biología molecular del cáncer, porque constituyen excelentes recursos para la investigación, ayudando a identificar antígenos únicos, denominados indicadores, en la superficie de las células cancerosas. Más allá de esto, su uso es limitado, lo cual es lamentable porque son muy ubicuas en los alimentos comunes. Al identificar el tipo de sangre de una persona con un tipo particular de cáncer, y utilizar las lectinas apropiadas derivadas de la Dieta del tipo de sangre, se cuenta con una poderosa herramienta que se puede utilizar en cualquier paciente de cáncer para mejorar sus probabilidades de supervivencia.

EL TIPO DE SANGRE ENTRA EN ESCENA

En el transcurso de la vida ocurre una cantidad enorme de división celular. Dadas estas ventajas, es sorprendente que no ocurran más cánceres. Esto probablemente se deba a que el sistema inmune tiene una capacidad especial para detectar y eliminar la mayor parte de las mutaciones que tienen lugar sobre una base diaria. Quizás el cáncer sea el resultado de un fallo en su sistema de control, en el que las células cancerosas exitosas que reducen al sistema inmune a la impotencia emulan a las células normales. Como ya hemos visto, los tipos de sangre poseen poderes de vigilancia únicos, de acuerdo con la configuración y forma del intruso.

Esto le da una clara idea de cómo los tipos de sangre, las lectinas aglutinantes y el cáncer interactúan juntos. La siguiente pregunta obvia es: ¿qué significa esto? Y si usted está personalmente preocupado por el cáncer, ¿qué significa esto para usted?

Me pondré al mismo nivel de usted: hasta la fecha el único cáncer para el cual tenemos información sustancial sobre la conexión con el tipo de sangre es el cáncer de mama. Me referiré a él con más detalle. Las otras formas de cáncer están menos definidas en cuanto a los tipos de sangre, pero tenemos una información limitada que compartiré con usted. También sabemos que hay muchos aspectos relacionados con el alimento que indudablemente se aplican a todos, o a la mayoría de los cánceres, y los analizaremos cuidadosamente a la luz de lo que sabemos acerca de la nutrición y los tipos de sangre. Además, existen algunas terapias naturópatas innovadoras que están obteniendo más amplia difusión y consideración.

La investigación continúa, pero es un proceso agotadoramente lento. Incluso ahora, mientras escribo este libro, estoy comenzando el octavo año de un ensayo de diez años sobre los cánceres reproductivos, utilizando las Dietas para los tipos de sangre. Mis resultados son alentadores. Hasta ahora, las mujeres que participan en mi ensayo han duplicado el porcentaje de supervivencia publicado por la American Cancer Society. Para el momento en que publique los resultados, dentro de otros dos años, espero hacer científicamente demostrable que la Dieta para el tipo de sangre desempeña un papel crucial en la disminución del cáncer.

La labor prosigue. Cuanto más aprendemos, más vivimos. Permítame decirle lo que he descubierto —sobre los cánceres en sí mismos y luego sobre las medidas que usted debe tomar.

Cáncer de mama

Hace unos años, mientras escuchaba las historias de nuevos pacientes, empecé a observar que muchas mujeres que habían sufrido de cáncer de mama en el pasado y se habían recuperado totalmente eran de los grupos sanguíneos O o B. Su ritmo de recuperación era impresionante, teniendo en cuenta que la mayoría de ellas me dijeron que sus tratamientos no habían sido muy agresivos, por lo general no más que la extirpación quirúrgica, y sólo excepcionalmente una radiación o quimioterapia.

¿Cómo podía ser esto? Las estadísticas sobre cáncer de mama muestran que, incluso con el tratamiento más agresivo, solamente un 19 a 25 por ciento de las mujeres sobreviven cinco a diez años después del diagnóstico. Pero estas mujeres habían sobrevivido por mucho más tiempo sólo con una terapia mínima. ¿Era posible que el tipo de sangre O o B las haya ayudado a protegerse contra la extensión del mal o la recidiva?

A través de los años también comencé a observar una tendencia diferente en las mujeres del grupo sanguíneo A con cáncer de mama —y también en las mujeres del grupo AB, si bien no he visto muchas con este tipo raro de sangre— a sufrir una enfermedad más agresiva y un menor porcentaje de supervivencia. Aun cuando las biopsias tomadas de los ganglios linfáticos no mostraban presencia de cáncer. A través de mis propias experiencias clínicas y el análisis de la literatura científica, he concluido que hay una conexión importante entre la supervivencia al cáncer de mama y su tipo de sangre.

En 1991, un estudio publicado en *Lancet*, una revista médica inglesa, puede haber dado parte de la respuesta. Los investigadores informaron que parecía posible predecir si un cáncer de mama se extendería o no a los ganglios linfáticos en virtud de sus características, cuando se trataba con una solución que contenía una lectina del caracol comestible *Helix pomatia*. También aseguraron que existía una fuerte asociación entre la ingesta de la lectina del caracol y el subsiguiente desarrollo de metástasis en los ganglios linfáticos. En otras palabras, los antígenos sobre la superficie de las primeras células del cáncer de mama estaban cambiando, y este cambio permitía al cáncer extenderse hacia los ganglios linfáticos. Pero ahora viene la culminación ingeniosa: la lectina del *Helix pomatia* es sumamente específica, para el tipo de sangre A.

Los investigadores que estudiaban el cáncer de mama descubrieron que las células del cáncer cambiaban, se hacían más afines al tipo A. Esto les permitía eludir todas las defensas del organismo y atacar sin impedimentos los indefensos ganglios.

¿Acaso mis pacientes con sangre del tipo O sobrevivieron porque eran del grupo sanguíneo O? ¿Y mis pacientes con sangre del tipo B sobrevivieron porque eran del grupo B? Indudablemente, parece haber sido así.

Y existe una confirmación en nuestra interpretación científica del cáncer. Muchas células tumorales tienen antígenos únicos, o indicadores, en sus superficies. Por ejemplo, las pacientes con cáncer de mama a menudo muestran altos niveles de antígeno tumoral 15-3 (AC15-3), un indicador del cáncer de mama; las pacientes con cáncer de ovario a menudo tienen altos niveles de antígeno del cáncer 125 (AC125); mientras los pacientes con cáncer de próstata pueden tener un elevado Antígeno Específico de Próstata (AEP); y así sucesivamente. Estos antígenos se utilizan con frecuencia para estudiar el progreso de la enfermedad y la eficacia del tratamiento, y se denominan indicadores tumorales. Muchos indicadores tumorales poseen una actividad de grupo sanguíneo. A veces los indicadores tumorales son antígenos incompletos o defectuosos del tipo de sangre, de modo que en una célula normal pasarían a formar parte del sistema sanguíneo de la persona.

No es de extrañar que muchos de estos indicadores tumorales tengan atributos del tipo A, lo cual les permite un fácil acceso a los sistemas de los grupos sanguíneos A y AB. Allí son acogidos como el caballo de Troya molecular. Obviamente, los intrusos afines al tipo A serían más fácilmente detectados y destruidos si se deslizaran en un sistema del tipo O o del tipo B.

Pero los indicadores del cáncer de mama son abrumadoramente afines al tipo A. He aquí la respuesta a mi pregunta acerca de los variados porcentajes de incidencia por parte de mis clientes. Si bien mis pacientes de los grupos sanguíneos O y B han desarrollado cáncer de mama, su antígeno anti-A estaba en mejores condiciones de luchar, rodeando a las primeras células cancerosas y destruyéndolas. Por otra parte, los antígenos de mis pacientes de los grupos A y AB no podían luchar tan bien porque no podían ver a sus oponentes. Dondequiera que miraran, las células parecían exactamente como ellos, y eran incapaces de detectar las células mutantes del cáncer detrás de sus ingeniosas máscaras.

Historia clínica: Prevención del cáncer de mama
Anne, 47 años: grupo sanguíneo A

Hace cuatro años Anne vino a mi consultorio para una visita de control general, sin ninguna dolencia física real. Pero mientras estaba leyendo su historia clínica, me enteré que la familia de Anne tenía una alta incidencia de cáncer de mama tanto por vía materna como paterna, y el índice de mortalidad entre las mujeres que habían padecido la enfermedad era muy alto.

Anne estaba al tanto de sus factores de riesgo genéticos, pero se sorprendió al enterarse de que su tipo de sangre A representaba un factor de riesgo adicional. «Aunque supongo que esto no cambia las cosas», dijo. «Si voy a contraer o no el cáncer, nadie lo sabe. No hay nada que realmente pueda hacer al respecto.» Le sugerí a Anne varias medidas que podría tomar. En primer lugar, debido a sus antecedentes familiares, ella necesitaba estar muy alerta con bultos de las mamas, examinarse frecuentemente los senos, y someterse a mamogramas de rutina.

«¿Cuándo se hizo su último mamograma?», le pregunté. Avergonzada, me dijo que se lo había hecho siete años antes. Resultó que Anne era muy renuente a someterse a ninguna técnica médica convencional. Se había instruido acerca del uso de las hierbas y vitaminas, y las utilizaba a menudo para tratarse ella misma con eficacia. Pero en lo que concernía a los tratamientos médicos más intrusivos era completamente reacia. No obstante, concertó una cita para un mamograma.

El mamograma de Anne fue normal, y ella comenzó un programa concentrado de prevención del cáncer. La

Dieta del tipo de sangre fue una transición fácil para Anne, porque ya seguía una dieta principalmente vegetariana. Completé la dieta con alimentos anticancerígenos, aumentando especialmente la cantidad de soja, y agregando hierbas naturópatas específicas. Anne comenzó a estudiar yoga. Me dijo que por primera vez en su vida adulta no estaba constantemente preocupada por el cáncer.

Después de un año, Anne se hizo un segundo mamograma. Esta vez se detectó una marca sospechosa en su seno izquierdo. Una biopsia mostró que era una afección precancerosa conocida como neoplasia. Esencialmente, la neoplasia es la presencia de células mutantes. No es cáncer, pero puede llegar a serlo si las células continúan deteriorándose y multiplicándose. Durante la biopsia, el médico de Anne extirpó completamente la marca precancerosa.

Tres años más tarde no se detectaron nuevos crecimientos, aunque vigilamos muy bien a Anne. Ella sigue religiosamente la dieta del tipo A, y dice que jamás se sintió mejor.

De todas las funciones que un médico debe cumplir, ninguna es más sutil y valiosa que la predicción e intervención exitosa. Me alegro de que Anne haya acudido a mí cuando lo hizo, y de que haya tomado todas las medidas correctas.

LA VACUNA ANTÍGENO

El cáncer de mama continúa siendo desconcertante y con demasiada frecuencia mortal. Pero existen ciertos indicios de que el tipo de sangre puede representar una clave para la cura.

El Dr. George Springer, un científico investigador del Centro Bligh del Cáncer en la Facultad de Medicina de la Universidad de Chicago, ha estado investigando los efectos de una vacuna cuya base es una molécula denominada antígeno T. Desde los años cincuenta, Springer ha sido uno de los investigadores más importantes acerca del papel del tipo de sangre para la enfermedad. Sus contribuciones en el campo del cáncer han sido enormes. Su trabajo sobre el antígeno T ha sido muy prometedor.

El antígeno T es un indicador tumoral común presente en muchos cánceres, en especial el de mama. Las personas saludables y libres de cáncer poseen anticuerpos contra el antígeno T, de modo que jamás se observa en ellas.

Springer cree que una vacuna compuesta por el antígeno T y el indicador de tumor AC15-3 puede ayudar a reorganizar y luego reanimar los sistemas inmunes suprimidos de los pacientes de cáncer, ayudándolos a atacar y destruir las células cancerosas. Durante los últimos veinte años, Springer y sus colegas han estado utilizando una vacuna derivada del antígeno T como tratamiento de largo plazo contra la metástasis del cáncer de mama avanzado. Si bien el grupo de estudio es reducido —menos de veinticinco mujeres— los resultados son impresionantes. Las once pacientes de cáncer de mama severamente avanzado (etapa III y etapa IV), sobrevivieron durante más de cinco años, un lapso considerable para lo que se considera un cáncer en etapa terminal; mientras que seis de ellas (tres en la etapa III y tres en la etapa IV) sobrevivieron de diez a dieciocho años. Estos resultados son nada menos que milagrosos.

La labor continua de Springer sobre los sistemas sanguíneos y el cáncer me convenció de que la evolución natural de nuestro conocimiento sobre los tipos de sangre con el tiempo proporcionará no sólo información sobre los factores de riesgo, sino también una cura para cada manifestación de la enfermedad.

OTRAS FORMAS DE CÁNCER

La patología de esta enfermedad —saqueadora nocturna en un pueblo desprevenido— es esencialmente la misma en todos los cánceres. Pero existen variantes relacionadas con la causa y el tipo de sangre. Los indicadores tumorales afines al tipo A o al tipo B ejercen un notable control sobre la manera con que el sistema inmune del organismo reacciona a la invasión y crecimiento del cáncer.

Una vez más, casi todos los cánceres muestran una preferencia por los grupos sanguíneos A y AB, si bien hay formas ocasionales que son afines al grupo B, como los cánceres de vejiga y del aparato reproductor femenino. El grupo sanguíneo O parece ser mucho más resistente al desarrollo de casi todos los cánceres. Intolerantes y hostiles, los azúcares más simples (fucosas) del tipo O eliminan rápidamente las células cancerosas afines al tipo A —o en algunos casos afines al tipo B—, desarrollando anticuerpos anti-A y anti-B.

Lamentablemente, sabemos poco acerca de las consecuencias de la relación con el tipo de sangre en otros cánceres fuera del de mama. Sin embargo, es muy probable que sigan una trayectoria similar. Examinemos algunas de las formas más comunes de cáncer:

Tumores cerebrales. La mayoría de los cánceres del cerebro y del sistema nervioso, como el glioma multiforme y el astrocitoma, muestran una preferencia por los grupos sanguíneos A y AB. Sus indicadores tumorales son afines al tipo A.

Cáncer del aparato reproductor femenino. Los cánceres del sistema reproductivo femenino (uterino, cervical, ovárico y de labios) muestran una preferencia por las mujeres de los grupos A y AB. Sin embargo, también hay un gran número de mujeres del grupo B que sufren de estos cánceres. Esto significa que existen diferentes indicadores tumorales, de acuerdo con las circunstancias. Los quistes ováricos y los fibromas uterinos, que son generalmente benignos pero pueden ser un signo de susceptibilidad al cáncer, generan copiosas cantidades de antígenos del tipo A y del tipo B.

Como ya he mencionado, actualmente estoy en el octavo año de un ensayo clínico de diez años con mujeres que padecen cáncer reproductivo. La mayoría de mis pacientes son del grupo A, y unas pocas del grupo B. Sólo ocasionalmente trato a una mujer del grupo AB, quizá porque no hay muchas de este grupo sanguíneo.

Cáncer de colon. El tipo de sangre no es el más poderoso determinante de las diferentes formas de cáncer de colon. Los verdaderos factores de riesgo para las afecciones que conducen al cáncer de colon están relacionados con la dieta, el estilo de vida y el temperamento. La colitis ulcerosa, la enfermedad de Crohn y el síndrome de irritación intestinal sin curar con el tiempo dejan el sistema deteriorado y expuesto al cáncer. Una dieta rica en grasas, junto con el tabaquismo y el consumo de alcohol, crean un medio ideal para los cánceres digestivos. El riesgo es mayor si usted tiene antecedentes familiares de cáncer de colon.

Cáncer de boca y tubo digestivo superior. Los cánceres de labio, lengua, encías y mejillas; los tumores de las glándulas salivales y el cáncer esofágico están fuertemente relacionados con los grupos sanguíneos A y AB. La mayoría de estos cánceres son autogenerados, aunque los riesgos se pueden disminuir si usted se abstiene del tabaco, modera su consumo de alcohol y controla su dieta.

Cáncer de estómago y esófago. El cáncer de estómago es atraído por los bajos niveles de ácido gástrico, una característica de los grupos sanguíneos A y AB. En más de 63.000 casos de cáncer de estómago estudiados, los grupos mencionados eran predominantes.

El cáncer de estómago es epidémico en China, Japón y Corea debido a la dieta tradicional rica en alimentos ahumados, sazonados y fermentados. Estos alimentos básicos asiáticos parecen contrarrestar el efecto beneficioso que puedan tener los granos de soja, quizá porque están envasados con nitratos carcinógenos. Los individuos asiáticos, que tienen niveles de ácido gástrico más altos, no son tan propensos al cáncer estomacal, aun cuando coman los mismos alimentos.

Cáncer de páncreas, hígado, vesícula y conductos biliares. Estos cánceres son raros en el grupo sanguíneo O, con sus sistemas digestivos resistentes. Los grupos sanguíneos A y AB corren más riesgo, con las personas del grupo B que tienen cierta susceptibilidad, especialmente si consumen muchos alimentos «duros», como frutos secos y semillas.

Muchas de las primeras terapias para estos cánceres incluían grandes porciones de hígado fresco de oveja, caballo y búfalo. Parecían ayudar, pero nadie sabía por qué. Más tarde se descubrió que estos hígados contenían lectinas que retardaban el crecimiento y diseminación de los cánceres pancreáticos, hepáticos, vesiculares y biliares.

Historia clínica: Cáncer de hígado
Cathy, 49 años: grupo sanguíneo A

Cathy recurrió a la consulta médica por primera vez a fines de los años ochenta debido a un sospechoso crecimiento de su abdomen, que resultó ser una forma agresiva de cáncer de hígado. Había sido tratada en el Harvard's Deaconess Hospital en Boston, Massachusetts, y con el tiempo le hicieron un trasplante de hígado. Me la derivaron en 1990.

En los dos años siguientes, casi todo mi objetivo estuvo puesto en usar técnicas naturópatas para reemplazar las drogas antirrechazo inmunosupresoras, necesarias para ayudarla a conservar su hígado trasplantado. La enfermedad de Cathy mejoró hasta el punto en que estuvo en condiciones de suspender su terapia con drogas.

Sin embargo, en 1992, Cathy observó cierta dificultad respiratoria, y en su examen en Harvard los médicos detectaron lesiones sospechosas en su radiografía de tórax. Resultó ser cáncer.

Cathy y sus médicos tenían que resolver un dilema. Sus pulmones estaban tan comprometidos por el cáncer que la cirugía estaba fuera de discusión («sería como recoger cerezas», dijo su cirujano), y su trasplante de hígado excluía la quimioterapia.

Empezamos a trabajar utilizando la Dieta básica para el tipo A con la lectina-A del cáncer y otros fitoquímicos mejoradores de la inmunidad. También le recomendé una preparación de cartílago de tiburón para que bebiera y utilizara como enema.

En una soprendente serie de comunicaciones y correspondencia, el equipo de cirujanos de Cathy en Harvard me mantuvo al tanto de sus progresos. En una carta fechada el 3 de setiembre de 1992, me informaron que las lesiones en el pulmón de Cathy se habían reducido y se parecían más a un tejido cicatrizal. Las cartas siguientes confirmaron estas observaciones. En 1993, incluso el tejido cicatrizal había comenzado a desaparecer.

Cathy estaba asombrada y rebosante de alegría. «Cuando me dijeron que el cáncer parecía ir en disminución, me sentí como si hubiera ganado la lotería», dijo contenta. Cathy continuó viviendo tres años libre de síntomas, pero desafortunadamente su cáncer volvió en ese momento, y más tarde falleció.

El caso es especialmente interesante por dos motivos: primero, a lo largo de ese período Cathy no recibió otro tratamiento fuera del naturópata. Segundo, sus médicos en Harvard fueron ecuánimes y la apoyaron para que utilizara un médico naturópata. Quizá lo que hemos visto aquí es una visión fugaz de lo que será el futuro: todos los sistemas médicos operando juntos para la mejoría del paciente.

A propósito, el costo total de la terapia naturópata de Cathy fue de menos de 1.500 dólares, en contraste con las decenas de miles de dólares que podría haber gastado en un tratamiento convencional.

Linfomas, leucemias y enfermedad de Hodgkin. Éstas son formas de cáncer para las cuales el grupo O está predispuesto, quizá. Si bien estos cánceres linfáticos y de la sangre afectan preferentemente al grupo sanguíneo O, pueden no ser verdaderos cánceres, sino más bien infecciones virales que atacan despiadadamente. Esto podría tener algún sentido a la luz de lo que ahora sabemos acerca del grupo O; las personas de este grupo sanguíneo son bastante eficaces para combatir la mayoría de los cánceres, pero el antígeno del tipo O no está bien dotado para combatir los virus.

Cáncer de pulmón. Este cáncer es verdaderamente inespecífico. Es uno de los pocos cánceres que no guarda una conexión particular con el tipo de sangre. La causa más frecuente del cáncer de pulmón es el consumo de cigarrillos.

Pero también es causado por muchos otros factores. Hay personas que jamás han fumado y mueren de cáncer de pulmón mientras usted está leyendo este párrafo. Aun así, todos sabemos que el tabaquismo es la principal causa del cáncer de pulmón. El tabaco es un carcinógeno tan poderoso por sí mismo que nada lo supera.

Cáncer de próstata. Parece haber un nivel más alto de cáncer de próstata en los secretores (ver el Apéndice E).

En mi propia experiencia he observado que la cantidad de hombres que padecen cáncer de próstata es mayor entre los grupos A y AB que entre los grupos O o B. Un secretor de los grupos A o AB es el que corre el más alto riesgo.

Cáncer de piel y de huesos. El caso de los cánceres de piel es único, ya que hay un mayor número de personas del grupo O que los padecen. Quizá la piel más clara de los europeos del norte —que son predominantemente del grupo O— reacciona a los niveles crecientes de la radiación ultravioleta causada por la polución ambiental.

El melanoma maligno es la forma más mortal del cáncer de piel. Los grupos sanguíneos A y AB corren el mayor riesgo de contraer esta enfermedad, si bien los grupos O y B no son inmunes.

Los cánceres de hueso parecen mostrar una preferencia por el grupo B, aunque hay cierto riesgo para los grupos A y AB.

Cáncer de las vías urinarias. El cáncer de vejiga, tanto en hombres como en mujeres, ocurre más a menudo en los grupos A y B. El grupo AB, que tiene la mala sombra de las características A y B, es el que corre más riesgo de todos los grupos.

Las personas del grupo B que padecen infecciones recurrentes de vejiga y riñón —mucho más que las del grupo A— deberían ser especialmente precavidas con este problema, ya que inevitablemente conduce a afecciones más serias.

Una conexión misteriosa que todavía no se ha desentrañado: la aglutinina del germen de trigo, la lectina que puede actuar favorablemente contra los cánceres lobulares e intraductales de mama, paradójicamente acelera el crecimiento de las células cancerosas de la vejiga.

El cáncer siempre parece presentar un cuadro desalentador. Me imagino que si usted es del grupo A o del grupo AB puede tener pensamientos sombríos. Pero recuerde que la susceptibilidad es un simple factor entre muchos otros. Creo que el hecho de conocer su predisposición al cáncer, y comprender las reacciones de su tipo de sangre específico le da más oportunidades para defenderse. Las estrategias siguientes pueden proporcionarle una manera de sacar ventaja, especialmente si usted es de los grupos sanguíneos A o AB. Muchos de los alimentos sugeridos están adaptados para estos tipos de sangre. La investigación actual se ha concentrado principalmente en los indicadores afines al tipo A para el cáncer de mama, y no se ha investigado mucho acerca de los cánceres afines al tipo B. Desafortunadamente, esto significa que si bien los alimentos contra el cáncer sugeridos aquí pueden ser muy eficaces para los grupos A y AB, no necesariamente ayudarán con los grupos B o O. En realidad, la mayor parte de estos alimentos (maní, lentejas y germen de trigo) causan otros problemas en estos dos últimos grupos sanguíneos.

Los ensayos clínicos que estoy conduciendo en estos momentos, junto con la labor de otros científicos e investigadores, algún día nos permitirán una comprensión más profunda de la conexión cáncer-dieta para todos los tipos de sangre. Mientras tanto, los grupos sanguíneos B y O pueden reducir las posibilidades de mutaciones celulares que conducen al cáncer, siguiendo la dieta apropiada para su tipo de sangre. Si usted ya padece un proceso canceroso, preste especial atención a las otras terapias sugeridas en esta sección, especialmente la vacuna pneumovax. Una investigación adicional ofrecerá un cuadro más completo.

1. Usted vive como come

Las personas del grupo sanguíneo A tienen más dificultades en sus tubos digestivos para descomponer las grasas y proteínas animales. Los grupos A y AB deberían seguir una dieta rica en fibra y pobre en productos animales.

Existen alimentos específicos que se deberían considerar separadamente por su acción preventiva contra el cáncer.

Soja... nuevamente

Un 3 a 11 por ciento de cada pastel de tofú está compuesto de aglutininas de la soja. Estas aglutininas son capaces de identificar selectivamente las primeras células mutantes produciendo el antígeno del tipo A y desalojándolas del sistema, mientras dejan sólo las células normales del tipo A. Si bien los alimentos de soja son una fuente rica, sólo se necesita una pequeña cantidad para la aglutinación.

La aglutinina de la soja discrimina especialmente cuando se trata de células del cáncer de mama; es tan específica que ha sido utilizada para eliminar células cancerosas de la médula ósea extraída. En trabajos experimentales con pacientes de cáncer de mama, se les extrajo médula ósea. Luego fueron bombardeadas con altos niveles de quimioterapia y rayos. Estas herramientas oncológicas normalmente habrían destruido la médula. En cambio, la médula extraída y tratada —purificada por la lectina de la soja— se reinsertó luego en la paciente. Estos tratamientos han mostrado muy buenos resultados. La lectina de la soja también contiene genesteína y diazidén, los compuestos relacionados con el estrógeno. Estas sustancias no sólo ayudan a equilibrar el efecto de los niveles de estrógeno en una mujer, sino que también poseen otras propiedades que pueden ayudar a reducir la provisión de sangre a las células tumorales.

Los granos de soja en todas sus formas son beneficiosos para los grupos A y AB como un preventivo general contra el cáncer. Las proteínas vegetales de la soja son más fáciles de utilizar para estos grupos sanguíneos, y por eso se sugiere que estos grupos reconsideren cualquier aversión que puedan tener al tofú o los productos de tofú. Piense en el tofú no sólo como un alimento, sino también como una medicina poderosa. Si bien el grupo B puede consumir alimentos de soja, no está comprobado que tengan la misma acción sobre su torrente sanguíneo.

Las mujeres japonesas tienen una incidencia tan baja de cáncer de mama porque la utilización del tofú y otros productos de soja todavía es alta en la dieta japonesa. A medida que la dieta se occidentalice, es posible que surja un aumento proporcional de ciertas formas de cáncer. Un estudio de las mujeres japonesas inmigrantes que viven en San Francisco (EEUU) mostró que tenían un porcentaje de cáncer de mama dos veces mayor que sus primas que vivían en Japón, indudablemente debido a un cambio en los hábitos alimenticios.

Maní

También se ha descubierto que la aglutinina del maní contiene una lectina específica sensible a las células del cáncer de mama, particularmente la forma medular. La lectina del maní muestra una actividad menor contra las otras formas de cáncer mamario, intraductal lobular y escirroso. Esta conexión probablemente sea válida para otros cánceres afines al tipo A.

Coma maníes con su piel; la piel, no la cáscara. La mantequilla de maní probablemente no sea una buena fuente de lectina, ya que la mayoría de las marcas están demasiado procesadas y homogeneizadas.

Lentejas

La lectina *Lens culinaris* que se encuentra en las lentejas domésticas rojas o verdes muestra una fuerte predilección específica por las formas lobulares, medulares y estromales del cáncer de mama, y también es probable que afecte otros cánceres afines al tipo A.

Poroto/frijol/judía blanca

La lectina de los porotos blancos es uno de los más potentes aglutinantes de todas las células del tipo A, sean o no cancerosas. Si usted está sano, las habas le perjudicarán, de modo que no deberían ser parte de una estrategia de prevención. Pero si usted padece de un cáncer afín al tipo A, coma habas. La lectina aglutinará gran cantidad de células cancerosas. También destruirá algunas células inocentes del tipo A, pero el intercambio vale la pena.

Germen de trigo

La aglutinina del germen de trigo muestra una gran afinidad por los cánceres del grupo sanguíneo A. Esta aglutinina está concentrada en el tegumento de la semilla, la cubierta que generalmente se desecha. El salvado de trigo no procesado proporciona la mayor cantidad de esta lectina, si bien usted puede utilizar preparaciones comerciales de germen de trigo.

Caracoles comestibles

Si usted pertenece a los grupos sanguíneos A o AB, pida *escargots* (caracoles) la próxima vez que cene en un restaurante francés. Considérelo como una medicina presentada en una forma deliciosa y atractiva.

El caracol comestible, *Helix pomatia*, es un poderoso aglutinante del cáncer de mama, capaz de determinar si las células cancerosas harán metástasis en los ganglios linfáticos.

A no ser que la idea de comer caracoles no sea de su agrado (en realidad, son muy deliciosos), ¿qué daño le puede hacer?

2. Otras estrategias

Proteja su hígado y colon

Las mujeres deberían estar sobre aviso de que el hígado y el colon son los dos principales órganos donde se degradan los estrógenos; si se perturban sus funciones, los niveles de estrógenos en todo el organismo pueden aumentar. Y la elevada actividad de los estrógenos puede estimular el crecimiento de células cancerosas.

Adopte una dieta rica en fibras para incrementar los niveles de butirato en las células de las paredes del colon. El butirato, como usted recordará, promueve la normalización de los tejidos.

La semilla de amaranto también contiene una lectina que posee una afinidad específica con las células del cáncer de colon y las destruye.

Vacuna Pneumovax

La vacuna Pneumovax eleva los anticuerpos anti-A. Los grupos sanguíneos O y B producen niveles más altos de anticuerpos anti-A cuando se les administra esta vacuna, y se hacen más aptos para combatir los cánceres afines al tipo A. Éste es el primer tratamiento prometedor para las personas de los grupos B y O con cáncer. En efecto, les permite fortalecer sus defensas contra las mutaciones cancerosas afines al tipo A, preparándolas mejor para combatir cánceres específicos, como el de mama, estómago, hígado y páncreas.

Los individuos del grupo sanguíneo A obviamente no producen anticuerpos anti-A, pero el Pneumovax puede estimular sus sistemas inmunes, ayudándoles a reconocer las células cancerosas normalmente de incógnito. Como la mayoría de los cánceres tienen tendencias afines al tipo A, el Pneumovax puede movilizar los sistemas inmunes de todos los tipos de sangre, al elevar los anticuerpos anti-A.

Otras ventajas que ofrece la vacuna neumocócica son: seguridad, bajo costo, prevención de algunas formas de neumonía, y la más importante, producción de isohemaglutininas.

Las isohemaglutininas son anticuerpos mucho más poderosos que los que fabrica el cuerpo contra un virus o bacteria. Las isohemaglutininas son los «Terminator» del organismo. Aglutinan y aniquilan a sus presas por sí mismas, sin requerir la asistencia de otros exterminadores celulares del sistema inmune. Las isohemaglutininas permanecen en suspensión en el torrente sanguíneo como inocentes copos de nieve, pero cuando atacan las células cambian de forma para convertirse en anticuerpos tridimensionales semejantes a cangrejos. Son tan prominentes que se pueden detectar con un microscopio.

Los grupos sanguíneos O y B realmente pueden acelerar sus anticuerpos anti-A con una aplicación de Pneumovax cada ocho a diez años. Los grupos A y AB deberían revacunarse más a menudo: cada cinco años.

Antioxidantes

Existe tanta información contradictoria acerca de los antioxidantes y sus supuestas ventajas o la falta de ellas, que resulta difícil recomendar la mejor combinación.

Se han estudiado las vitaminas antioxidantes para el cáncer de mama, y no han demostrado ser muy eficaces para prevenir la enfermedad. La vitamina E y los betacarotenos no se depositan en concentraciones suficientemente altas para producir un cambio positivo en el tejido mamario.

Los antioxidantes de origen vegetal parecen ofrecer algunas ventajas, pero se deben combinar con fuentes de vitamina C suplementarias para obtener un efecto más importante. Las cebollas amarillas contienen niveles muy altos de quercetina, un antioxidante especialmente potente. No tiene ninguna de las propiedades estrogeneizantes de la vitamina E, y es cientos de veces más eficaz que los antioxidantes vitamínicos. La quercetina se puede conseguir como suplemento en muchas farmacias homeopáticas y herboristerías.

Las mujeres con un factor de riesgo de cáncer mamario que han considerado una terapia de reemplazo de estrógenos o la están recibiendo, deberían utilizar fitoestrógenos derivados de productos naturales en lugar de los estrógenos sintéticos. Los fitoestrógenos contienen altos niveles de estriol, una forma de hormona estrógeno más débil que el estriadol, obtenido sintéticamente. El estriol parece disminuir sus posibilidades de desarrollar un cáncer de mama. Los estrógenos sintéticos aumentan el riesgo.

El Tamoxifeno, una droga bloqueadora del estrógeno prescripta para las pacientes con tumores mamarios sensibles al estrógeno, es en sí misma una forma más débil de estrógeno. La genesteína es una sustancia relacionada con el estrógeno que se encuentra en la lectina de la soja. Este fitoestrógeno inhibe la angiogénesis, interfiriendo con la producción de nuevos vasos sanguíneos necesarios para alimentar los tumores cancerosos en desarrollo.

Paliativos generales

Ejercítese con frecuencia. Haga un reposo adecuado. Evite los contaminantes y pesticidas conocidos. Coma las frutas y vegetales recomendados para su tipo de sangre. Los grupos A y AB deben consumir tofú (queso de soja) en abundancia. No utilice antibióticos en forma indiscriminada. Si se enferma, deje que su sistema inmune combata la enfermedad. Hacer esto es mucho más saludable que depender de una batería de antibióticos o medicamentos antigripales. Éstos suprimen las respuestas naturales de su sistema inmune, que pueden ser muy poderosas si se les brinda la oportunidad.

Historia clínica: Cáncer avanzado de mama
Jane, 50 años: grupo sanguíneo AB

Vi por primera vez a Jane en mi consultorio en abril de 1993. Ya había pasado por una mastectomía y varias sesiones de quimioterapia por un cáncer de mama con infiltraciones que se había diseminado extensamente en los ganglios linfáticos. En el momento de su diagnóstico inicial, Jane tenía dos tumores separados en su seno izquierdo, uno de 4 centímetros y otro de 1,5 centímetros. Nadie albergaba grandes esperanzas en cuanto a su supervivencia en el largo plazo.

Indiqué a Jane una dieta del tipo AB modificada para el cáncer, con énfasis en la soja (rica en lectinas A), le sugerí una vacuna neumocócica Pneumovax, y la sometí a una terapia herbácea que utilizo en las pacientes del grupo A con cáncer de mama. Su indicador tumoral, el AC15-3, que era de 166 (lo normal es menos de 10) cuando ella empezó el tratamiento, disminuyó casi de inmediato a 87 en el mes de junio y a 34 en agosto. Le recomendé que fuera a ver al Dr. Springer en Chicago para ver si podía incorporarla en su ensayo de la vacuna, lo cual hizo.

Hasta ahora todos los indicios, incluso los exámenes óseos, parecen alentadores aunque, como Jane es una paciente del grupo AB, debo ser cauteloso antes de considerarla curada a esta altura. Sólo el tiempo lo dirá.

La prevención del cáncer y el mejoramiento del sistema inmune natural ofrecen las mayores esperanzas para el futuro. La investigación genética nos está acercando cada vez más a la posibilidad de comprender —quizás algún día incluso controlar— el funcionamiento celular de esta máquina asombrosa que llamamos nuestro cuerpo.

Los científicos del Instituto Nacional de Alergia y Enfermedades Infecciosas de Bethesda, Maryland (EEUU), anunciaron en mayo de 1996 que habían encontrado una proteína que suele permitir el ingreso del virus del SIDA en el sistema inmune. Este descubrimiento podría ser utilizado algún día para probar nuevas drogas y vacunas destinadas al virus del SIDA y muchos tipos de cáncer. Este descubrimiento revolucionario también ayuda a explicar por qué algunas personas infectadas con el virus del SIDA se conservan sanas y libres de la enfermedad durante años, mientras otras sucumben rápidamente a sus embates. ¿No sería notable que el terrible flagelo del SIDA nos condujera a una cura para el cáncer?

El cáncer ha figurado durante largo tiempo entre las enfermedades temidas de la humanidad. Parecemos impotentes para protegernos a nosotros mismos y a nuestros seres queridos de sus fuertes e implacables garras. El análisis del tipo de sangre nos permite una comprensión más profunda de nuestras susceptibilidades. Al analizar concienzudamente nuestra exposición a los carcinógenos ambientales y alimentarios, y modificar nuestras opciones alimenticias y nuestro estilo de vida, podemos reducir al mínimo los efectos del daño celular.

El análisis del tipo de sangre también proporciona una manera de mejorar la capacidad del sistema inmune para detectar y destruir las células mutantes y cancerosas, mientras todavía son numéricamente escasas. Los pacientes de cáncer pueden utilizar su conocimiento del tipo de sangre para desarrollar la capacidad de su sistema inmune en la lucha contra la enfermedad. También pueden adquirir un mayor conocimiento de los mecanismos comprometidos en el crecimiento y diseminación del cáncer.

Los tratamientos para el cáncer todavía están lejos de ser perfectos, si bien se han salvado muchas vidas gracias a los últimos adelantos en la terapia y el conocimiento médico científico. Para aquellos lectores con cáncer, y para aquellos que tengan antecedentes familiares de cáncer, la advertencia es clara: modifique su dieta, cambie sus actitudes y empiece a utilizar una suplementación de antioxidantes. Si usted sigue estas sugerencias estará en condiciones de ejercer un mayor control sobre la salud y vivir más tranquilo. Todos sentimos temor de esta terrible enfermedad, pero podemos tomar medidas positivas contra ella.

Epílogo
Un cambio en la Tierra

La historia humana comenzó como una persona de una sangre, el tipo O, la sangre de nuestros primeros antepasados. El momento preciso en que apareció el primer tipo A es un misterio inefable, lo mismo que la madre y padre del tipo B, o incluso cuándo surgió el muy reciente tipo AB. Simplemente no lo sabemos; sólo podemos ver la historia a grandes rasgos, no sus detalles sutiles.

Pero siempre aprendemos algo. Hoy, el Proyecto Genoma Humano emplea las tecnologías más sofisticadas en su indagación para determinar toda la estructura genética del organismo humano, gen por gen, cromosoma por cromosoma, y el propósito de cada célula viviente en el gran esquema de algún Gran Maestro de Obras. Hasta ahora, muchos descubrimientos han contribuido a nuestro conocimiento de la vasta red celular de la cual estamos compuestos, entre ellos, el descubrimiento del gen para el cáncer de mama. A fines de mayo de 1996, los investigadores del Proyecto anunciaron que acababan de aislar e identificar al gen responsable de la artritis. Pronto estaremos en condiciones de controlar nuestros destinos genéticos como nunca antes.

¿Lo lograremos?

La evolución se puede definir como un desarrollo a través del tiempo. ¿Qué nos ha quedado por desarrollar en los últimos días del siglo veinte? El telescopio Hubble escudriña en los más alejados confines de un universo aparentemente infinito poblado de galaxias inexploradas;

los científicos anuncian que existen 400.000 o 500.000 galaxias más de las que se habían calculado. También anuncian que el universo observable se extiende al menos 15.000 millones de años luz en cada dirección.

La World Wide Web emite señales. Las comunicaciones han llegado a ser casi instantáneas. Se ha registrado una explosión de conocimientos en todos los campos, con muchos más por venir. Somos una civilización sofisticada cada vez más urbana. ¡Estamos en nuestro apogeo genético!

Sí, pero también los estuvieron los hombres de Neanderthal alguna vez. Y durante muchos miles de años el hombre de Cro-Magnon dominó este planeta. Cuando las hordas bárbaras tumultuosas atravesaban Europa en una oleada de invasión tras otra, a los invadidos les debe haber parecido que no acabaría nunca. Pero nuestras vidas y nuestra memoria son breves. Somos insustanciales en la llama eterna del tiempo, telarañas que se agitan en el viento. La revolución no ha terminado. Todavía prosigue.

La evolución es muy sutil. Nuestras características genéticas y las de nuestros hijos, y las de los hijos de nuestros hijos, continúan alterándose de una manera infinitesimal y desconocida, de la cual somos completamente inconscientes. Algunos pueden pensar que la evolución-revolución está superada. Pero yo estoy convencido de que es un proceso cinético progresivo.

LA REVOLUCIÓN CONTINÚA

¿De dónde proviene el poder de la vida? ¿Qué nos impulsa y compele a sobrevivir?

De nuestra sangre. Nuestra fuerza vital.

Han surgido brotes recientes de virus y enfermedades infecciosas extrañas a medida que hemos penetrado en las junglas inexploradas de este planeta. Estas enfermedades resisten la intervención médica. ¿Acaso nuestros organismos producirán respuestas a los desafíos planteados por lo desconocido?

Esto es a lo que nos enfrentamos:

- Una creciente radiación ultravioleta causada por el deterioro de la capa de ozono...
- Una mayor polución y contaminación de nuestras aguas y aire...
- Superpoblación y hambruna...
- Enfermedades infecciosas que superan nuestra capacidad para controlarlas...
- Plagas desconocidas que surgen de todo lo mencionado...

Sobreviviremos. Siempre hemos sobrevivido. Qué forma tomará esa supervivencia, y cómo serán el mundo y sus exigencias hacia los sobrevivientes, no lo sabemos.

Quizá surja un nuevo tipo de sangre, llamado tipo C. Este nuevo tipo será capaz de crear anticuerpos para repeler cada antígeno que hoy existe, y toda permutación futura de antígenos que se desarrolle. En un mundo superpoblado y contaminado con pocos recursos naturales remanentes, el nuevo tipo C llegará a dominar sus sociedades. Los tipos de sangre anticuados comenzarán a desaparecer en un medio crecientemente hostil para el cual ya no estarán adaptados. Finalmente, se impondrá el tipo C.

O quizás entre en juego un nuevo escenario, en el cual nuestro conocimiento científico finalmente nos permita ejercer un control sobre los impulsos más negativos de la humanidad, y la civilización sea capaz de liberarse de los impulsos suicidas que parecen condenarla a la fatalidad.

Nuestro conocimiento es realmente vasto, y existen razones para suponer que las mentes y espíritus más preclaros y altruistas de nuestra generación podrían concentrarse en enfrentar las realidades de nuestro mundo —la violencia, la guerra, el crimen, la ignorancia, la intolerancia, el odio y la enfermedad— y sacarnos de esta espiral perniciosa.

Nada es completo. Este mundo y nuestra misión en él constituyen una ecuación siempre cambiante de la cual cada uno de nosotros somos momentáneamente una parte integrante. La revolución continúa con o sin nosotros. En la perspectiva del tiempo sólo somos como un parpadeo del ojo, y es su transitoriedad lo que hace nuestras vidas tan preciosas.

Al compartir con mi padre la fascinación por el conocimiento científico de las Dietas para los tipos de sangre, espero hacer una contribución positiva a la vida de todos los que lean este libro.

Como mi padre, ejerzo la profesión de médico naturópata. Me he dedicado al estudio e investigación de la naturopatía, y este libro ha sido mi obsesión durante muchos años. Lo empecé a escribir como un legado de mi padre y con el tiempo llegó a ser una ofrenda para él. Ésta es la solución para el tipo de sangre, el descubrimiento revolucionario que cambiará la manera como comemos y vivimos.

Comentario final

Un descubrimiento médico para las generaciones

por el Dr. N. Joseph Pizzorno,
(Presidente de la Bastyr University)

Ésta es una época fascinante para la medicina natural. Finalmente, la ciencia médica moderna ha desarrollado la información básica y las herramientas analíticas para comprender los mecanismos de la centenaria habilidad de curar. Si bien muchas teorías sobre la salud prevalecen a nivel mundial, solamente una pequeña cantidad ha sido sometida a un análisis científico, ya que pocos curadores naturales tienen las habilidades técnicas o la predisposición para estudiar la literatura científica. Para que la medicina natural se arraigue como una parte integral de los actuales sistemas de salud, debe satisfacer las expectativas de confiabilidad y credibilidad del mundo moderno.

La Bastyr University de Seattle, Washington, ha dicho cómo lograrlo. La misión de esta universidad, fundada en 1978, ha sido ofrecer al mundo los beneficios de la medicina natural creíble y basada en la ciencia. Bastyr proporciona una educación acreditada de concepción moderna, una investigación perspicaz y servicios médicos eficaces en el ámbito de la medicina naturópata. Sus graduados son líderes en sus especialidades.

El Dr. Peter D'Adamo, un graduado de nuestra primera promoción de médicos naturópatas en 1982, es un ejemplo destacable de lo mejor que Batyr tiene para ofrecer. Su interesante labor pionera podría cambiar el ejercicio de la medicina en los siglos por venir. Inspirado en las teorías preliminares de su padre acerca de la importancia de los tipos de sangre en la predicción de la bioquímica de una persona, Peter trabajó con sus estudiantes de Bastyr durante más de una década, seleccionando más de 1.000 informes sobre investigación de la literatura científica. Este estudio exhaustivo de la investigación médica y antropológica, junto con una observación clínica y una indagación científica esmeradas, resultaron en una teoría coherente con un fundamento creíble. Los principios racionales desarrollados por Peter D'Adamo contribuirán a mejorar la salud de la gente y permitirán una comprensión más profunda de cómo los antecedentes genéticos de un individuo determinan su bioquímica y su sensibilidad a la enfermedad y los factores ambientales, así como su dieta. Este trabajo sin duda proporcionará reflexiones valiosas para los médicos responsables del tratamiento de muchas de las enfermedades más desafiantes de esta época.

Cuando Peter era estudiante en Bastyr se planteó por primera vez el concepto único de utilizar los tipos de sangre para comprender mejor las necesidades alimenticias y bioquímicas únicas del individuo. Uno de los cursos que dicté en el programa de medicina naturópata requería que los estudiantes investigaran concienzudamente un tema de interés para ellos y luego lo presentaran por escrito y en forma oral al resto de la clase. En 1981, durante una clase particularmente memorable, Peter despertó un considerable entusiasmo y una intensa discusión cuando presentó el concepto inédito que su padre había desarrollado intuitivamente, que el tipo de sangre podría ser un factor determinante en la salud. Como era de esperar, se formularon muchas más preguntas de las que Peter podía responder. El alto nivel de interés y la gran cantidad de preguntas perspicaces parecían suscitar la curiosidad intelectual de Peter, estimulándolo a comenzar su importante investigación.

Durante los años siguientes, Peter emprendió numerosos estudios e investigaciones. Recuerdo que muchas conversaciones fascinantes que mantuve con él resultaron en mi convocatoria de varios estudiantes graduados en Bastyr para que lo ayudaran a escudriñar las revistas de investigación médica y antropológica. A medida que pasaron los años, Peter me llamó a menudo para compartir su entusiasmo mientras revelaba la sorprendente cantidad de investigación que había reunido en un amplio espectro de disciplinas. Pero hasta que él lo hizo, nadie había reunido la información ni reflexionado sobre la trascendencia de los hechos que diferentes investigadores habían descubierto.

Sus estudios culminaron en una memorable conferencia que dictó en 1989 en la Convención Anual de la Asociación Norteamericana de Médicos Naturópatas en Rippling River, Oregon. La audiencia se entusiasmó con la aplicabilidad clínica de su teoría y la disertación concluyó con un interesante debate. Desde entonces muchos médicos importantes han adoptado las terapias de Peter D'Adamo basadas en el tipo de sangre.

Se atribuye a Hipócrates la frase: «Deje que sus medicinas sean su alimento y sus alimentos su medicina.» ¿Pero cómo hacer esto? Uno de los desafíos más importantes que afronta un médico responsable es cómo determinar la mejor dieta para recomendar a sus pacientes. Si bien es relativamente fácil decirle a alguien que siga una dieta equilibrada de alimentos orgánicamente producidos en su forma más natural posible, esto ignora las características bioquímicas de cada individuo. Los factores genéticos y ambientales alteran significativamente el metabolismo de una persona y, sin un método para evaluar objetivamente estos cambios, todo lo que un médico puede hacer es conjeturar o aplicar a pie juntillas la última teoría. A través de los siglos, han circulado muchas teorías sobre cómo mejorar la dieta humana, pero ninguna ha sobrevivido la prueba del tiempo, ya que ninguna se basaba en la investigación científica. Gracias a la labor pionera del Dr. Peter D'Adamo, y de su padre, el Dr. James D'Adamo, esto ahora ha cambiado. He aquí un testimonio del hecho de que las ideas originales combinadas con un punto de vista científico riguroso pueden cambiar el curso de la medicina.

Dr. Joseph Pizzorno
Seattle, Washington
Junio de 1996

El Dr. Pizzorno, presidente de la Bastyr Unversity de Seattle —la primera facultad multidisciplinaria de medicina natural en los Estados Unidos—, es una figura prestigiosa en el campo de la medicina natural. Como editor y coautor de la obra internacionalmente aclamada A Textbook of Natural Medicine *(Manual de medicina natural) y del éxito editorial* Encyclopedia of Natural Medicine *(Enciclopedia de Medicina Natural), Pizzorno contribuyó a definir la normas terapéuticas para la medicina natural, documentó la validez científica de la medicina natural y extendió las fronteras de la curación natural.*

En 1993, el Dr. Pizzorno fue invitado por la Health Care Reform Task Force que preside la ex primera dama de los Estados Unidos, Hillary Clinton, a dictar una conferencia sobre el rol de la medicina naturópata en la atención sanitaria. Fue designado en el panel asesor sobre seguridad y eficacia de los suplementos nutritivos de la Oficina de Evaluación Tecnológica del Congreso de los Estados Unidos, y llegó a ser consultor de la Federal Trade Commission, agencia gubernamental que regula y supervisa métodos y prácticas comerciales.

Apéndice A

Diagramas de los grupos sanguíneos

TIPO O

El cazador

vigoroso / confiado en sí mismo / líder

Ventajas	Desventajas	Riesgos médicos	Perfil de la dieta	Clave para perder peso	Suplementos	Regimen de ejercicio
Tubo digestivo resistente	Intolerante a las nuevas condiciones ambientales	Problemas de coagulación de la sangre	Rica en proteína: consumidores de carne	Evitar: trigo, maíz, alubias, porcoto blanco, común, lentejas, repollo, repollitos de Bruselas, coliflor, hojas de mostaza,	Vitamina B, vitamina K, calcio, yodo, palo dulce, alga marina	Intenso ejercicio físico: • Aerobismo • artes marciales • deportes de contacto • carrera
Fuerte sistema inmune	y alimentarias	Artritis afecciones-inflamatorias	Carnes, pescados, vegetales, frutas			
Defensas naturales contra las infecciones	Su sistema inmune puede ser demasiado activo y atacarse a sí mismo	Baja producción de la glándula tiroides	Limitados: granos, legumbres	Ayudas: alga marina, mariscos, sal, hígado, carne roja, berza común, espinaca, brócoli		
Sistema concebido para el metabolismo eficiente y la preservación de los nutrientes		Úlceras Alergias				

— 403 —

Tipo A

El campesino
estable / cooperativo / metódico

Ventajas	Desventajas	Riesgos médicos	Perfil de la dieta	Clave para perder peso	Suplementos	Régimen de ejercicio
Se adapta bien a los cambios ambientales y alimenticios	Tubo digestivo sensible	Afección cardiaca	Vegetariana	Evitar: carne, lácteos, porotos, trigo	Vitamina B-12	Ejercicios centrados en la relajación, como:
	Sistema inmune vulnerable, expuesto a la invasión microbiana	Cáncer	Vegetales, tofú, pescados, granos, legumbres, frutas		Ácido fólico	• Yoga
Su sistema inmune preserva y metaboliza más fácilmente los nutrientes		Anemia		Ayudas: aceite vegetal, alimentos de soja, vegetales, ananá/piña	Vitamina C	• Tai chi
		Trastornos hepáticos y vesiculares			Vitamina E	
		Diabetes del tipo I			Marjoleto	
					Echinacea	
					Quercetina	
					Cardo de María	

Tipo B

El nómade
equilibrio / flexible / creativo

Ventajas	Desventajas	Riesgos médicos	Perfil de la dieta	Clave para perder peso	Suplementos	Régimen de ejercicio
Fuerte sistema inmune	Sin debilidades naturales, pero el desequilibrio causa una tendencia hacia los trastornos autoinmures y los virus raros	Diabetes del tipo I	Equilibrada, omnívora	Evitar: maíz, lenteja, maní, sésamo, semillas, trigo sarraceno, trigo	Magnesio	Equilibrar el ejercicio físico moderado con el mental:
Adaptación versátil a los cambios ambientales y alimentarios		Síndrome de fatiga crónica	Carne (no pollo), lácteos, granos, legumbres, vegetales, frutas		Palo dulce	• caminata
Sistema nervioso equilibrado		Trastornos autoinmunes: enfermedad de L. Gehrig, lupus, esclerosis múltiple		Ayudas: verduras, huevos, venado, hígado, palo dulce, té	Ginkgo	• ciclismo
					Lecitina	• tenis
						• natación

Tipo AB

El enigma
raro / carismático / misterioso

Ventajas	Desventajas	Riesgos médicos	Perfil de la dieta	Clave para perder peso	Suplementos	Régimen de ejercicio
Destinado a las condiciones modernas	Tubo digestivo sensible	Afección cardiaca	Dieta moderadamente variada	Evitar: carne roja, porotos, semillas, maíz, trigo sarraceno	Vitamina C	Ejercicios centrados en la relajación, como:
		Cáncer			Marjoleto	• Yoga
						• Tai chi
Sistema inmune sumamente tolerante	Tendencia al sistema inmune demasiado tolerante, que permite la invasión microbiana	Anemia	Carne, frutos de mar, lácteos, tofú, legumbres, granos, vegetales, frutas	Ayudas: tofú, frutos de mar, lácteos, verduras, alga marina, ananá	Echinacea	Combinados con una moderada actividad física, como:
					Valeriana	• caminata
					Quercetina	• ciclismo
Combina las ventajas del tipo A y del tipo B	Reacciona negativamente a las enfermedades afines al tipo A y al tipo B				Cardo de María	• tenis

Apéndice B

Preguntas frecuentes

De acuerdo con lo que he experimentado, la mayoría de las personas responden con gran entusiasmo y curiosidad cuando aprenden algo acerca de la conexión con el tipo de sangre. Pero es mucho más fácil adoptar una idea interesante que sumergirse en los detalles sutiles.

El plan para el grupo sanguíneo es revolucionario y, como tal, requiere varios ajustes fundamentales. A algunas personas les resulta más fácil que a otras, especialmente si ya viven de acuerdo con las necesidades de su tipo de sangre. La mayoría de las preguntas que me hace la gente tienen un contenido análogo. Aquí he incluido las más comunes. Pueden ayudarle a tener una idea más clara de lo que esta dieta significará para usted.

¿De dónde viene mi tipo de sangre?

La sangre es universal, pero también es única. Como el color de sus ojos o cabello, su tipo de sangre está determinado por dos tipos de genes, la herencia que usted recibe de su madre y padre. Es de la mezcla de esos genes que surge su tipo de sangre, en el momento de su concepción.

Como los genes, algunos tipos de sangre predominan sobre otros. En la creación celular de un nuevo ser humano, los grupos sanguíneos A y B son predominantes sobre el grupo O. Si en la concepción el embrión recibe un gen

A de la madre y un gen O del padre, el infante será del grupo sanguíneo A, si bien continuará portando el gen O del padre inexpresado en su ADN. Cuando el niño crezca y transmita esos genes a su descendencia, la mitad de los genes serán para el tipo de sangre A y la otra mitad para el tipo de sangre O.

Como los genes A y B son igualmente vigorosos, usted será del grupo sanguíneo AB si recibe un gen A de uno de sus padres y un gen B del otro. Finalmente, como el gen O es recesivo para todos los otros, usted será del grupo O solamente si recibe un gen O de cada uno de sus padres.

Dos padres del grupo sanguíneo A pueden concebir un hijo del tipo O. Esto ocurre cuando cada uno de ellos tiene un gen A y un gen O y ambos transmiten el gen O a su descendencia. De la misma manera, dos padres de ojos pardos pueden concebir un hijo de ojos azules si cada uno de ellos porta el gen recesivo de los ojos azules.

La genética del tipo de sangre a veces se puede utilizar para ayudar a determinar la paternidad de un niño. Sin embargo, hay un impedimento. El tipo de sangre sólo prueba que un hombre no es el padre de un niño, pero no se puede utilizar para demostrar lo contrario (que es el padre del niño), aunque la tecnología más reciente del ADN lo puede probar. Consideremos este ejemplo de un caso de paternidad: un infante es del grupo A, la madre es del grupo O, y el hombre a quien se adjudica la paternidad es del grupo B. Como los genes A y B son predominantes sobre el gen O, el padre del niño no podría ser del grupo sanguíneo B. Reflexionemos. El gen A del niño no podría venir del padre, quien por ser del grupo B, tendría dos genes del grupo B, o un gen del grupo B y otro del grupo O. Tampoco el gen A provendría de la madre, porque las personas con un tipo de sangre O siempre portan los dos genes O. El gen A tenía que provenir otra persona. Éstas fueron las circunstancias exactas que rodearon el famoso juicio por paternidad entablado contra Charles Chaplin en 1944. Desafortunadamente, Chaplin fue sometido a un juicio tumultuoso, porque el uso del tipo de sangre para determinar la paternidad todavía no era aceptable en un tribunal de California. Aun cuando el tipo de sangre había demostrado claramente que Chaplin no era el padre del niño, el jurado decidió en favor de la madre, y Chaplin fue obligado a pagar la manutención del niño.

¿Cómo averiguo mi tipo de sangre?

Para conocer su grupo sanguíneo, usted puede donar sangre, o preguntarle a su médico si su tipo de sangre figura en su archivo médico.

¿Tengo que hacer todos los cambios a la vez para que mi Dieta del tipo de sangre surta efecto?

No. Por el contrario, le sugiero que lo haga en forma paulatina, eliminando gradualmente los alimentos que no son favorables para usted, y aumentando los que son muy beneficiosos. Muchos programas de dieta le obligan a actuar en forma precipitada, cambiando radicalmente su estilo de vida de inmediato. Creo que es más práctico y en última instancia más eficaz si usted se compromete en un proceso de aprendizaje. No sólo se fíe de mis palabras; usted también tiene que aprender de su cuerpo.

Antes de iniciar la Dieta para su tipo de sangre, puede saber muy poco de los alimentos que son buenos o malos para usted. Está acostumbrado a elegir de acuerdo con sus papilas gustativas, sus tradiciones familiares y los libros sobre las dietas de moda. Es posible que usted esté consumiendo algunos alimentos que son beneficiosos para usted, pero la Dieta del tipo de sangre le ofrece una poderosa herramienta para hacer las elecciones apropiadas en cada ocasión.

Una vez que usted conozca cuál es su plan de alimentación óptimo, tendrá la libertad de apartarse ocasionalmente de su dieta. La rigidez es enemiga del placer; indudablemente no le estoy proponiendo eso. La Dieta del tipo de sangre ha sido concebida para hacerle sentir bien, no para que pase privaciones. Obviamente, habrá ocasiones en que el sentido común le sugiera flexibilizar un poco las reglas, como cuando usted come en la casa de un pariente.

Yo soy del grupo sanguíneo A y mi marido es del grupo B. ¿Cómo podemos cocinar y comer juntos? No deseo preparar dos comidas separadas.

Mi mujer, Martha, y yo estamos exactamente en la misma situación. Martha es del grupo O y yo soy del grupo A. Hemos descubierto que habitualmente podemos compartir aproximadamente dos tercios de una comida. La mayor diferencia estriba en la fuente de proteína. Por ejemplo, si preparamos una fritura, Martha debería preparar separadamente un poco de pollo, mientras yo le agrego tofú cocinado. También hemos descubierto que muchos alimentos de los grupos O y A son beneficiosos para ambos, de modo que ponemos más énfasis en ellos. Por ejemplo, podríamos elegir una comida que incluya salmón, arroz y brócoli. Esto ha llegado a ser relativamente fácil para nosotros porque estamos muy familiarizados con los alimentos específicos de la dieta del otro. Esta información le ayudará a conocer mejor la lista de alimentos de su cónyuge. Incluso puede hacer una lista separada de los alimentos que pueden compartir. Le sorprenderá saber cuántos son.

La gente se preocupa demasiado por las limitaciones sobre la Dieta del tipo de sangre. Pero piénselo bien. Hay más de doscientos alimentos para cada dieta, muchos de ellos compatibles para todos los grupos. Tenga en cuenta que el individuo promedio sólo come aproximadamente veinticinco alimentos, y que las dietas para el tipo de sangre ofrecen más opciones, no menos.

Mi familia es italiana, y usted conoce el tipo de alimentos que prefieren comer. Dado que soy del grupo sanguíneo A, no veo cómo podré disfrutar de mis platos italianos favoritos —¡especialmente sin salsa de tomate!

Solemos asociar los alimentos étnicos con uno o dos de los más comúnmente disponibles, como los spaghetti con albóndigas y la salsa de tomate. Pero la comida italiana, como la mayoría de las dietas regionales, incluye una amplia variedad de alimentos. Muchos platos del sur de Italia, preparados con aceite de oliva en lugar de salsas pesadas, son opciones ideales para los grupos sanguíneos A y AB. En lugar de un plato de fideos aderezados con salsa roja, pruebe los sabores más delicados del aceite de oliva y el ajo, un pesto, o una salsa liviana de vino blanco. Las frutas o los helados italianos sabrosos pero livianos son preferibles a la pastelería.

Mi esposo de setenta años tiene antecedentes de afecciones cardiacas, y tuvo una cirugía de bypass. Todavía hace esfuerzos para evitar los alimentos perjudiciales. Es del grupo sanguíneo B y creo que la Dieta del tipo B sería perfecta para él. Pero es muy reacio a las dietas. ¿Hay un buen método para introducir la dieta sin fastidiarlo con exageraciones?

No es fácil cambiar radicalmente su dieta a los setenta años, lo cual se deba a que su esposo ha tenido dificultades para comer de manera saludable, aun después de la cirugía. En lugar de importunarlo, lo cual generalmente es contraproducente, comience a incorporar alimentos beneficiosos para el grupo B en forma gradual, mientras lentamente elimina aquéllos que no son buenos para ese tipo de sangre. Es probable que su esposo desarrolle preferencias por algunos alimentos beneficiosos a medida que su tubo digestivo se adapta a sus atributos positivos.

¿Por qué usted recomienda diferentes porciones de acuerdo con el origen ancestral?

Las porciones indicadas según el origen son simplemente adaptaciones a la dieta que le pueden resultar beneficiosas. De la misma manera que los hombres, las mujeres y los niños requieren diferentes porciones, lo mismo para las personas de acuerdo con su peso, su tamaño corporal, su origen y sus preferencias culturales. Estas sugerencias le ayudarán hasta que usted se sienta suficientemente satisfecho con la dieta para comer las porciones adecuadas.

Las recomendaciones sobre porciones también toman en consideración ciertos problemas específicos que las personas de diferentes orígenes suelen tener con los alimentos. Por ejemplo, los afronorteamericanos a menudo son intolerantes a la lactosa, y la mayoría de los asiáticos no están acostumbrados a comer alimentos lácteos, por eso deben introducir estos alimentos en forma paulatina para evitar reacciones negativas.

Soy alérgico al maní, pero usted dice que es un alimento muy beneficioso para mi tipo de sangre. ¿Opina que debería comerlo? Yo pertenezco al grupo sanguíneo A.

No. El grupo sanguíneo A cuenta con abundantes fuentes de proteína, sin maní. Estas reacciones son causadas por el sistema inmune, que crea anticuerpos que resisten el alimento. Es posible que una persona del grupo A no sea alérgica al maní, que contiene propiedades afines al tipo A. Pero usted puede no tolerarlo. Esto significa que usted tiene trastornos digestivos cuando come maní. Los trastornos pueden ser causados por una serie de factores que incluyen una dieta pobre en su conjunto. Quizás usted coma el maní junto con otros alimentos problemáticos y responsabiliza al primero por los trastornos.

Una vez más, no necesita incluir el maní en su dieta, pero puede llegar a tolerarlo bien una vez que se haya adaptado a la Dieta del tipo A.

Soy del grupo sanguíneo B y mis opciones alimenticias son muy extrañas para mí. Parece que todo lo que puedo comer es cordero, carnero, venado y conejo, carnes que jamás he comido. ¿Por qué no el pollo?

La eliminación del pollo es la adaptación más dura para la mayoría de las personas del grupo B que he tratado. El pollo no sólo es una proteína básica de muchos grupos étnicos, sino que además la mayoría de nosotros nos hemos condicionado a pensar que el pollo es más saludable que otras carnes. Sin embargo, no existe una regla única que rija para todos. El pollo contiene una lectina en su tejido muscular que es muy perjudicial para el tipo B. En su reemplazo, usted puede comer pavo y una amplia variedad de pescados.

¿Qué significa un alimento «neutro»? ¿Estos alimentos son buenos para mí?

Las tres categorías están destinadas a concentrarse en los alimentos que son más y menos beneficiosos para usted, de acuerdo con la reacción de su tipo de sangre a ciertas lectinas. Los alimentos muy beneficiosos actúan como un remedio; los alimentos no aconsejables como un veneno. Los alimentos neutros simplemente actúan como alimentos. Si bien estos últimos pueden no proporcionarle los beneficios especiales para su salud que le brindan otros alimentos, son indudablemente buenos para usted en el sentido de que contienen muchos nutrientes que su organismo necesita.

¿Debo comer todos los alimentos calificados como «muy beneficiosos»?

¡Sería imposible comer todos los alimentos incluidos en su dieta! Considere la Dieta para su tipo de sangre como la paleta de un pintor de la cual usted puede elegir los colores en sus diferentes tonalidades y combinaciones. Sin embargo, en lo posible trate de alcanzar la cantidad semanal de los diferentes grupos de alimentos. La frecuencia probablemente es más importante que el tamaño de las porciones individuales, por eso si usted es del grupo sanguíneo O y tiene un físico menudo, trate de ingerir proteína animal cinco a siete veces por semana, pero reduzca las porciones, quizás utilizando 56 a 90 gramos en lugar de 112 a 140 gramos. Esto le asegura que los nutrientes más valiosos pasen a su corriente sanguínea a un ritmo constante.

¿La combinación de alimentos es conveniente para la Dieta del tipo de sangre?

Algunos regímenes alimenticios recomiendan la combinación de alimentos, lo cual significa comer ciertos grupos de alimentos combinados para una mejor digestión.

Muchos de esos libros están llenos de banalidades con una serie de limitaciones y reglas innecesarias. Quizá la única regla de combinación valedera sea evitar comer proteínas animales, como carnes, con grandes cantidades de féculas, como panes y patatas. Esto es importante porque los productos animales se digieren en el estómago en un medio sumamente ácido, mientras las féculas se digieren en los intestinos, en un medio muy alcalino. Cuando estos alimentos se combinan, el organismo metaboliza alternadamente, primero la proteína, luego la fécula, después nuevamente la proteína; un método no muy eficiente. Al ingerir estos grupos de alimentos en forma separada, el estómago puede concentrar sus funciones en la tarea inmediata. Sustituya por las guarniciones de vegetales ricos en fibra y pobres en féculas, como las verduras. La abstención de la combinación proteína-fécula no se aplica al tofú y otras proteínas vegetales que son esencialmente predigeridas.

¿Qué debo hacer si un «alimento no aconsejable» es el cuarto o quinto ingrediente de una receta?

Eso depende de su estado de salud, o del grado de su acatamiento. Si usted tiene alergia a ciertos alimentos, o colitis, puede requerir una abstención total. Muchos pacientes con un alto acatamiento evitan estos alimentos completamente, si bien pienso que esto podría ser demasiado extremo. A no ser que sufran de una afección alérgica específica, no me opongo a que las personas ocasionalmente coman un alimento que no figura en su dieta.

¿Perderé peso con la Dieta para el tipo de sangre?

Cuando lea su Plan de grupo sanguíneo encontrará recomendaciones específicas para la pérdida de peso. Estas difieren de un grupo a otro. Esto es así porque las lectinas de los distintos alimentos tienen efectos diferentes. Por ejemplo, el grupo sanguíneo O digiere y metaboliza la carne con eficiencia, mientras que el grupo A tiene procesos digestivos y metabólicos lentos.

La Dieta para su tipo de sangre ha sido adaptada para eliminar cualquier desequilibrio que conduzca al aumento de peso. Si usted sigue la Dieta para su tipo, su metabolismo se adaptará a su nivel normal y quemará las calorías con más eficiencia; su sistema digestivo procesará adecuadamente los nutrientes y reducirá la retención de líquido. Usted perderá peso de inmediato.

En mi ejercicio de la profesión, he comprobado que la mayoría de mis pacientes que tienen problemas de peso también tienen antecedentes de dietas crónicas. Se podría pensar que la dieta constante conduce a la pérdida de peso, pero esto no sucede si la estructura de la dieta y los alimentos que incluye son contraindicados para las necesidades específicas de su organismo.

En nuestra cultura, solemos promover las dietas reductoras de «aplicación general» y luego nos preguntamos por qué no surten efecto. ¡La respuesta es obvia! Los diferentes tipos de sangre responden al alimento de distintas maneras. Esto, junto con el programa de ejercicios recomendado, le permitrá ver los resultados muy rápidamente.

¿Importan las calorías en la Dieta del tipo de sangre?

Como con la mayoría de los problemas que plantea la alimentación, la preocupaciones acerca de las calorías se eliminan automáticamente si usted sigue la dieta específica para su tipo de sangre. La mayor parte de los pacientes que siguen las indicaciones concernientes a la dieta y el ejercicio pierden un poco de peso. Algunas personas también se quejan de perder demasiado peso. Pero hay un período de ajuste con esta dieta, y a través del tiempo usted estará en condiciones de dar con la cantidad de alimentos adecuada a sus necesidades. Los diagramas en cada categoría de alimentos le dan una idea de cómo comenzar.

Es importante tener en cuenta el tamaño de las porciones. No importa el alimento que usted ingiera, si come demasiado aumentará de peso. Esto probablemente parece tan obvio que ni siquiera vale la pena mencionarlo. Pero comer en exceso ha llegado a ser uno de los problemas de salud más difíciles y peligrosos en muchas naciones. Por ejemplo, millones de norteamericanos padecen hinchazón y dispepsia debido a las cantidades de alimentos que ingieren. Cuando usted come demasiado, las paredes de su estómago se estiran como un globo inflado. Si bien los músculos del estómago son elásticos y capaces de contraerse y estirarse, cuando se expanden demasiado las células de las paredes abdominales soportan un esfuerzo tremendo. Si usted come hasta sentirse lleno y normalmente experimenta pesadez después de una comida, trate de reducir el tamaño de las porciones. Aprenda a escuchar lo que su organismo le dice.

Tengo problemas cardiacos y me han dicho que evite totalmente la grasa y el colesterol. Soy del grupo sanguíneo O. ¿Cómo puedo comer carne?

En primer lugar, sepa que son los granos, no las carnes, los principales responsables de los problemas cardiovasculares para el grupo O. ¡Esto es muy curioso porque a casi todas las personas que tratan de prevenir una afección cardiaca se les recomienda seguir una dieta basada ampliamente en hidratos de carbono complejos!

En las personas del grupo sanguíneo O, la alta ingesta de ciertos hidratos de carbono, como los panes de trigo, eleva los niveles de insulina. En respuesta, su organismo almacena más grasa en los tejidos, y se elevan los niveles de colesterol en la sangre.

Además, tenga en cuenta que la ingesta limitada de alimentos altos en colesterol sólo controla moderadamente su colesterol de la sangre. En realidad, aproximadamente un 85 a 90 por ciento se controla mediante la producción y metabolismo del colesterol en su hígado.

Soy del grupo sanguíneo O y no deseo consumir mucha grasa en mi dieta. ¿Qué me sugiere?

Una dieta rica en proteína no significa necesariamente que es rica en grasa, especialmente si usted evita las carnes demasiado veteadas de grasa. Si bien son más costosas, procure buscar carnes magras orgánicas que han sido producidas sin el uso excesivo de antibióticos ni otras sustancias químicas. Nuestros antepasados consumían más carnes de caza o de animales que pastoreaban alfalfa y otras hierbas; hoy las carnes de alto contenido graso se producen utilizando grandes cantidades de granos de maíz.

Si usted no puede conseguir o permitirse estas carnes orgánicas, elija los cortes más magros disponibles, y extráigales el exceso de grasa antes de cocinarlos. El grupo sanguíneo O también tiene muchas otras opciones proteicas que son naturalmente más bajas en grasa, como el pollo y el pescado. La grasa del pescado rico en aceites está compuesta de ácidos grasos omega-3, que parecen reducir el colesterol y fortalecer el corazón.

¿Cómo puedo estar seguro de comprar los alimentos más naturales y más frescos?

En los últimos años, muchos consumidores se han reunido para crear cooperativas de provisión de alimentos, grupos de personas que compran mercadería a granel. Muy a menudo esta posibilidad de comprar a granel da por resultado un gran ahorro y productos de alta calidad. La mayoría de las cooperativas de provisión requieren un pequeño honorario de asociación y algunas horas mensuales para trabajar en la cooperativa. Los ahorros, especialmente en mercaderías como granos, especias, porotos, vegetales y aceites, pueden ser sustanciales.

Los comercios de alimentos naturales pueden ser un buen lugar para adquirir productos frescos, pero no caiga en la trampa de pensar que por estar en una tienda de estas características usted puede bajar la guardia. Muchos comercios de productos naturales, especialmente los más pequeños, no tienen una reposición tan rápida como la de un supermercado o una verdulería, y sus alimentos podrían no ser tan frescos.

¿Los alimentos orgánicos son más saludables que los no orgánicos?

Una buena regla práctica es no utilizar los vegetales orgánicos si tienen precios exagerados. Saben mejor y son más saludables. No obstante, si usted depende de un ingreso fijo y no puede encontrar alimentos orgánicos a precios competitivos, los productos frescos no orgánicos son casi igualmente saludables.

Cada vez más supermercados venden productos orgánicos. Curiosamente, en un supermercado de mi barrio, los vegetales y frutas orgánicas se exhiben junto a los no orgánicos, ¡y tienen el mismo precio! Creo que las presiones del mercado consumidor seguirán induciendo a los agricultores a producir cada vez más vegetales y frutas de manera orgánica, aunque más no fuera por el costo de los fertilizantes químicos que hace que los alimentos no orgánicos resulten más costosos que los producidos naturalmente.

¿Perjudicarán mi dieta los alimentos enlatados?

Los alimentos enlatados, sometidos a presión y calor, pierden la mayor parte de su contenido vitamínico, especialmente los antioxidantes, como la vitamina C. Sólo retienen las vitaminas que no son sensibles al calor, como la vitamina A. Estos alimentos por lo general son más pobres en fibra que los frescos y más ricos en sal, generalmente agregada para compensar la falta de sabores en la producción. Insípidos, exentos del sabor que encontramos en los alimentos y vegetales frescos y menos enzimas naturales (que son destruidas en el proceso de enlatado), los alimentos enlatados se deberían utilizar con moderación. Con los alimentos enlatados usted paga mucho más por peso, y no obtiene mucho a cambio.

Además de los alimentos frescos, la segunda opción son los productos congelados. El congelamiento no altera demasiado el contenido nutritivo del alimento, si bien a menudo disminuye su sabor y textura.

¿Por qué algunas frituras son tan beneficiosas?

La fritura rápida al estilo de la cocina oriental es más sana que la modalidad occidental. Se utiliza menos aceite, y el aceite en sí mismo, por lo general de sésamo, es más resistente a las altas temperaturas que los aceites de cártamo o canola. La idea que hay detrás de la fritura rápida es dorar ligeramente el alimento en su parte externa, con el efecto agregado de fijar su sabor.

La mayor parte de las comidas se pueden preparar de esta manera utilizando una sartén profunda del tipo *wok* (utensilio oriental). La forma de cono profundo de esta sartén concentra el calor en la pequeña área de la base, lo cual permite que el alimento se cocine allí y luego se pueda mover hacia los bordes más fríos del recipiente. En este tipo de cocción generalmente se mezclan vegetales y pescados o carnes. Cocine primero las carnes y vegetales que requieren más calor, luego desplácelos hacia los bordes de la sartén y agregue los vegetales que necesitan menos cocción en el centro.

Los vegetales al vapor también constituyen un método rápido y eficaz de cocinar, y ayuda a conservar los nutrientes en el alimento. Utilice una cesta vaporera, comprada en un supermercado o bazar, colocada dentro de una gran olla con agua hasta el nivel de la base de la cesta. Agregue los vegetales, cubra y deje hervir. No cocine demasiado. La consistencia significa mejor sabor, mejor textura y mejor nutrición.

¿Debería tomar un suplemento multivitamínico todos los días junto con mi Dieta para el tipo de sangre?

Si usted goza de buena salud y sigue la Dieta para su tipo de sangre, en realidad no necesita un suplemento, aunque hay excepciones. Las mujeres embarazadas deben suplementar su dieta con hierro, calcio y ácido fólico. La mayoría de las mujeres también necesitan una dosis extra de calcio, especialmente si su dieta no incluye muchos alimentos lácteos.

Las personas que tienen una actividad física intensa, los individuos con ocupaciones generadoras de estrés, los ancianos, los enfermos y los que fuman demasiado, todos deberían seguir un programa de suplementación. Puede encontrar más detalles específicos en su Plan individual de grupo sanguíneo.

¿Qué importancia tienen las hierbas y las infusiones?

Eso depende de su tipo de sangre. El tipo O responde bien a las hierbas calmantes, el tipo A a las más estimulantes, y el tipo B puede prescindir de la mayoría de ellas. Las personas del grupo sanguíneo AB deberían seguir las terapias herbáceas recomendadas para el grupo A, con la condición de evitar las hierbas que no son convenientes para los grupos A y B.

¿Por qué son tan limitados los aceites vegetales en las Dietas para los tipos de sangre? Yo creía que todos los aceites vegetales eran beneficiosos.

Probablemente haya visto los avisos publicitarios que pregonan la noticia de que los aceites vegetales son «¡sin colesterol!» Esto no es novedad para nadie que tenga un mínimo conocimiento sobre nutrición. Las plantas y vegetales no producen colesterol, ya que éste se encuentra únicamente en los productos derivados de animales. Su aceite libre de colesterol puede tener poco más para recomendar.

He aquí los hechos. Evite siempre los aceites tropicales, como el de coco, ya que tienen un alto contenido de grasa saturada, la cual puede ser perjudicial para el sistema cardiovascular. La mayor parte de los aceites que se venden actualmente, incluidos el aceite de cártamo y de canola (semilla de colza), son poliinsaturados, lo cual representa una ventaja sobre los aceites tropicales grasos. Sin embargo, se supone que el consumo excesivo de grasas poliinsaturadas puede estar relacionado con ciertos tipos de cáncer, especialmente si han sido sometidos a las altas temperaturas de la cocción. Por lo general, en la cocción prefiero utilizar el aceite de oliva cada vez que sea posible. Creo que este aceite ha mostrado tener las grasas más toleradas y beneficiosas. Como el aceite monoinsaturado parece tener efectos positivos sobre el corazón y las arterias. Hay muchas marcas disponibles de aceite de oliva. El de más alta calidad es el aceite extra-virgen. Es de color ligeramente verdoso y casi inodoro, aunque cuando se calienta un poco despide un delicioso aroma de aceitunas. El aceite de oliva se obtiene comúnmente por presión en frío en lugar de extraerlo mediante calor o productos químicos. Cuanto menos procesado sea un aceite, mejor será la calidad.

El tofú parece un alimento muy poco tentador. ¿Debo comerlo si soy del grupo sanguíneo A?

Muchas personas de los grupos sanguíneos A y AB levantan una ceja y hacen muecas de desagrado cuando les recomiendo hacer del tofú un alimento básico de sus dietas. En efecto, el tofú no es un alimento atractivo. Lo admito. Cuando era estudiante universitario del grupo A, con escasos recursos comí tofú con vegetales y arroz todos los días durante años. Era barato, pero ahora me agrada.

Creo que el verdadero problema con el tofú es la manera en que se presenta en los mercados. El tofú —en sus versiones blanda y dura— colocado junto con otros productos afines en un gran barril de plástico, sumergido en agua helada. Cuando logran superar su aversión inicial y comprar una o dos tortas de tofú (el hecho de llamarlas tortas denota un poco de amarga ironía) muchas personas lo llevan a casa, lo depositan en un plato y cortan un buen trozo para probarlo. ¡Ésta es una mala manera de probar el tofú! Es como introducirse un huevo crudo en la boca y tragarlo... una experiencia no muy placentera.

Si usted va a utilizar el tofú, es mejor cocinarlo y combinarlo con vegetales y condimentos fuertes que a usted le agraden, como el ajo, el jengibre y la salsa de soja.

El tofú es una comida nutritivamente completa que satisface y es muy barata. El grupo sanguíneo A debería tenerlo en cuenta: ¡El camino hacia una buena salud está asegurado con el queso de soja!

Nunca había oído hablar de los granos que usted menciona. ¿Dónde puedo encontrarlos?

Si usted está buscando granos alternativos, los comercios de productos naturales son el sitio indicado. En los últimos años, muchos granos caídos en desuso han sido redescubiertos y ahora se están produciendo. Ejemplos de estos granos son el amaranto, un grano de México, y la escanda o espelto, una variante del trigo que parece estar exenta de los problemas que plantea el trigo entero. ¡Pruébelos! No saben mal. La harina de escanda sirve para preparar un pan nutritivo y sabroso, y varios cereales para el desayuno se hacen ahora con amaranto. Otra alternativa saludable es comprar los panes de trigo germinado, a veces llamados pan Ezequiel o pan esenio, ya que las lectinas del gluten que se encuentran principalmente en la cubierta de la semilla se destruyen en el proceso de germinación. Estos panes se echan a perder rápidamente y se encuentran generalmente en los refrigeradores de los supermercados o los comercios de productos naturales. Son un alimento nutritivo con muchas enzimas beneficiosas todavía intactas. Esté alerta con los panes de trigo germinado que se producen comercialmente, ya que por lo general tienen una menor proporción de ese trigo y un mayor porcentaje de trigo entero. El pan de trigo germinado es de sabor algo dulzón, pues el proceso de germinación también libera azúcares, y es húmedo y tierno. Con este pan se pueden preparar unas deliciosas tostadas.

Soy del grupo sanguíneo A y he sido corredor durante muchos años. La carrera parece ser un buen método para reducir el estrés. Me siento desconcertado con su consejo de que no debería hacer ejercicios intensos.

Hay una clara evidencia de que su tipo de sangre determina su reacción única al estrés, y que el grupo sanguíneo A suele sentirse mejor con ejercicios menos intensos. Mi padre ha observado esto miles de veces en veinticinco años de estudios, mientras investigaba la conexión con el tipo de sangre. Sin embargo, hay muchas cosas que todavía no sabemos, por eso dudaría en decirle concluyentemente que no debería correr.

Le pediría que reconsidere sus niveles de salud y energía. A menudo he escuchado a pacientes que dicen cosas como, «siempre he sido un corredor», o «siempre he comido pollo», como si ésta fuera toda la prueba que necesitan para demostrar que una actividad o un alimento ha sido beneficioso. Con frecuencia, estas personas sufren una serie de problemas físicos o tensiones que jamás pensaron en asociar con actividades o alimentos específicos. Además, usted puede ser un individuo del grupo A con una variante, que prospera con la actividad física intensa. O puede descubrir que corre en vano.

Apéndice C

Glosario de términos

Aglutinar: expresión derivada de la palabra latina *aglutti-nare* (encolar). El proceso mediante el cual las células se adhieren unas a otras, generalmente a través de la acción de una aglutinina, como un anticuerpo o una lectina. Ciertos virus y bacterias también son capaces de aglutinar las células de la sangre. Muchas aglutini-nas, particularmente las lectinas de los alimentos, son específicas del tipo de sangre. Ciertos alimentos aglu-tinan solamente las células de un tipo de sangre, pero no reaccionan con las células de otro tipo.

Anticuerpos: son sustancias químicas, llamadas inmuno-globulinas, producidas por las células del sistema in-mune para identificar o detectar específicamente los cuerpos extraños en el organismo del huésped. Los an-ticuerpos se unen a los indicadores específicos —antí-genos— presentes en los virus, bacterias u otras toxi-nas, y los aglutinan. El sistema inmune es capaz de fabricar millones de anticuerpos diferentes contra una amplia variedad de invasores potenciales. Los indivi-duos de los grupos sanguíneos O, A o B portan antíge-nos para los otros tipos de sangre. El grupo AB, el re-ceptor universal, no fabrica anticuerpos para los otros tipos de sangre.

Antígeno: toda sustancia química que genera un anticuer-po del sistema inmune en respuesta a ella. Los indicadores químicos que determinan el tipo de sangre se consideran antígenos del tipo de sangre porque los otros tipos pueden tener anticuerpos contra ellos. Los antígenos se encuentran comúnmente en la superficie de los gérmenes y son utilizados por el sistema inmune para detectar el material extraño. Las células cancerosas producen a menudo antígenos especializados, que se llaman antígenos tumorales. Muchos antígenos del cáncer y de los gérmenes son transformistas astutos que pueden emular el tipo de sangre del huésped en un esfuerzo por eludir la detección.

Antioxidante: se cree que las vitaminas fortalecen el sistema inmune y previenen el cáncer destruyendo las sustancias tóxicas (llamadas radicales libres) que atacan las células. Se piensa que las vitaminas C, E y el betacaroteno son los antioxidantes más poderosos.

Antropología: es el estudio de la raza humana en relación con la distribución, el origen y la clasificación. Los antropólogos estudian las características físicas, la relación de las razas, las relaciones sociales y ambientales, y la cultura. Los grupos sanguíneos ABO son ampliamente utilizados por los antropólogos en el estudio de las poblaciones humanas primitivas.

Cetosis (o quetosis): estado que se alcanza con una dieta rica en proteína y pobre en hidratos de carbono. Las dietas ricas en proteína de nuestros primeros antepasados del grupo O los obligaban a quemar grasa por energía y a producir cetonas, un signo de actividad metabólica rápida. El estado de cetosis les permitió a los humanos primitivos mantener un gran vigor físico, mucha energía y eficiencia metabólica, todos atributos necesarios para la existencia de cazadores.

Cro-Magnon: el primer ser hummano verdaderamente moderno. Originados alrededor de 70.000 a 40.000 años a. C. los hombres de Cro-Magnon emigraron desde África hacia Europa y Asia. Como cazador diestro, el Cro-Magnon llevó básicamente una existencia de cazador-recolector. La mayor parte de las características digestivas de las personas del grupo sanguíneo O derivan del Cro-Magnon.

Diferenciación: proceso celular mediante el cual las células desarrollan características y funciones especializadas. La diferenciación es controlada por la maquinaria genética de la célula. Las células cancerosas, que a menudo tienen genes defectuosos, por lo general involucionan, y pierden muchas de las características de una célula normal, volviendo a su estado de desarrollo embriológico primitivo.

Doctor naturópata (D.N.): médico entrenado en los métodos de curación natural. Los médicos naturópatas reciben un entrenamiento de posgrado de cuatro años en una facultad o universidad acreditada, y actúan como prestadores de atención médica primaria.

Fitoquímicos: producto vegetal natural con aplicaciones específicas para la salud. La mayor parte de los fitoquímicos son hierbas y plantas tradicionales.

Gen: componente de la célula que controla la transmisión de características hereditarias al especificar la estructura de una enzima o proteína particular. Los genes están compuestos por largas cadenas de ácido desoxirribonucleico (ADN), contenido en los cromosomas de los núcleos celulares.

Indoeuropeo: pueblo caucásico primitivo que emigró hacia el oeste, internándose en Europa, desde sus tierras de origen en Asia y el Oriente Medio, alrededor de 7000 a 3550 a. de J.C. Los indo-europeos fueron probablemente los antepasados del grupo sanguíneo A en Europa occidental.

Lectina: cualquier compuesto, generalmente una proteína, presente en la naturaleza, que puede interactuar con los antígenos de las células del organismo, aglutinándolos. Las lectinas se encuentran a menudo en los alimentos comunes, y muchas de ellas son específicas del tipo de sangre. Como las células cancerosas generalmente fabrican una cantidad abundante de antígenos sobre su superficie, algunas lectinas pueden aglutinarlas en lugar de las células normales.

Mucosidad (o mucus): es una secreción producida por tejidos especializados, llamados mucosas, cuya función es lubricar y proteger las delicadas paredes internas del cuerpo. El mucus contiene anticuerpos para proteger el organismo contra los gérmenes. Los individuos secretores segregan grandes cantidades de antígenos del tipo de sangre en el mucus, lo cual sirve para filtrar las bacterias, los hongos y los parásitos con características de un tipo de sangre opuesto.

Neolítico: período de evolución del ser humano primitivo caracterizado por el desarrollo de la agricultura y el uso de la alfarería y las herramientas pulidas. El cambio radical en el estilo de vida humana, desde la existencia previa de cazadores-recolectores, probablemente fue el principal estímulo para el desarrollo del tipo de sangre A.

Panhemoaglutinantes: lectinas que aglutinan todos los tipos de sangre. Un ejemplo es la lectina del tomate.

Polimorfismo: literalmente significa «muchas formas». Un polimorfismo es cualquier manifestación física entre especies de organismos vivientes que varían a través de la influencia genética. Los tipos de sangre son un ejemplo bien conocido de polimorfismo.

Sistema de grupo sanguíneo ABO: el más importante de los sistemas de clasificación de la sangre, el grupo ABO es el determinante para las reacciones de transfusión y trasplante de órganos. A diferencia de otros sistemas de clasificación, el ABO tiene una importancia que va más allá de la transfusión o el trasplante, incluyendo la determinación de muchas de las características digestivas e inmunológicas del organismo. El grupo ABO está formado por los cuatro tipos de sangre: O, A, B y AB. El tipo O no tiene un verdadero antígeno, pero porta anticuerpos para los tipos de sangre A y B. Los tipos A y B poseen el antígeno específico de su tipo de sangre y producen anticuerpos mutuos. El tipo AB no produce ningún anticuerpo para los otros tipos de sangre porque tiene ambos antígenos, A y B.

Los antropólogos utilizan ampliamente los grupos sanguíneos ABO como una pauta del desarrollo de los pueblos primitivos. Muchas enfermedades, especialmente los trastornos digestivos, el cáncer y las infecciones expresan preferencias, escogiendo entre los grupos sanguíneos ABO. Estas propensiones comúnmente no son bien comprendidas ni apreciadas por los médicos ni por la población en general.

Triglicéridos: son los depósitos de grasa del organismo, también contenidos en la sangre. Los triglicéridos —o grasas de la sangre— elevados se consideran un riesgo de afección cardiaca.

Apéndice D

Comentarios sobre la antropología de los grupos sanguíneos

La antropología es el estudio de las diferencias humanas, culturales y biológicas. La mayoría de los antropólogos dividen la especialidad en dos categorías: la antropología cultural, que se ocupa de las manifestaciones de la cultura, como el lenguaje o el ritual; y la antropología física, que se ocupa del estudio de la biología evolutiva de nuestra especie, el *Homo sapiens*. Los antropólogos físicos intentan rastrear el desarrollo histórico humano a través de métodos estrictamente científicos, como los tipos de sangre. Una tarea central en la antropología física ha sido documentar la secuencia de cómo evolucionó la línea humana desde los primitivos antepasados primates. El uso de los tipos de sangre para estudiar las sociedades primitivas se ha denominado paleoserología, estudio de las características sanguíneas antiguas.

A la antropología física también le incumbe el estudio de cómo los seres humanos se adaptaron a las presiones ambientales. La antropología física tradicional dependía en gran medida de la estimación de la forma craneana, la estatura y otras características físicas. El tipo de sangre llegó a ser una poderosa herramienta para este tipo de análisis. A mediados de este siglo, a medida que se puso más énfasis en las características genéticas, el interés se desplazó hacia los tipos de sangre y otros indicadores que se conocen como bases genéticas. El médico y antropólogo E. M. Mourant ha publicado dos trabajos claves, *Bloods Groups and Disease* (Grupos sanguíneos y enfermedad), editado en 1978, y *Blood Relations: Blood Groups and Anthropology* (Relaciones de la sangre: Los grupos sanguíneos y la antropología), editado en 1985, que han reunido gran parte del material disponible sobre la materia.

Además de Mourant, he recurrido a una serie de fuentes de información para este apéndice, y fuentes antropológicas previas, como *Genetics and the Races of Man* (La genética y las razas del hombre), y unos estudios que se han publicado en varias revistas de medicina forense desde 1920 hasta 1945.

Es posible rastrear la incidencia de los diferentes tipos de sangre en las poblaciones antiguas a través de la clasificación de la sangre de cadáveres exhumados. A partir de los restos se pueden reconstituir pequeñas cantidades de material sanguíneo y determinar el tipo de sangre. Al estudiar los tipos de sangre de las poblaciones humanas, los antropólogos obtienen información sobre la historia local de la población; sus desplazamientos, cruzamientos y diversificación.

Muchos grupos nacionales y étnicos tienen distribuciones de grupos sanguíneos únicos. En ciertas culturas más aisladas, todavía se puede observar un claro predominio de un tipo de sangre sobre otro. En otras sociedades, la distribución puede ser más pareja. Por ejemplo, en los Estados Unidos los porcentajes parejos de los grupos sanguíneos O y A reflejan las masas de inmigración. Los Estados Unidos también tienen un porcentaje más alto de sangre del tipo B que las naciones europeas occidentales, lo cual probablemente refleja la influencia de orígenes más orientales.

A los efectos de este análisis, podemos dividir la humanidad en dos razas básicas: etíopida y paleártica. La paleártica se puede dividir a su vez en mongoloide y caucásica, si bien la mayoría de las personas se sitúan en un punto intermedio. Cada raza se caracteriza físicamente por su ambiente y ocupa diferentes áreas geográficas. Los etiópidos, probablemente la raza más antigua son africanos de piel oscura que habitan el tercio sur de Arabia y el sur del Sahara africano. La región paleártica comprende el África al norte del Sahara, Europa, la mayor parte de Asia (con la excepción del sur de Arabia), India, el sudeste asiático y el sur de China.

Las conjeturas más aproximadas sitúan los comienzos de la migración humana desde África hacia el continente asiático hace aproximadamente un millón de años. En Asia, muy probablemente, el *Homo sapiens* se dividió del tronco ancestral etíopido en caucásicos y mongoloides, pero casi no sabemos nada sobre cuándo ni por qué ocurrió esto.

Cada una de las razas básicas tiene su propia tierra natal, un área geográfica donde es predominante. La tierra natal de los etíopidos fue África, la de los caucásicos Europa y el norte de Asia, y la de los mongoloides el centro y sur de Asia.

A medida que los grupos migraban y se cruzaban, evolucionaban poblaciones intermedias en los pliegues y fisuras entre esas tierras ancestrales. Por ejemplo, el área limitada por el Sahara, el Oriente Medio y Somalia fue el lugar de origen de una mezcla de razas africanas y caucásicas; el subcontinente indio, de una mezcla de los más norteños caucasianos y los más sureños mongoloides. Estos grupos, que luego se subdividieron en innumerables y a veces temporarias poblaciones, estuvieron sometidos a las presiones de la enfermedad, las fuentes de alimentación y el clima. Pueden haber existido durante miles de años en las áreas comprendidas entre sus tierras de origen. Si bien el resultado de la migración iba a diseminar el tipo de sangre O a lo largo y ancho del mundo, fue desde esas áreas que surgieron más tarde los demás grupos sanguíneos.

Pueden existir más diferencias físicas entre los africanos y las otras razas, pero las diferencias del tipo de sangre entre caucasianos y mongoloides son más definidas, una buena razón para reconsiderar los estereotipos raciales.

También sería un error considerar a los primeros pueblos del grupo sanguíneo O como primitivos. Hubo más desarrollo intelectual en la era del Cro-Magnon que en cualquier otra época anterior o posterior. Los hombres de Cro-Magnon crearon nuestras primeras sociedades y rituales, más que los rudimentos de la comunicación y el nomadismo original. Si bien rastreamos la herencia genética del tipo de sangre O en la remota prehistoria, sigue habiendo una química muy factible, a causa principalmente de su simplicidad y del hecho de que la dieta de proteína animal todavía da cuenta de una gran proporción de la ingesta de alimentos en el mundo actual.

El primer intento de utilizar el tipo de sangre para describir las características raciales y de nacionalidad lo hizo un equipo de médicos, el matrimonio Hirszfeld, en 1918. Durante la Primera Guerra Mundial ambos habían servido como médicos en los ejércitos aliados que se habían concentrado en el área de Salónica, Grecia.

Mientras trabajaban con una fuerza multinacional, y con grandes cantidades de refugiados de diferentes orígenes étnicos, los Hirszfeld clasificaron sistemáticamente los tipos de sangre de una gran cantidad de individuos, registrando además su raza y nacionalidad. Cada grupo comprendía más de quinientos sujetos.

Por ejemplo, descubrieron que el porcentaje de individuos del grupo sanguíneo B iba desde sólo un 7,2 por ciento de la población entre los ingleses hasta un 41,2 por ciento entre los indios, y que los europeos occidentales en general tenían una más baja incidencia del tipo B que los eslavos balcánicos, quienes a su vez tenían una más baja incidencia que los rusos, turcos y judíos; quienes mostraban una proporción menor que los vietnamitas e indios. La distribución del tipo de sangre AB seguía esencialmente las mismas pautas, con una baja incidencia del 3 a

5 por ciento entre los europeos occidentales, y un 8,5 por ciento entre los indios.

En la India subcontinental, el tipo de sangre AB constituye el 8,5 por ciento de la población, una proporción notablemente alta para un tipo de sangre, cuyo promedio a nivel mundial es de un 2 a 5 por ciento. Esta proporción probablemente se deba a la situación de la India subcontinental, como una ruta de invasión entre las tierras conquistadas hacia el oeste y la tierra de origen de los mongoloides hacia el este.

Los grupos sanguíneos O y A mostraban básicamente lo opuesto de los grupos B y AB. El porcentaje del grupo A seguía siendo muy uniforme (40 por ciento) entre los europeos, los eslavos balcánicos y los árabes, y muy bajo entre los africanos occidentales, los vietnamitas y los indios. El cuarenta y seis por ciento de la población inglesa analizada era del grupo O, que para los indios representaba solamente un 31,3 por ciento.

El análisis moderno (resultado de los registros conservados por los bancos de sangre), comprende los tipos de sangre de más de 20 millones de individuos de todo el mundo. Pero estas cifras mayores no hacen más que confirmar las observaciones originales de los Hirszfeld. Ninguna revista científica se atrevió a publicar su material en ese momento. Por largo tiempo, el estudio de los Hirszfeld languideció en una oscura publicación antropológica; durante más de treinta años este trabajo importante y fascinante se pasó por alto.

Aparentemente, había poco interés en utilizar este conocimiento de los tipos de sangre como una indagación antropológica de la historia de la humanidad.

CLASIFICACIONES RACIALES
BASADAS EN EL TIPO DE SANGRE

En la segunda década del siglo XX los antropólogos intentaron por primera vez una clasificación racial basada en los grupos sanguíneos. En 1929, Laurance Snyder publicó un libro titulado *Blood Grouping in Relationship to Clinical and Legal Medicine* (Los grupos sanguíneos en relación con la medicina clínica y legal). En él, Snyder propuso un amplio sistema de clasificación basado en el tipo de sangre. Es especialmente interesante porque se concentra principalmente en la distribución de los grupos ABO, la única herramienta que se tenía en ese momento.

Las clasificaciones raciales, como las vio Snyder, eran:

El tipo europeo: con alta frecuencia del tipo de sangre A, baja incidencia del tipo B, quizá como resultado del tipo A originado en Europa Occidental. Esta categoría comprendía ingleses, escoceses, franceses, belgas, italianos y alemanes.

El tipo intermedio: suerte de mezcla entre las poblaciones europeas occidentales (con alta incidencia del tipo A) y centrales (con alta incidencia del tipo B). En general, es más alta la incidencia del tipo O. Esta categoría comprendía finlandeses, árabes, rusos, judíos españoles, armenios y lituanos.

El tipo huno: grupos orientales con una alta incidencia del tipo de sangre A, posiblemente resultado de una introducción de elementos caucasianos, que comprenden ucranianos, polacos, húngaros, japoneses, judíos rumanos, coreanos y chinos del sur.

El tipo indomanchú: abarca grupos de población con una alta incidencia del tipo de sangre B sobre el A. Este tipo comprende indios subcontinentales, gitanos, chinos del norte y manchúes.

El tipo afro-malayo: con una incidencia moderadamente más alta de los tipos A y B, en conjunto, y una incidencia normal del tipo O. Esta categoría comprende javaneses, naturales de Sumatra, africanos y marroquíes.

El tipo oceánico-americano: comprende filipinos, aborígenes norteamericanos y sudamericanos, y esquimales. Incidencia extremadamente alta del tipo O Rh+ (positivo), muy pequeña del tipo A, y casi ausente del tipo sanguíneo B.

El tipo australasiático: constituida principalmente por los aborígenes australianos, esta clasificación muestra una alta incidencia del tipo A (casi equivalente a la de Europa Occidental), casi ninguna incidencia del tipo B y un alto porcentaje del tipo O, si bien no tan alto como el que se encuentra en el tipo oceánico-americano.

Dado que Snyder sólo podía depender de los tipos de sangre ABO, las clasificaciones que hizo muestran extrañas combinaciones, como la del tipo huno que comprende tanto a coreanos como judíos rumanos. Más tarde, los investigadores comenzaron a utilizar los subgrupos sanguíneos Rh y MN, además de sus clasificaciones ABO, para intentar perfeccionar esas categorías. Estaban convencidos de que la clasificación racial basada meramente en los grupos ABO en muchos casos daría resultados que no coincidirían con las viejas ideas sobre raza, por eso también incorporaron los tipos MN y otros factores de la sangre (ver el Apéndice E) para distinguir las poblaciones no diferenciadas claramente mediante el grupo ABO.

Una clasificación basada en esos criterios más nuevos, distinguía las siguientes razas:

- Europeos (nórdicos y alpinos de Europa-Cercano Oriente)
- Mediterráneos
- Mongoloides (Asia Central y Eurasia)
- Africanos
- Indonesios
- Aborígenes americanos
- Oceánicos (comprendidos los japoneses)
- Australianos

Otra clasificación racial basada principalmente en los grupos ABO y los factores Rh es:

Grupo caucásico: con más alta incidencia del factor Rh- (negativo), tipo de sangre A relativamente alto, e incidencia moderadamente alta de todos los otros tipos de sangre.

Grupo negroide: con mayor incidencia de los factores Rh raros, una moderada frecuencia del Rh- (negativo), una alta incidencia relativa del tipo de sangre A2, y los raros productos intermedios del tipo A-Ax y A Bantú.

Grupo mongoloide: ausencia casi total del factor Rh- y del tipo A2. Utilizando los datos del sistema MN, el grupo mongoloide más adelante se clasificó en grupo asiático, grupo insular del Pacífico y australiano, grupo amerindio y esquimal.

William Boyd, en su libro *Genetics and the Races of Man* (La genética y las razas del hombre), publicado en

1950, propuso una diferenciación más precisa basada en esta clasificación previa:

Grupo europeo primitivo: posee la más alta incidencia (más del 30 por ciento) del factor Rh-, y probablemente ninguna del tipo B. Un porcentaje relativamente alto del tipo de sangre O. El gen del subtipo N era posiblemente un poco más alto que en los europeos actuales. Representado hoy por sus descendientes modernos: los vascos.

Grupo europeo (caucásico): posee la segunda incidencia más alta del gen Rh- y un porcentaje relativamente alto del tipo de sangre A2, con una moderada frecuencia de los genes de otros grupos sanguíneos. Porcentajes normales del gen del subtipo M.

Grupo africano (negroide): posee una incidencia extremadamente alta de un raro gen del tipo de sangre Rh-, el RhO, y una moderada frecuencia del Rh-; con una incidencia relativamente alta del tipo A2 y de los raros tipos intermedios del A, y un porcentaje más bien alto del tipo de sangre B.

Grupo asiático (mongoloide): posee un alto porcentaje del tipo de sangre B, pero muy bajo de los genes para el tipo de sangre A2 y Rh- (negativo).

Grupo amerindio: posee escasa o ninguna incidencia del tipo de sangre A, y probablemente ninguna del tipo B ni del factor Rh-. Muy altos porcentajes del tipo de sangre O.

Grupo australoide: posee una alta incidencia del tipo de sangre A1, pero no del tipo A2 ni del factor Rh-. Alta incidencia del gen para el subtipo N.

La clasificación de Boyd tiene más sentido que los anteriores sistemas de clasificación, porque también contempla las distribuciones geográficas de las razas con más precisión.

Un trabajo reciente del Dr. Luigi Cavalli-Sforza de la Universidad de Stanford ha rastreado la tendencia genética de las antiguas migraciones humanas, con métodos aún más sofisticados basados en la nueva tecnología del ADN. Muchos de sus hallazgos han confirmado las anteriores observaciones de Mourant, el matrimonio Hirszfeld, Snyder y Boyd en cuanto a la distribución de los grupos sanguíneos a nivel mundial.

Apéndice E

Los subgrupos sanguíneos

Más del 90 por ciento de todos los factores asociados con el tipo de sangre se relacionan con su grupo principal ABO. Sin embargo, hay varios subtipos menores de sangre, y la mayor parte de ellos juegan un papel significativo. De todos los subtipos, solamente tres tendrán algún impacto sobre su perfil o afectarán su salud y dieta. Los menciono sólo porque ocasionalmente surgen como un aporte útil en su plan de salud. En otras palabras: saber si usted es del grupo sanguíneo O, A, B o AB es la única información que usted realmente necesita.

Los tres subtipos que pueden desempeñar papeles menores son:

- La condición de secretor/no-secretor
- Los factores Rh positivo (Rh+) y Rh negativo (Rh-)
- El sistema de grupo sanguíneo MN

SECRETORES Y NO-SECRETORES

Si bien todas las personas llevan un antígeno del tipo de sangre en sus células sanguíneas, algunas también tienen antígenos del tipo de sangre que circulan libremente en sus secreciones corporales. Estos individuos se denominan secretores, porque secretan sus antígenos del tipo de sangre en su saliva, mucosidad, esperma y otros líquidos corporales. Además de su sangre, es posible conocer el grupo sanguíneo de un secretor a través de estos otros líquidos. Los secretores constituyen aproximadamente un 80 por ciento de la población, los no-secretores el 20 por ciento restante.

La condición de secretor tiene importancia relevante en la aplicación de la ley. Una muestra de semen tomada de una víctima de violación se puede utilizar para ayudar a identificar al violador, si es un secretor y su tipo de sangre coincide con la sangre detectada en el semen. Sin embargo, si pertenece al reducido porcentaje de no-secretores, su grupo sanguíneo no se puede identificar en ningún líquido que no sea la sangre.

Los individuos que no secretan sus antígenos del tipo de sangre en otros líquidos aparte de la sangre se denominan no-secretores. El hecho de ser un secretor o un no-secretor es independiente de su grupo sanguíneo ABO; es controlado por un gen diferente. Por eso un individuo puede ser un secretor del tipo A, y otro un no-secretor del tipo A.

Como los secretores tienen más lugares donde llevar sus antígenos del tipo de sangre, poseen una mayor expresión del grupo sanguíneo en sus cuerpos que los no-secretores. Averiguar si usted es o no un secretor es tan fácil como averiguar su grupo sanguíneo ABO. El método más común para determinar la condición de secretor incluye examinar la saliva para detectar la actividad del tipo de sangre. No es un examen frecuente, si bien hay muchos laboratorios que lo hacen por un pequeño arancel. Le sugiero que, hasta que no sepa con certeza su condición, maneje las probabilidades numéricas y suponga que es un secretor.

Cuando se someta a una prueba para verificar su condición de secretor, probablemente se utilizará un instrumento denominado Sistema Lewis. Es una manera rápida y eficaz de identificar a los secretores y no-secretores, y la menciono aquí sólo para que usted pueda reconocerla si la ve en un informe sanguíneo.

En el Sistema Lewis hay dos posibles antígenos que se pueden producir, llamados Lewis a y Lewis b (para no confundirlos con el A y el B del sistema ABO), y su interacción determina su condición de secretor. Lewis a+ b- equivale a no secretor. Lewis a- b+ equivale a secretor.

POSITIVO O NEGATIVO

Cuando hacemos pruebas de sangre en mi consultorio, mis pacientes casi de inmediato me preguntan si son negativos o positivos. Muchas personas no comprenden que éste es un grupo sanguíneo separado denominado sistema Rhesus o Rh, y que en realidad no tiene nada que ver con su grupo sanguíneo ABO, si bien tiene una derivación importante para las mujeres encintas.

El sistema Rh ha recibido su nombre del mono rhesus, un animal frecuentemente usado en laboratorio, en cuya sangre se descubrió por primera vez. Durante muchos años, para los médicos siguió siendo un misterio por qué algunas mujeres que tenían un primer embarazo normal desarrollaban complicaciones en su segundo embarazo y consecutivos, lo cual a menudo resultaba en un aborto e incluso en la muerte de la madre. En 1940, se descubrió (una vez más gracias al sorprendente Dr. Landsteiner) que esas mujeres tenían un tipo de sangre diferente al de sus bebés, que habían heredado su tipo del padre. Los bebés eran Rh+, lo cual significa que poseían el antígeno Rh en sus células sanguíneas. Sus madres eran Rh-, lo cual quiere decir que ese antígeno faltaba en su sangre. A diferencia del sistema ABO en el cual los anticuerpos para otros tipos de sangre se desarrollan desde el nacimiento, los individuos Rh- no producen un anticuerpo para el antígeno Rh a no ser que antes sean sensibilizados. Esta sensibilización generalmente ocurre cuando se intercambia la sangre entre la madre y el infante durante el nacimiento, de modo que el sistema inmune de la madre no tenga suficiente tiempo para reaccionar al primer bebé. Sin embargo, si una concepción posterior resulta en otro bebé Rh+, la madre, ahora sensibilizada, producirá antígenos para el tipo de sangre del bebé. Las reacciones al factor Rh pueden ocurrir solamente en la mujeres Rh- que conciben sus hijos de padres Rh+. Las mujeres Rh+, que constituyen el 85 por ciento de la población, no tienen nada que temer. Aun cuando el sistema Rh no sea muy importante en lo que respecta a las dietas y enfermedades, sin duda es un factor a tener en cuenta para la maternidad de las mujeres que son Rh-.

Si usted tiene	Pero no posee	Usted es
el antígeno Rh anti-Rh	el anticuerpo	Rh+
el anticuerpo anti-Rh	el antígeno Rh	Rh-

EL SISTEMA DEL GRUPO SANGUÍNEO MN

El sistema MN es casi desconocido porque no es un factor decisivo en las transfusiones ni en los trasplantes de órganos, y es de escaso interés en la práctica habitual de la medicina. No obstante, esto es engañoso, debido a una serie de enfermedades que están asociadas con él, aunque no sea más que de una manera indirecta.

En este sistema, una persona se puede clasificar como MM, NN o MN, teniendo en cuenta si sus células poseen solamente el antígeno M (lo cual la convierte en MM), el antígeno N (NN), o ambos antígenos (MN). Este sistema aparece ocasionalmente en nuestras discusiones, en especial cuando hablamos del cáncer y de las afecciones cardiacas. Alrededor del 28 por ciento de la población se clasifica como MM, el 22 por ciento como NN y un 50 por ciento como MN.

Si usted tiene	Pero no posee	Usted es
el antígeno M	el antígeno N	del tipo MM
el antígeno N	el antígeno M	del tipo NN
los antígenos M y N		del tipo MN

EL PEDIGREE DE SU TIPO DE SANGRE

Estos tres subtipos se utilizan a menudo en mi consultorio y con frecuencia son parte de las diferentes colecciones de laboratorio que utilizan otros médicos. Si bien usted puede obtener casi toda la información que necesitará simplemente averiguando su tipo ABO, estos sistemas le ofrecen datos adicionales que le permiten una comprensión más profunda de las características de su sangre.

Esto resulta en lo que he dado en llamar el pedigree del tipo de sangre, una retahíla de letras que constituyen el perfil de un paciente. En muchos aspectos es tan específico como una huella digital. Una mirada al pedigree me pone en la dirección apropiada y me orienta para planear la dieta y las estrategias de prevención de enfermedades. Un ejemplo del pedigree de una persona es:

Grupo sanguíneo	Condición secretora	Neg/Pos	MN
O	Lewis a+ b- (no secretor)	Rh-	MM

Otro es:

Grupo sanguíneo	Condición secretora	Neg/Pos	MN
A	Lewis a+ b- (secretor)	Rh-	MM

Si usted desea perfeccionar su programa hasta este punto, recurra a los laboratorios especializados. No obstante, no se desvíe del objetivo principal: sólo el hecho de conocer su grupo sanguíneo ABO le proporcionará el 90 por ciento de la información que usted necesita, y ésta es la meta fundamental.

Índice temático

Índice

Tercera Parte
LA SALUD DE SU GRUPO SANGUÍNEO